全国卫生产业企业管理协会治未病分会
中国民族医药学会医史文化分会　联合组织编写
中关村炎黄中医药科技创新联盟

话说国医

福建卷

丛书总主编　温长路
本书主编　薛　松
　　　　　陈玉鹏

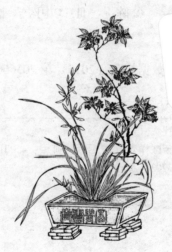

U0222542

河南科学技术出版社
·郑州·

内 容 提 要

本书是一本详细介绍福建中医药文化的书籍，包括四个部分：第一部分——长河掠影，从历史的脉络概要地介绍福建医药的发展历程，突出医药的沧桑变迁与福建特有的地理环境及历史文化之间的关系。第二部分——历史人物，主要介绍从汉代到近现代福建历史上 30 位著名医家生平事迹，突出他们为中医药发展所做的重要贡献。第三部分——往事如碑，主要介绍福建少数民族医药、道地药材、民俗民风及宗教信仰所蕴含的医药文化等方面的内容。第四部分——百年沉浮，主要介绍 1840 年以来福建中医药发展情况，突出当时福建医家为中医药的生存发展、传承创新所做的斗争与探索。

图书在版编目（CIP）数据

话说国医. 福建卷/薛松，陈玉鹏主编 . —郑州：河南科学技术出版社，2017.1（2023.3 重印）

ISBN 978-7-5349-8007-7

Ⅰ.①话… Ⅱ.①薛… ②陈… Ⅲ.①中医学-医学史-福建省 Ⅳ.①R-092

中国版本图书馆 CIP 数据核字（2015）第 303666 号

出版发行：河南科学技术出版社
　　　　　地址：郑州市郑东新区祥盛街 27 号　　邮编：450016
　　　　　电话：(0371) 65737028　65788613
　　　　　网址：www.hnstp.cn
策划编辑　马艳茹　高 杨　吴 沛
责任编辑　赵振华
责任校对　李振方
封面设计　张 伟
版式设计　王 歌
责任印制　张 巍
印　　刷　三河市同力彩印有限公司
经　　销　全国新华书店
幅面尺寸：185 mm×260 mm　　印张：21　字数：323 千字
版　　次：2017 年 1 月第 1 版　　2023 年 3 月第 3 次印刷
定　　价：258.00 元

本书编者名单

主　编　薛　松　陈玉鹏

副主编　金　丽　温建恩

编　委　（按姓氏笔画排序）

　　　　邹占亿　陈玉鹏　金　丽

　　　　温建恩　薛　松

总 序

　　国医，是人们对传统中国医学的一种称谓，包括以汉民族为主体传播的中医学和以其他各不同民族为主体传播的民族医学，与现代习惯上的"中医学"称谓具有相同的意义。她伴随着数千年来人们生存、生活、生命的全过程，在实践中历练、积累，在丰富中沉淀、完善，逐渐形成了具有中国哲学理念、文化元素、科学内涵的，在世界传统医学领域内独树一帜的理论体系，为中华民族乃至全世界人民的健康做出了重大贡献。

　　中医具有鲜明的民族特征和地域特色，以其独特的方式生动展示着以中国为代表的、包括周边一些地区在内的东方文化的历史变迁、风土人情、生活方式、行为规范、思维艺术和价值观念等，成为中国优秀传统文化的有机组成部分和杰出代表，从一个侧面构建和传承了悠久、厚重的中国传统文化。自岐黄论道、神农尝百草、伏羲制九针开始，她一路走来，"如切如磋，如琢如磨"（《诗经·国风·卫风》），经过千锤百炼，逐渐形成了包括养生文化、诊疗文化、本草文化等在内的完整的生命科学体系，也是迄今世界上唯一能够存续数千年而不竭的生生不息的医学宝藏。

　　中国幅员辽阔，在不同的区域内，无论是地貌、气候还是人文、风情，都存在着较大差异。因此，在长期发展过程中也形成了具有相同主旨而又具不同特质的中医药文化。其方法的多样性、内容的复杂性、操作的灵活性，都是其他学科不可比拟也不能替代的。在世人逐渐把目光聚焦于中国文化的今天，国学之风热遍全球。国学的核心理念，不仅存在于经典的字句之中，重要的是蕴结于中国人铮铮向上的精神之中。这种"向上之气来自信仰，对文化的信仰，对人性的信赖"（庄世焘《坐在人生的边上——杨绛先生百岁答问》），是对文化传统的认知和共鸣。"文化传统，可分为大传统和小传统。所谓大传统，是指那些与国家的政治发展有关的文化内容，比如中国汉代以后的五行学说，就属于大传统。"（李河《黄帝文化莫成村办旅游》）无疑，中医是属于大传统范畴的。中国文化要全面复兴，就不能不问道于中医，不能失却对中医的信仰。要准确地把握中医药文化的罗盘，有必要对中医学孕育、形成、发展的全过程进行一次系统的梳理和总结，以从不同的地域、不同的视角、不同的画面全方位地展示中医学的深邃内涵和学术精华，为中医学的可持续发展，特别是众多学术流派的研究提供更多可信、可靠、可用的证据，为促进世界各国人民对中医更深层次的了解、认同和接受，为文化强国、富国战略的实施和中医走向世界做出更大的贡献。如此，就有了这个组织编撰大型中医药文化丛书《话说国医》的想法和策划，有了这个牵动全国中医学术界众多学者参与和未来可能影响全国众多读者眼球的举动。

《话说国医》丛书，以省（直辖市、自治区）为单位，每省（直辖市、自治区）自成一卷，分批、分期，陆续推出。丛书分则可审视多区域内的中医步履，合则能鸟瞰全国中医学之概观。按照几经论证、修改、完善过的统一范式组织编写。丛书的每卷分为以下四个部分：

第一部分——长河掠影。讲述中医从数千年的历史中走来，如何顺利穿越历史的隧道，贯通历史与现实连接的链条，是每卷的开山之篇。本篇从大中医概念入手，着眼于对各省（直辖市、自治区）与中医药发展重大历史事件关系的描述，既浓彩重笔集中刻画中医药在各地的发展状况和沧桑变迁的事实，又画龙点睛重点勾勒出中医学发展与各地政治、经济、文化的多重联系。在强调突出鲜明思想性的原则下，抓住要领、理出线条、总结规律、突出特色，纵横历史长河，概说中医源流，彰显中医药文化布散于各地的亮点。

第二部分——历史人物。该部分是对各地有代表性的中医药历史人物的褒奖之篇。除简要介绍他们的生卒年代、学术履历、社会交往等一般项目外，重点描述他们的学术思想、学术成就和社会影响。坚持按照史学家的原则，实事求是，秉笔直书,不盲目夸大,也不妄自菲薄,同时跳出史学家的叙述方式,用文学的手法将人物写活,把故事讲生动。其中也收入了一些有根据的逸闻趣事,并配合相关图片,以增加作品的趣味性和可读性,拉近古代医家与现代读者的距离。

第三部分——往事如碑。该部分表现的主题是在中国医学史上值得记上一笔的重大事件:第一,突出表现自然灾害、战争、突发疫病等与中医药的关系及其对医学发展的客观作用;第二,重点反映中医地域特色、不同时期的学术流派、药材种植技术与道地药材的形成等对中医药理论与实践传承的影响;第三,认真总结中医药在各个历史时期对政治、经济、文化生活等产生的积极作用。以充分的史料为依据,把中医药放到自然的大环境、社会的大背景下去考量,以充分显示她的普适性和人民性。

第四部分——百年沉浮。即对1840年以来中医药发展概况的回顾和陈述,特别关注在医学史上研究相对比较薄弱的民国时期中医药的发展状况,包括中医的存废之争、西学东渐对中医的挑战和影响,以及新中国成立、中医春天到来后中医药快速发展的情况和学术成就等。梁启超说:"凡在社会秩序安宁、物力丰盛的时候,学问都从分析整理一路发展。"(《中国近三百年学术史》)通过对不同阶段主要历史事实的综合和比对,借镜鉴、辨是非、放视野、明目标,以利于中医未来美好篇章的谱写。

作为中医药文化丛书,《话说国医》致力于处理好指导思想一元化与文化形式多样性的关系。在写作风格上,坚持以中医科学性、思想性、知识性为导向,同时注重在文化性、趣味性、可读性上下功夫,以深入浅出的解读、趣味横生的故事、清晰流畅的阐释,图文并举,文表相间,全方位勾画出一幅中医学伟大、宏观、细腻、实用的全景式长卷。参加本书编纂的人员,都是从全国各地遴选出的中医药文化研究领域内的中青年中医药学者,他们头脑清、思维新、学识广、笔头快,在业内和社会上有较大影响和较高声誉,相信由他们组成的这支队伍共同驾驭下的这艘中医药文化航母,一定会破浪远航,受到广大读者的支持和欢迎!

丛书在全国大部分省、市、自治区全面开始运作之际,写上这些话,也算与编者、作者的一种交流,以期在编写过程中能对明晰主旨、统一认识、规范程序起到些许作用；待付梓之时，就权作为序吧！

温长路

2012 年 12 月于北京

前　言

　　中医药学是祖国的伟大宝库。中医药学，源远流长，在几千年的历史发展过程中，形成了博大精深的中医药文化。我国幅员辽阔，历史文化纷呈，地理气候多样，民族人口众多，风俗习惯各异，不同的地域往往又有着独具地方特色的中医药文化。

　　福建地处我国东南沿海，隔台湾海峡与台湾省相望，三面环山，一面临海，具有独特的自然地理环境。福建历史悠久，人才辈出，人文荟萃。福建特有的地理气候环境和历史人文背景，造就了与众不同的福建中医药文化。福建中医药文化归纳起来大致有以下几个主要特征：

　　1. 与背山面海环境关系密切

　　山多海阔，山海兼容可以说是福建自然地理的一大特征。福建境内层峦叠嶂，丘陵纵横，沟壑相错，气候湿润，这种自然气候环境孕育了丰富的药材资源，而丰富的药材资源又为后世福建医家的临床用药和药材经营带来极大的便利。福建海岸线漫长，陆地海岸线长达 3 000 多千米，海域广阔。这种临海的地理环境造就了福建灿烂的海洋文化。福建古代造船技术先进，海运发达。今日的福州和泉州，自唐代以来，就日渐成为对外开放和交通的重要港口。福建自古以来就是中外药材贸易的一个重要中转站，国外的很多药物如沉香、麝香、丁香、血竭、犀角等，通过福建进入我国，被医家采用，成为不可缺少的临床药材。同时，我国的一些药材也通过福建出口到国外，如干姜、黄连、川芎、当归、朱砂等。除了药材贸易之外，中医药知识也随着福建海运贸易不断传播出去，如传到我国台湾、琉球、东南亚等地。

海洋文化也塑造了福建人民特有的性格，其中一个突出特点就是敢于冒险开拓。这种开拓进取的性格反映在福建医家的治学态度上，就是敢于突破创新、善于兼容并蓄。例如，《清史稿·艺术列传》评论清代福建著名医家陈修园的著作，谓其"本志聪、锡驹之说，多有发明"。这个"发明"就体现了陈修园在医学理论上有诸多创新；清末医家郑奋扬吸收诸多医家的思想，结合自己的临床经验，写成有关疫病防治的三部著作，为控制和治疗传染病做出了重大的贡献；民国时期医家吴瑞甫，面对来势汹汹的西方医学，意识到既不能排斥西方医学也不能固守传统医学，试图在学理上将中西医学加以汇通，提出了"取彼之长，以补我之短"的主张，先后编著了《中西温热串解》《中西内科学》《诊断学讲义》《中西脉学讲义》等中西汇通方面的医学书籍，成为近代中西汇通医学的著名医家。这些医家身上都体现出了福建人那种海纳百川又勇于创新的精神风貌。

2. 与民俗民风关系密切

人们常用"百里不同风，千里不同俗"来形容中国民俗的丰富多彩，但福建民俗的绚丽多姿却可用"十里不同风，一乡有一俗"来形容。福建各地形式多样的民俗民风中蕴含着极为丰富的中医药文化。俗话说"民以食为天"，就拿吃这一点来说，福建各地一年四季吃的习俗，就"吃"出不少医药文化来。例如，农历正月二十九日，是福州地区特有的民间传统节日"拗九节"。根据当地风俗，在这一天，家家户户都要煮拗九粥祭祀祖先或者送给亲朋好友，已经出嫁的女子也要送拗九粥回娘家孝敬父母。关于拗九粥，民国时期蔡人奇在其《藤山志》中有详细记载："拗九节，必以术米杂红枣、芝麻、荸荠、红糖煮之。"送九的佐料要多，或五味，或七味，或十锦，除上述外，常加入花生、莲子、栗子、桂圆等。从这些食材可以看出拗九粥具有较好的甘温健脾、益气御寒的功能。因正月二十九尚处于早春，福州地区天气多阴冷，春寒料峭，其冷有甚于十二月天，此时喝一碗热气腾腾的拗九粥，补胃气、益精力，无疑也是在人生这一享受之中融入了中医学的意蕴。

3. 与儒释道三家关系密切

在中医药学形成与发展的不同时期，儒释道三家都产生过重要的影响，这在福建中医药学发展的历史上表现得尤为明显。

儒家方面，主要是闽学的影响。众所周知，福建文化在唐代以前，由于是多山之区，人烟稀少，文化也相对落后于中原。唐代以后，随着人口及经济发展的南迁，对外交通海路的重要性也与日俱增，东南沿海的发展大有后来居上之势。经过长期的培育，福建文化的发展也出现了前所未有的态势。南宋时，闽人杨时、游酢等潜心求学于洛阳二程，不仅留下了"程门立雪"这样艰苦而专心学习的佳话，还使得程颢在亲自送杨时南归时，发出"吾道南矣"的感叹！杨时三传至朱熹，熔当时显学濂（周敦颐）、洛（二程）、关（张载）三学于一炉，冶铸出闽学，不仅与前述大家并驾齐驱，还集其大成。朱子在元明清成为一代儒宗。而闽学后来居上，在全国政治思想方面于元明清都居主导地位。闽学对福建古代医药发展的影响是多方面的，主要表现为两点：一是在闽学的影响下，宋代以后福建出现大量的儒医。闽学学者出于传播儒学、传承学术、教书育人的需要，大量创办了各种规模不一的书院。福建书院始于唐代，著名的有松州书院；宋代，随着福建儒学的兴盛，书院发展到 54 所；元代，新建书院 20 所；明代激增至 138 所，居全国第二位，仅福州就有书院 13 所；清代，福建新建书院 300 余所。这些书院为古代福建培养了大量的士人，这些士人中的不少人由于各种原因，或弃儒业医，或儒而知医。他们凭借着自身深厚的文化知识和儒学功底，相比于社会上的一般医生，能够更加深入地研究医药理论，有的后来成为著名的儒医，如苏颂、宋慈、朱端章、杨士瀛、熊宗立、陈修园、雷丰等，他们为祖国医药的发展做出了重要的贡献。二是在闽学的影响下，宋代后，福建儒医刊刻了大量的医籍，这对中医药学的传承与传播起到了积极的作用。福建建阳从宋代开始就成为全国重要的刻书中心之一，这与闽北地区闽学的繁荣是分不开的。医书刊刻是建阳刻书业的一个重要组成部分。建阳地区，仅明代熊宗立一人，就刊刻医书达 20 多种，其中不少医籍为中医经典名著，流传广泛，对我国中医药文化的继承发展做出了巨大贡献。

4

佛道方面，当它们与中医药结合后，就形成影响广泛的民间宗教信仰，如三平祖师信仰、清水祖师信仰、保生大帝信仰、妈祖信仰等。一方面，这些民间宗教信仰的形成与传播离不开中医药文化的推动。这些被后人所顶礼膜拜的神灵，他们在世的时候，无一不精通医药，医德高尚，活人无数，为世人所敬仰。另一方面，它们又推动了中医药文化的普及和传播，如通过药签这种信仰形式，使那些没有医药知识的人们也能获得简便的救治，同时随着这些信仰传播到台湾乃至东南亚海外华人社会，中医药文化也随之向外传播出去。总之，佛道信仰与中医药文化，在福建这块土地上，二者可以说是互为推力。

本书是一本多角度展示福建中医药文化的科普读物。本书的编写缘于河南科学技术出版社《话说国医》丛书的策划。说实话，一开始接到邀稿信的时候，编者心里颇为犹豫。一是时间紧。编者自觉才疏学浅，在短时间里恐难担当起福建卷的写作任务；二是科普读物难写。科普作品，既要写出思想性、科学性，又要写出可读性、趣味性，做到通俗易懂、深入浅出，并非易事。在与策划者几次沟通后，编者才诚惶诚恐地接了这项编写任务。在本书付梓之际，特感谢中华中医药学会学术顾问温长路教授的信任和指导，以及河南科学技术出版社马艳茹副总编、高杨编辑的鼎力支持；同时也向为本书的出版付出辛勤劳动的各位同仁表示衷心的感谢。

本书虽力求全面准确地展示福建传统医药文化，然因编者水平所限，书中可能存在不足之处。若有不当之处，编者在此向读者表示歉意，希望广大读者朋友能够给予指正。

本书编写组

2014 年 4 月

目 录

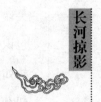
1

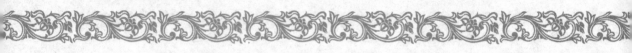

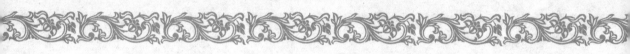

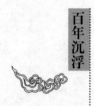

百年沉浮

长河掠影

——福生东海杏林地，建起武夷岐黄道

　　福建古称"八闽"，简称"闽"，地处祖国东南沿海，历史悠久，源远流长，素有"海滨邹鲁"之美誉，自古以来人文荟萃，人才辈出。福建三面环山、一面临海，具有独特的自然地理风貌。自秦汉时起福建始有正式行政建制，晋唐以后中原地区大规模的人口迁入和文化传播，尤其是宋代以后，海上交通的发达和西方文化的影响，使得福建在长期的历史发展过程中形成独具地域特色的闽文化和闽医学。

有福之地，闽医摇篮

福建东濒西太平洋，隔台湾海峡与台湾相望，东北与浙江接壤，西与江西为邻，西南与广东相连。福建山海兼容的自然地理环境造就了特有的历史文化，同时也成就了独具特色的福建医药学。

自然地理

山多海阔、山海兼容可以说是福建自然地理的一大特征。福建境内地形复杂，峰岭耸峙，丘陵连绵，河谷、盆地穿插其间，山地、丘陵占全省总面积的80%以上，素有"八山一水一分田"之称。全省海域面积13.6万平方千米，大于陆地面积，陆地海岸线长达3 752千米，蜿蜒绵长，港湾众多。

背山

福建除了东面临海外，三面皆有群山蜿蜒，即西北的武夷山脉、东北的太姥山脉、西南的博平岭山脉，还有中部的鹫峰、戴云两山脉。主要可以连为两大山带。

1. 闽西大山带

闽西大山带以武夷山脉为主体，长约530千米，宽度不一，最宽处达百余千米。北段以中低山为主，海拔大都在1 200米以上；南段以低山丘陵为主，海拔一般为200~600米。整个山带，尤其是北段，山体两坡明显不对称：西坡陡，多断崖；东坡缓，层状地貌发育。山间盆地和河谷盆地中有红色砂岩和石灰岩分布，构成瑰丽的丹霞地貌和独特的喀斯特地貌景观。

2. 闽中大山带

闽中大山带由鹫峰、戴云、博平岭等山脉构成，长约550千米，以中低山为主。北段鹫峰山长百余千米，宽60~100千米，平均海拔为1 000米以上；中段戴云山为山带的主体，长约300千米，宽60~180千米，海拔1 200米以上的山峰连绵不绝，主峰戴云山海拔1 856米；南段博平岭长约150千米，宽40~80千米，以低山丘陵为主，一般海拔700~900米。整个山带两坡不对称：西坡较陡，多断崖；东坡较缓，层状地貌较发育。

这种多山的地理，使得在很长的一段历史时期（约中晚唐之前）福建文化落后于中原。福建地处东南，在古代属于蛮荒之地，落后的交通使得中原文化要传到福建变得非常困难，而土著闽越人自身文化又相对落后。福建的古代医学也受此影响，在唐代以前发展一直较为缓慢，那时闽越先人对疾病的认识能力十分低下。而中原地区，春秋战国时就已有初步的医学理论，到了秦汉时期则形成了较为完整的中医学理论体系，《黄帝内经》《伤寒杂病论》《神农本草经》等医学专著相继问世，秦越人、仓公、张仲景、华佗等名医辈出。然而由于绵延群山的阻隔，中原地区的医学理论在唐代以前几乎未传入福建。直到唐代以后，由于战争导致的大规模人口迁徙和经济文化中心的南移，中原地区的医学才开始传入福建，逐步提高了闽越人认识疾病和应用药物的能力。

凡事有其弊，必有其利。蜿蜒险峻的山脉虽然阻碍了福建医学的早期发展，但也带来了丰富的药材资源。由于境内山多，溪河纵横，雨量充沛，适宜中草药的繁殖生长，因此，福建全省中草药资源十分丰富。据不完全统计，福建全省中草药品种达2 700余种，其中道地药材有几十种，著名的有建泽泻、建厚朴、建青黛、建莲子、太子参、乌梅、橄榄、使君子、雷公藤等。丰富的药材资源为福建医家的临床用药带来极大的便利。

由于多山，森林茂盛，又处亚热带，气候暖热湿润，因此历史上福建地区是瘟疫频发的多灾区，尤其以明清两代最为频繁。有人统计，明代福建共发生163县次瘟疫①，清代福建共发生 434 县次瘟疫②。频发的瘟疫一方面给福建人民带来极大的苦难，另一方面促使福建医家不断探究治疫之道，积累了丰富的经验，如清代医家郑奋扬撰有《热霍乱辑要》《鼠疫约编》《疹症宝筏》等多部医书，系统总结了疫病诊治经验。

面海

福建陆地海岸线长达 3 000 多千米，海域广阔。福建海岸属于基岩海岸，海岸线漫长而曲折，仅次于山东省，居全国第二位。山丘向海延伸，形成曲折的海岸和众多的港湾。全省有大小港湾 125 个，其中较大和较重要的港湾自北而南有沙埕港、福宁湾、三沙湾、罗源湾、福州港、兴化湾、湄洲湾、泉州湾、厦门港、金门湾和东山湾等。沙埕港、三沙湾、罗源湾、湄洲湾、厦门港和东山港是福建省六大深水港湾。福建的港湾一般深度较大，两侧有半岛和岬角环抱，形成"口小腹大"的形势，具有风小浪弱、不冻、少淤、港域广阔、掩护条件好的特点。

福建优越的滨海环境，再加上"八山一水一分田"不适合耕作的内陆环境，使得沿海的居民把眼光放到了海上，提供福建人民转移到海外谋生的去路，在发展中逐渐形成了独具特色的海洋文化。福建的海洋文化有较久的历史。西晋时期，闽江和晋江流域的海运已有相当规模，造船业发达，出现了"八槽舰"的水密舱技术。隋唐时期，海运北至日本、高丽，南至南洋各国。宋元时期，泉州成为"东方大港"，海上丝绸之路的起点。明代，漳州月港日趋繁盛③。这些发达的海外贸易反映在文化上则是福建文化带有浓厚的海洋文化色彩。

在海洋文化影响下的福建人民也呈现出特有的精神风貌，其中一个突出特点就是形成敢于冒险的性格。古代的航海和海外贸易几乎是一种生命的赌博，非常危险。航海要面临惊涛骇浪，船只随时有可能被大海吞没的危险。因此，航海的人常常不得不面临生与死的考验，这就使得他们在心理上能够面对各种艰难的挑

① 李颖. 明代福建瘟疫述论 [J]. 闽江学院学报，2010, 31 (3): 130.
② 李颖，王尊旺. 清代福建瘟疫述论 [J]. 福建中医学院学报，2010, 20 (3): 64.
③ 刘桂春，韩增林. 我国海洋文化的地理特征及其意义探讨 [J]. 海洋开发与管理，2005, 22 (3): 7-9.

战，敢于去冒险。如泉南人信奉"三分天注定，七分靠打拼"，特别是晋江、石狮一带商人，推崇"少年不打拼，老来无名声"及"三分本事七分胆"，随着时间的推移，这种冒险的性格到了明清时期发展成为积极进取的开拓精神。这种开拓进取的性格也反映在福建医家治学上敢于突破和创新。如《清史稿·艺术列传》评论清代福建著名医家陈修园的著作，谓其："本志聪、锡驹之说，多有发明。"这个"发明"包含了陈修园在医学理论的诸多创新。他在《金匮要略浅注·读法》中道："学者遵古而不泥于古，然后可读活泼泼之仲景书。"陈修园在其著作中提出了诸如存津液、人参补阴养液、阴盛则火动等创新观点。陈修园还试图建立"天水相交"的理论，强调肺肾之间的关系。这一观点虽未得到后人赞同，但其理论创新的勇气，值得称赞①。再如郑奋扬有关疫病防治的三部著作，虽然只是对其他医家著作或观点的重新整理，但其不是简单的复制，而是融入了许多自己的临床经验和医学观点。例如，郑氏《热霍乱辑要》是对王孟英《随息居重定霍乱论》一书进行浓缩和补充而成的。郑奋扬在研读王孟英《随息居重定霍乱论》时发现其部分内容晦涩难懂，有些方剂和治疗思路临床应用性不强，遂结合家学和自己的行医经验，用通俗易懂的语言，简便的方药，清晰的辨证思路，对该书进行了补充和修缮，可使业医者只要照书对症下药即可获效，甚至病患自己也可按书寻求治疗之术，这在当时对福州疫病频发，患者成群，医生不足的历史背景下控制和治疗传染病做出了不可磨灭的贡献。

发达的海上交通也使得福建自古以来就成为中外医药交流的前沿阵地。据《历代名医蒙求》记载，三国时福建名医董奉曾到交州（今越南），治愈交州刺史杜燮的重症。这一史实从一个侧面反映了很早的时候，福建的海上交通就对中外医药交流起到积极的促进作用。从隋唐开始，随着福建海外贸易的不断发展，以福建港口为平台的中外医药交流水平得到不断的提升。

福建与台湾仅一海相隔，两地人民历来关系十分密切，闽台之间具有地缘相近、血缘相亲、文缘相承、商缘相连、法缘相循的"五缘"关系。福建在两岸中

---

① 崔为.陈修园其人其事索隐 [J].北京中医药，2009，28 (10)：782.

医药交流的历史过程中扮演着重要的角色。根据现存文献的记载,随着大陆移民经闽入台,中医药最迟不晚于南明永历年间(1647—1661 年)传入台湾。清代范咸等修的《重修台湾府志》中记述了南明永历年间,浙江鄞县人沈光文来台避难,寄寓于目加溜湾社时,曾从事教读兼以医药活人。经闽入台的医家中,不乏医术高明者,如沈佺期、范元成、陈直卿、林元荣、陈自新、陈思敬、邱孟琼等人。他们或以流寓而寄迹于医,或以儒家而兼施医药以济世,为当地民众的健康及防病治病,发挥了很大的作用①。

历史文化

福建历史悠久,原始社会就有人类活动,属于古越族的一支,被称为"东越"。公元前 221 年秦始皇统一中国后,福建设闽中郡,第一次作为一个行政区划单位出现在中国版图上。唐代中期设福、建、泉、漳、汀五州。唐开元二十一年(733 年)为加强边防,设"福建经略使",始有"福建"一词。南宋时福建设一府五州二军,府、州、军为同级行政机构,共计八个,故称"八闽"。宋代以后基本沿袭旧制。

福建历史底蕴深厚。5 000 多年前,闽越先民们就在此生息繁衍,创造了昙石山文化。三国时因造船业和航海技术发达,福建成为孙吴的一个水军基地和对外通商口岸。宋元时期,泉州成为世界上最大商港之一,形成了著名的"海上丝绸之路"。明代郑和七下西洋多次在福建驻泊,招募水手,修造船舶,扬帆出海。清同治五年(1866 年),在马尾创办福州船政局和中国第一所海军学校,成为中国近代海军和造船工业的摇篮。福建历史上人才荟萃,涌现出一批在中国历史上有影响的杰出人物,如天文学家苏颂,世界法医学鼻祖宋慈,思想家、文学家李贽,音韵学家陈第,学者、书法家黄道周、蔡襄,文人严羽、杨亿、柳永,史学家郑樵、袁枢,民族英雄郑成功、林则徐,思想家、翻译家严复、林纾,铁路建设专家詹天佑等。他们以自己的胆识和献身精神,为中华民族的发展和繁荣做出了不

---

① 肖林榕. 闽台中医药的历史渊源与现代发展 [J]. 福建中医学院学报,2006,16(1):58.

可磨灭的贡献。

在福建文化发展的过程中，闽学的形成、传播、兴盛对中医学影响颇大。在闽学的影响下，宋代福建文化十分繁荣，书院数量庞大，造就了许多杰出的人才，如朱熹、苏颂、蔡襄、李纲、袁枢、郑樵、宋慈等。在两宋共 319 年统治时间里，录取进士 3 万余名，福建就占了 7 600 多名，其中许多人精通岐黄之术，后来成为著名的医家，如苏颂、宋慈、朱端章等。有些知医的文人，如蔡元定、郑樵、真德秀等，也有医药著述存世。在闽学的发源地闽北，当时的建阳麻沙、崇化逐渐成为刻书中心，其所刻之书包括医书，数量之多，规模之大，技术之精，在当时都是少有的。按所刻医书的内容分，有中医基础理论、本草方书、类书、内外妇儿各科，这些医书不仅印量大，内容广泛，而且具有较高的技术价值。现存于首都图书馆的福建转运司于南宋绍兴十七年（1147 年）刻印的《太平圣惠方》100 卷、建安书院刻印的《类证普济本事方》10 卷均是不可多得的善本①。

---

① 丁春．宋代福建中医药人才成长的社会因素分析 [J]．福建中医学院学报，2005，15（3）：45.

福建医学，源远流长

自古以来，勤劳智慧的福建先民们在长期的生产生活中，在与疾病不断做斗争的历史过程中，积累了丰富的医疗经验与医药学知识，逐步形成了具有特色的福建地方医学。福建历史上涌现出许多著名的医药学家，他们为中医药的发展做出了各自的贡献。

先秦时期

恩格斯说："有了人，我们就开始有了历史。"在福建这块背山面海的地方，到底什么时候开始有了人类活动？据福建三明万寿岩灵峰洞旧石器时代遗址的考古发掘表明，早在18万年前福建境内就生活着旧石器时代的早期人类。福建境内发现的旧石器遗址较著名的还有漳州莲花池山旧石器遗址、"东山人"与"清流人"化石遗址、"甘棠人"化石遗址等。大约在7000年前，福建进入新石器时代。目前发现的新石器时代福建原始人类活动和聚居的遗址有平潭平原乡壳丘头遗址、闽侯甘蔗恒心村昙石山遗址、闽侯白沙镇溪头遗址、闽侯竹岐乡庄边山遗址、漳州覆船山遗址、东山大帽山遗址和福清东张白豸寺遗址等。

先秦时期，福建社会的历史虽然很漫长，但是医药知识的积累却十分缓慢。常言道"药食同源"，先民在寻找食物的过程中，采集植物，捕获野兽、鱼类、贝壳类及其他动物，逐渐认识到某些动物、植物和矿物具有医疗作用，也就有了医药活动。据考古研究，在闽侯县昙石山、白沙溪头、榕岸庄边山及平潭县南垅、北厝等新石器时代遗址中，都发现一些动植物的化石或残骸，这是福建先民认识、利用药物的开始。

在早期人类生产和生活实践中，对人类卫生保健最具意义、最关紧要的当属对火的使用和稍后发明的人工取火。这不仅是因为火能御寒、防兽，更重要的是它改变了人们获取生活资料的方法，提高了人们对自然界占有的程度，尤其是推动了人类由生食走向熟食，大大缩短了人体消化食物的过程，减少了肠胃疾病。据考古发现，福建原始人大概在旧石器时代中期以后，学会了用火和人工取火。到了新石器时代，先民们发明制陶术后，便用釜、罐等器具装盛食物，用火炊煮。昙石山遗址、庄边山遗址均发现有烧制陶器的窑灶，取暖用的火塘，做饭用的连通灶；福清东张遗址发现有室内地面挖成直径 30 厘米、深 10 厘米的瓢形土灶，也有用几块石头围砌起来的简单灶穴①。福建早期先民在学会用火炊煮食物的基础上，发展到后来闽越人进一步学会运用腌制方法来存储多余的海产品，改善饮食卫生状况，如《后汉书·东夷传》载，闽越人"取生鱼肉杂贮大瓦器中，以盐卤之，历月所日，乃啖食之，以为上肴也"。

原始人在长期生活实践中，还逐渐学会了缝制衣服。他们在经历了相当长时期的裸体生活以后，起初是以兽皮和树皮覆盖身体以御寒，逐渐地又将羽毛、树叶、茅草加以编制，披在身上。原始人从赤身裸体发展到以兽皮、树皮充当衣服，以至后来有了原始的纺织缝纫活动，这是人类卫生保健的又一大进步。它改善了人们的生活，大大增强了人们适应自然界变化的能力。据考古发现，在闽侯县石山文化遗址中出土有用水鹿等动物肢骨或鳖腹甲磨制而成的骨锥、骨凿、骨镞、骨针以及纺轮、棕绳等，说明了远古时期缝制用的工具如骨锥、骨针等已出现在日常生活中，人们初步掌握了纺织技术。到了商周时期，福建纺织技术有了较大发展，当时已能生产麻、丝、棉布等纺织品，闽越人的衣着得到了较大的改善，卫生保健水平得到较大的提高。

———————————

① 刘德荣．福建医学史略［M］．福州：福建科学技术出版社，2011：4．

茶叶可以说是福建先民最早开发的药物。《太姥山志》载：尧时，太姥娘娘在太姥山种蓝、种茶。当时，太姥山下小儿麻疹流行，太姥娘娘用绿芽茶治疗得了麻疹的小儿，救活了很多小孩。这固然只是个传说，但也反映了福建先民很早就开始开采利用茶叶作为药物之用。

秦汉魏晋

自秦代开始，中原政权对南方的影响逐渐扩展到闽中，闽越一度被秦朝统治，而后闽越人参加反秦大起义，从此与华夏民族共命运。汉代初年，闽越人建立了闽越国，闽越国的经济文化都达到较高的水平。汉武帝派兵灭掉闽越国。三国时期，福建属吴。从晋、梁时期开始，由于北方战乱频繁，北方民众源源不断地进入福建，中原文化和中原地区的医学也随之传入，逐步提高了闽越人认识疾病和应用药物的能力，当时也有著名医家出现。

这一时期的福建名医中，当首推与张仲景、华佗并称为"建安三神医"的董奉。董奉，字君异，长乐董墘村人，三国时期著名医家，后人称之为"杏林始祖"。医界久有"杏林"之称，而历代医家也多偏爱"杏林"二字，病家赠送医者的匾额、锦旗，每有"杏林春满""誉满杏林""杏林功德"等字。为何以"杏林"誉称医林呢？这里有杏林主人董奉好施济人的动人传说。

董奉生活的年代大约在三国到两晋时期，此时期群雄纷争，世无宁日，他采取与世无争、无为而治的道家思想，隐居庐山，修身养性，为民治病。他治病施药分文不取，但凡重病被治愈者，必须在他的园子里栽种杏树5株；轻病被治愈者，栽杏树1株。积年累月，被董奉治愈的患者不计其数，而他园子里的杏树，也郁郁葱葱，蔚然成林。董奉又在茂密杏林之间，盖起一间草屋。数年之后，红杏累累，挂满枝头，成林的杏树，多达10万余株。每当杏子收获季节，所收甜杏如山，董奉以杏与乡人换谷，公平交易。以杏换取的谷物，堆积满屋。他便将换来的粮食用来救济穷人，供应过往旅客食用，而他自己不食此谷。从此，"杏林"美名四传，誉满天下，"医林"也就誉称为"杏林"了。时至今日，说医学史话时，也常用"杏林春秋"之词。如今，我们在庐山看到的杏林，就是董奉留下的历史遗迹。

道家在历史上对医药事业的发展、化学制药的诞生有很大贡献。汉代道家任放、何九仙、华子期、赤松子等先后在福州于山、建州子期山、南剑州无阶山等地采药炼丹。东汉末年至晋代，道家著名人士左慈、葛玄、郑思远、葛洪、邓伯远、王玄甫等相继入闽炼丹采药，推动了医药研究的发展。

葛洪，字稚川，自号抱朴子，晋丹阳郡句容（今江苏句容县）人，著名道医，著有《肘后方》。据相关史料记载，葛洪曾在武夷山、霞浦一带炼丹行医，霞浦境内的洪山即因葛洪曾隐居于此地从事炼丹活动而得名。民国时期的《霞浦县志》记载："洪山在县治南，晋葛洪炼丹处，山有石洞，石篆六字人莫识。宋伯修'六字籀文天篆刻，数间洞屋石嶙嵝'之句"。相传葛洪南下广东罗浮山炼丹时，曾途经漳浦，被漳浦灶山的自然风光和丰富的中草药所吸引，便在山上采药炼丹，留下丹灶，流传有"山寒灶冷雪满山，葛洪归去有余丹"的诗句。

汉代，东冶（今福州）已是福建最早开发的港口。旧交阯七郡（南海、苍梧、郁林、合浦、交阯、九真、日南，七郡位于现越南北部）向朝廷进贡的物品（包括珍贵药物），皆从东冶泛海而至。当时，福州已种植榕树。榕树根、叶皆可入药。当时从福州进口的药材还有珍珠、犀角、玳瑁、果布（即龙脑香，又名冰片）等。

东晋，闽中药材著名。晋代简文帝时仆射王彪之的《闽中赋》称："药草则青珠黄连，拳柏决明，苁蓉鹿茸，漏芦松荣。瘥疴则年永，练质则翰生。"随着与海外交往增加，引种、栽培的药材品种以交叉品种多见。南北朝时，福建从波斯、南越引种的有茉莉花、荔枝、龙眼等；橘、柚、橙等植物已大面积种植。

隋唐五代

和拥有 5 000 年文明史的中原地区不同，福建的开发主要是在唐代以后，尤其是中唐以后，随着北方移民的大规模南下与开发，福建从国内文化不发达区域一跃成为较发达区域之一，从而出现了福建发展史上最关键的转折。此时的医学也伴随着经济的繁荣而得到初步的发展。

唐代，福、泉、建、漳、汀诸州，设医学博士（从九品）1 人，助教 1 人，领学生 10~20 人。这是福建最早的医药管理机构。此时，福建茶叶已闻名全国，贡品有福州蜡面茶。福州、建州是重要的茶叶产地，民间将茶叶用于治疗头痛、提神、消食等。贞元年间（785—802 年），建州刺史常衮在武夷山将茶蒸焙研末，制成"研膏茶"。盐可入药，也是制药的重要原料。自唐初福建沿海开发后，闽、侯官、长乐、连江、长溪、晋江、南安等七县成为海盐重要产地，侯官县被列为唐代十大盐监之一。

唐末五代时，中原一带战争连绵不断，出现藩镇割据的局面，而地处东南边隅的福建，却远离战场，社会比较安定，此时正值"闽王"王审知统治时期。"闽王"王审知在闽统治的 29 年时间里，当时经济文化落后的福建在历史上第一次得到较大规模的开发。他礼贤下士、招聘贤能、设招贤院、广设四门学校，培养并重用一批避乱入闽的贤良志士，传播中原的先进文化，促进了文化教育事业的发展，使"蛮荒之地"，逐渐成为"海滨邹鲁"，八闽文风为之大盛，也推动了福建医疗事业的发展。

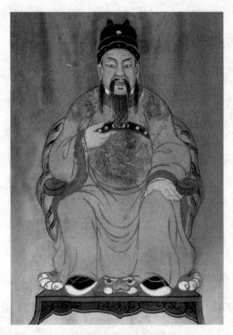

"闽王" 王审知

王审知治闽期间，为了促进商业发展，减轻关税，简化手续，招徕国外商人，纵其交易。并开辟甘棠港，作为福州外港，进口大量药物，这些药物大多数作为贡品。闽王向朝廷进贡的进口药物有象牙、犀角、香药、珍珠、玳瑁、龙脑、肉豆蔻、胡椒、饼香、沉香、煎香等。闽王时期，福州鼓楼前设有安铺药店，这是福建最早的药店。福州、泉州、漳州等地有从阿拉伯、东南亚各国来的贩卖香药的商贾。福建海船远航渤海、新罗、交阯、日本、吕宋等国，购回药材、香药，销往各地。南唐保大十六年（958年），有南番三佛齐国（今苏门答腊）镇国李将军贩卖香药到漳州。

这个时期，福建较著名的医家有晋江陈寨、南安杨樵、福清释义中，其中释义中对后世影响较大。

释义中（781—872），俗家本姓杨，祖籍陕西高陵。因其父官宦入闽，义中于唐德宗李适兴元元年（781年）诞生在福唐（今福清市）其父任上。时值甲子岁正月初六日，他在襁褓中就不食荤腥，即所谓"胎素"也。到了德宗贞元十三年，他随父亲仕官至宋州（即泉州），投拜于玄用禅师门下，剃发出家，这年他才14岁。直到他27岁才受具足戒，成为比丘。义中出家后不仅刻苦精研佛经，而且还精通医道。义中学成以后，来到闽南漳州，在漳州紫芝山半云峰下兴建"三平真院"。他一边传授佛法，一边深入民间，博采众方，为百姓诊治病患，救死扶伤，深受当地百姓的爱戴。后因唐武宗李炎废佛汰僧，义中不得已告别紫芝山，来到平和境内的九层岩避居，并在此兴建三平寺院。唐宣宗李忱即位后恢复佛教，敕封义中为"广济大师"。唐咸通十三年农历十一月初六日，义中大师在三平寺仙逝，享年92岁。由于义中大师生平精通岐黄之术，辨证施治，活人无数，故后人尊称他为"三平祖师公"。宋代以后，三平祖师信仰逐渐成为闽台乃至东南亚闽籍华人华侨重要的民间信仰，迄今还有许多信士不辞路遥到三平寺拜求药签，祈求健康。

宋元时期

宋元时期，由于福建社会经济繁荣，造纸业和刻书印刷业兴盛，促进了医学的发展。此时，福建人文荟萃，名医辈出，医学著作大量刊行，福建医学已形成一定的区域特点。

宋代，在官府的倡导下，福建医药事业有了长足的进步。庆历四年（1044年），蔡襄任福州知府，见当地民俗信巫不信医，乃托闽县何希彭节录《太平圣惠方》，取其便民者，得方六千余，于庆历六年集成《圣惠选方》60卷。他令福州"西总门之东创医学，东总门之西揭示圣惠方"，推动医药知识的普及。嘉祐六年（1061年），同安人苏颂奉命在全国广泛征集中外药物标本及实物图的基础上，编成《图经本草》21卷，是世界最早的版刻药物图谱集。《图经本草》收载福建地产药材有龙眼、荔枝、茶、蓝、牛膝、牡蛎、甲香等40多种，民间验方20多则。庆元年间（1195—1200年），漳州郡守傅伯成给钱2 000贯以充药本，开办惠民局。宝庆元年（1225年），漳州郡守方涞建和剂局。安溪、晋江等县也先后设和剂局。建宁、光泽、晋江、安溪、瓯宁、福安等地先后设惠民局。南剑州、泰宁等地设惠安局。惠民局、惠安局、和剂局是福建最早的官办药店和制药作坊。

宋代，福建医药人才辈出，医药著作有50多种，著名的有：淳熙十年（1183年），长乐朱端章撰写《卫生家宝产科方》8卷，为"产科之荟萃，医家之指南"；庆元二年（1196年），泉州李迅著《集验背疽方》1卷，为现存最早的外科方药专著；淳祐七年（1247年），建阳宋慈撰《洗冤集录》5卷，是世界现存的第一部法医学专著；景定五年（1264年），福州杨士瀛著《仁斋直指方论》26卷，第一次生动地描述癌的形状、病理及治则。

随着医药知识普及，福建地产药材得到更多的开发利用。淳熙九年（1182年），梁克家著《三山志》，书中记载地产药材190多种，民间验方20多则。宋代研制成功的著名中成药有：福建转运使丁谓监制的龙团茶、凤团茶，南安县莲花台寺住持净业的"莲花茶丸"等。那时，福建有荔枝煎、丁香荔枝煎之类糖浆剂进贡。

宋代，泉州、福州依然是重要的对外贸易港口。据赵汝适《诸蕃志》记载，宋代泉州已与朝鲜、日本、东南亚、印度半岛等许多国家和地区通商。当时从南洋及阿拉伯各国输入的药材有沉香、麝香、丁香、植香、苏木、槟榔、乳香、龙涎香、木香、犀角、胡椒、肉豆蔻、玳瑁、血竭、苏合油等40多种之多。

元代，福建置医学提举司，设提举一员，从五品。连江、长乐、罗源、建阳、崇安、安溪、惠安、漳浦、宁化、上杭、武平等 27 个县设惠民药局。大德年间（1297—1307 年），泰宁邹铉将陈直《寿亲养老书》1 卷续增 3 卷，编成《寿亲养老新书》。这是世界上最早的老年病学专著，以老年养生为专题，详细论述修身养性、药物与食治调理、按摩腧穴等保健内容，并附有妇儿食治诸方 394 条。

元代，福建海运事业和国际贸易有较大发展。刺桐港（今属泉州）被誉为世界东方第一大港。外商蚁聚，百货云集。福州港也是重要的国际贸易港，许多商船从印度驶达这个港。当时从泉州、福州进口的药物有琥珀、安息香、硼砂、肉桂、檀香、血竭、犀角、熏陆香、冰片、荜拨、降真香、玳瑁、丁香等 30 多种，出口药物有干姜、黄连、川芎、当归、朱砂等 10 多种。

明清（鸦片战争前）时期

明清两代是中国封建社会的后期。明代至清代鸦片战争前，福建社会经济、科学文化较前代都有较大的发展，福建医学的发展也出现了兴盛局面。

明代，福建医学有了较大发展，涌现出一批医家医著，见载于史志的医家有 30 余人，医药著作有 80 多种，其中影响较大的有建阳熊宗立的《名方类证医书大全》《增补本草歌括》《妇人良方补遗大全》，建安许弘的《金镜内台方议》《湖海奇方》，宁化聂尚恒的《活幼心法》，晋江萧京的《轩岐救正论》等。

明代，福建建阳成为全国最大的刻书中心。据统计，明代福建刻书总量居全国之首，共计 767 种，其中坊刻占 655 种[1]。医书是建阳坊肆刊刻的重要内容。建阳各家书坊刊刻出版了大量中医书籍。当时书坊所刻印的医书，大多是对中医的经典医籍、社会上流传较广的明代以前医家名著和部分明代医书进行整理刊刻出版，医书涉及面较广，从中医基础到临床各科的医书均有，数量较多。医书的大量刊刻和印行，对普及医学知识发挥了积极作用[2]。

在众多刊刻医书的建阳书坊中，熊宗立书坊是较著名的一家，贡献较大。据

---

① 谢水顺，李珽．福建古代刻书［M］．福州：福建人民出版社，1997：333，350．
② 刘德荣．福建医学史略［M］．福州：福建科学技术出版社，2011：75．

有关文献记载，熊氏一生从事医学研究 37 年，编写整理出版的医书达 29 种，内容涉及《黄帝内经》《难经》《伤寒论》及脉学、药性、临床各科，是福建历史上自编自刻医书最多的人。

由于元末明初几十年战乱，泉州港遭到很大破坏，侨居泉州的外商被迫纷纷归国避难，泉州的国际贸易一落千丈。明初，朱元璋采取闭关政策，严禁双桅船下海。永乐年间（1403—1424 年），郑和七次下西洋，执行"官营国际贸易"政策。船队多次停泊长乐县太平港，并在此处造船。郑和船队每船有医官和善辨药材的药工。虽然朝廷多次实行海禁，但民间国际贸易仍屡禁不止，福州、长乐、漳州等国际贸易仍在发展。崇祯十四年（1641 年），共有 97 艘中国贸易船到日本，其中郑芝龙的船有 6 艘，载去药材 3 250 千克，其他船只载去药材 36 730 千克。

清代，福建医学在继承前代的基础上，有了进一步发展，福建医家撰著的医药著作达百余种。其中影响较大的有闽侯陈梦雷的《古今图书集成·医部全录》、长乐陈修园著的《南雅堂医书》16 种、闽侯林玉友的《本草辑要》、霞浦陶思渠的《十二经方议秘要》、邵武邓旒的《保赤指南车》、建宁黄庭镜的《目经大成》等。

清代，福建医药通过多种渠道传入琉球（今冲绳）。琉球早年的医学不发达，由于福建是通往琉球的唯一口岸，在与福建的长期交往中，琉球"国无医药"的现象才逐渐得以改变。例如，前往琉球的有清政府册封使团，使团人员主要在福建招募，其中就有医生。如康熙五十八年（1719 年）海宝、徐宝光册封琉球时，其随行人员就有内、外科医生各 1 人，他们在琉球居留数月，对琉球的社会医疗产生一定影响①。除了向使团医生学习医学外，琉球也多次派人来闽学习医疗技术。据《球阳》《那霸市史》（家谱资料）记载，清代来闽学习医学技术的琉球人有7 人②。

---

① 刘德荣. 福建医学史略［M］. 福州：福建科学技术出版社，2011：134.
② 林金水. 福建对外文化交流［M］. 福州：福建教育出版社，1997：187.

鸦片战争以后

清代后期，清政府腐朽没落，国势日益衰弱，1840年鸦片战争爆发后，西方列强不断入侵，中国延续两千多年之久的封建社会至此沦为半殖民地半封建社会。西方医学也随着列强的坚船利炮大规模进入福建，给中医学的发展带来严重的冲击。面对来势汹汹的西方医学，部分福建医家意识到，既不能排斥西医学，也不能固守传统医学，他们试图在学理上将中西医学加以汇通，其中代表人物是吴瑞甫。

吴瑞甫（1872—1952），名锡璜，字瑞甫，号黼堂，出生于厦门同安县同禾乡石浔村，世居同安县城后炉街，祖辈7代咸以医名。吴瑞甫自幼力学不倦，早年即举孝廉，14岁时奉父命学医，博览历代医学名著，精研思考，推陈出新，常有突出于前人的见解。32岁中举，因淡泊功名，遂在同安悬壶济世，并从事医药研究。鉴于当时的时代背景及居住在沿海城市，吴瑞甫较早便接触到了东渐的西方医学知识，在祖国传统医学面临西方医学冲击时，吴先生以坚决的态度肯定了中医学的科学性，指出中医学有许多宝贵的经验和理论；同时，他认真地研究了西方医学，客观地提出中医学和西方医学各自的长处和不足。吴氏云："祖国医学疏于脏腑形体解剖，而长于脏象气化功能；西医注重局部形质之解剖，而忽略于人身整体之观念，均有不足之处。"并提出了"取彼之长，以补我之短"的主张，先后编著了《中西温热串解》《中西内科学》《诊断学讲义》《中西脉学讲义》等中西汇通方面的书籍，成为近代中西汇通医学的著名医家。

民国时期，中医处境艰难，备受歧视，每况愈下，面临生存危机。在中医命运处在危难之际，福建中医药界同仁和全国同道一起为保护、发展中医做出了艰苦的努力，为扶持和推动中医药事业发展做出了应有的贡献。他们有的为中医药的生存而奔走抗争，如福州的林趋愚、柯寿昌，建瓯的方修甫、刘春波等人，与全国中医同道参加在上海组织的一系列反对"废止中医药案"的抗议活动；他们有的创办中医学校，培养中医传人，让中医学术薪火相传，如福州王德藩创办福州中医学社、厦门吴瑞甫创办厦门国医专门学校、龙岩张萱创办龙岩国医学校等；

他们有的出版中医杂志，宣扬中医理论，传播中医文化，普及中医知识，如福州陈亚寿创办《国医杂志旬刊》、福清俞慎初创办《现代医药》、吴瑞甫创办《国医旬刊》等。由于这些中医界仁人志士的贡献，中医药学才得以顽强地生存下来并不断地发展。

近代，中医药尽管命运坎坷，但福建医家在艰难的环境下，依然在中医理论与临证研究方面取得不少成绩，如在伤寒学研究方面，有闽侯陈恭溥编撰的《伤寒论章句方解》、上杭包识生编撰的《包氏医宗》、厦门吴瑞甫编著的《伤寒论讲义》与《伤寒纲要》等；在药物学研究方面，有福州陈澈著的《药症忌宜》、福州郑奋扬撰的《伪药条辨》、莆田温敬修编的《实验药物学》等；在方剂学研究方面，有福州郑奋扬编撰的《验方别录》、上杭包育华编撰的《经方借用法略》、厦门吴瑞甫编撰的《评注陈无泽三因方》等；在临证各科方面，郑奋扬为防治疫病做出突出贡献，吴瑞甫以治温热病而闻名，孙郎川为近代福州妇科名医，肖治安乃外科名家，福州"桂枝里陈氏儿科"的陈桐雨善治小儿疾病，林如高为骨伤科大家，等等。

闽学之道，岐黄之术

朱熹长期在福建创办书院，讲解经书，宣传理学，培养了大批弟子，并由此创立"闽学"学派。朱熹是理学的集大成者，其创立的理学体系"闽学"，成为元、明、清三个朝代的官学，对后世的社会政治、思想文化及科学技术包括中医药学等各领域都产生重大影响。由于朱熹长期在福建讲学，因此，他的学说对福建医药的发展也产生了积极的影响。

闽学概况

一般来说，闽学是指以朱熹为首包括其门人在内的南宋朱子学派的思想。闽学是相对于其他地域性学派濂、洛、关、浙东、江西等而言的。朱熹集理学之大成，建立起庞大、完整、严密的闽学思想体系，其后福建籍朱子学者又做了进一步完善和充实，因此一般把朱熹作为闽学的创始者和领袖。

朱熹在世时，已形成了比较严密的闽学派别。朱熹及其门人多立精舍、书院，登台会讲，学徒众多。仅就有籍贯的登门求教、明言奉侍、自称弟子者，即所谓正式门人，就有488人，分别来自福建、浙江、江西、湖南、安徽、江苏、山东等地，其中福建籍的有164人，约占总数的三分之一，且多为中坚和骨干。清人张伯行说："昔孔子之徒三千，而斯道赖以昭著。朱子门下知名之士如黄（干）、陈（淳）、蔡（元定）和（蔡）沈、刘（爚）辈，亦不下数十人。故其著述最富，问

答最多，而理学因之大明。"（《带答冉永光检封》，《正谊堂文集·续集》卷12）
这些都是福建籍的闽学学者，他们在闽学的发展过程中，都做出了重要的贡献。

朱熹生平简介

朱熹，字元晦，一字仲晦，号晦庵，生于宋高宗建炎四年（1130年），死于宋
宁宗庆元六年（1200年）。朱熹祖籍徽州婺源（今
属江西），他的父亲因仕于福建，即居住在福建，
朱熹生于福建的尤溪，长期在崇安、建阳讲学，因
此，传统称他的学派为"闽学"。朱熹是宋代理学
的集大成者，也是中国学术史上最著名的思想家
之一。

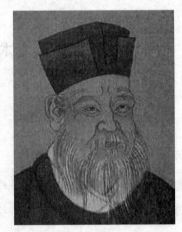

朱熹

朱熹早年出入佛老，对各种学问有着极为广泛
的兴趣。据记载，朱熹青年时赴进士考试，临行时
老师检查他的行李，结果发现他的全部行装中唯一
的书竟是当时一个著名禅师的语录——《大慧语
录》。这个故事的细节也许还可以进一步考证，但也足以说明青年时代的朱熹对佛
教的热心追求。

朱熹十九岁中进士第，后任泉州同安县主簿，同安既归之后，从学于杨时的
再传弟子李侗，从此走上了道学的道路。后来又任枢密院编修官、秘书省秘书郎。
他还先后在江西的南康、福建的漳州、湖南的潭州（在今长沙）做过最高行政长
官，有过不少政绩。每至一处，兴政之余，从不忘聚徒讲学。在当时是最有声望
的学者。绍熙五年（1194年），他65岁时，被召入都，除焕章阁待制兼侍讲，可
是为时很短。此后，由于他被卷入当时的政治斗争，被当权者夺职罢祠，他和他
的学派被诬称为"伪学"，受到了很大压制。

朱熹的社会政治思想是要求正君心，立纲纪，亲忠贤，远小人，移风易俗，
改变社会不良风气，认为这是富国安民、恢复中原的根本。有一次他奉召入都，
路上有人对他说，皇帝不喜欢什么"正心诚意"，你见了皇帝切勿以此为言！朱熹

严肃地回答："吾平生所学，惟此四字，岂可隐默以欺吾君乎?"①。

朱熹平生不喜做官，常屡召不起，以各种理由辞免，所以他登进士第后五十余年中，"仕于外者仅九考，立朝才四十日"②，其余时间主要在福建崇安、建阳一带著书讲学。他少时家贫，后因很少做官，生活穷窘，学生远近来学，自负粮食，常无肉菜，仅"脱粟饭"而已。尽管如此，他和他的学生们不以为意，著书与讲学是他一生最大的乐趣。

朱熹把《论语》《孟子》《大学》《中庸》合编为"四书"，使"四书"成了南宋以后高于"五经"的经典体系，他一生致力于"四书"的诠释，具有很高的造诣，这是元代以后把他对"四书"的解释奉为科举考试标准的原因。他充分吸收宋代其他理学思想家的思想营养，建立了一个庞大的"理学"体系，他的著作极为繁富，其中重要的有《四书集注》《四书或问》《周易本义》《太极解义》《西铭解义》等，他的讲学语录《朱子语类》就有 140 卷，他的文集《朱文公文集》亦有 120 卷。

朱熹与中医

朱熹学问宏博，涉猎极广，在其知识宝库中，含有不少的医学知识。朱熹在研究人的时候、在回答学生提问的时候、在其患病的时候，不可避免地要涉及关于人体、疾病、医药的问题，所以朱熹在不断研究大量古代文献时，从中获得了大量的中医学知识③。这些中医学知识也成为其创立理学体系的重要思想养分。

1. 朱熹的医药学知识

朱熹的知识相当广博，其许多言论，常引用所掌握的中医古籍中的相关内容来阐述天人之道，似乎很熟悉医学经典著作。

据明代《李濂医史》卷六载，朱熹对《难经》《脉经》做了甚为详尽的评论，并作《伤寒补亡论跋》。朱熹对《黄帝内经》的研究也相当深入，说："至于战国之时，方术之士，遂笔之于书，以相传授，如列子所引，与夫《素问》《握奇》之

---

① 《宋史》卷四百二十九，第 12757 页。
② 《宋史》卷四百二十九，第 12767 页。
③ 陈国代. 朱熹与中医古籍 [J]. 中医药学刊，2005，23 (9)：94.

属，盖必有粗得其（指黄帝）遗言之仿佛者，如许行所道神农之言耳。"这是针对北宋以来对《黄帝内经》的异议提出自己的看法，认为《黄帝内经·素问》的确保存有黄帝时代的医学资料。朱熹在注《楚辞·天问》时，成段引用过《黄帝内经》的原文。朱熹对医术也有具体的论述。他说："人病伤寒，在上则吐，在下则泻，如此方得病除。"这是取《黄帝内经·素问·五常政大论》"病在上，取之下"及"病在下，取之上"的治疗原则。又说："大黄不可为附子，附子不可为大黄。"这是因为两者的药性寒热不同。由此可见朱熹既懂医又懂药。

2. 中医学对朱熹学术的影响

朱熹丰富的医药学知识对其建构理学思想体系也产生很大的影响，为其提供了理论工具。试举例如下：

（1）理气阴阳。朱熹认为理和气是世界本源。关于理和气的关系，他有如下论述："未有天地之先，毕竟也只是理。有此理，便有此天地；若无此理，便亦无天地，无人无物，都无该载了。有理，便有气流行，发育万物。"（《朱予语类》卷一）"未有这事，先有这理。"（《朱子语类》卷九五）"有是理而后有是气。"（《大学或问》卷一）从这些文献，似乎可以得出朱熹认为"理先气后"。其实未必，因为朱熹同样有论："理又非别为一物，即存乎是气之中，无是气则是理亦无挂搭处。""理与气本无先后之可言。"（《朱子语类》卷一）表面上看，朱子之论很令人费解，甚至自相矛盾，也因此引起了后学对朱子思想的一些误解。

其实，朱熹关于理气的论述就是中医阴阳学说在"哲学"上的运用，他所说的理气关系就是中医所说的阴阳关系。如《黄帝内经》云："人生有形，不离阴阳。"（《宝命全形论》）《朱子语类》卷九五云："天下之物未尝无对，有阴便有阳。"又如《黄帝内经》云："人以天地之气生，四时之法成。"（《宝命全形论》）朱熹认为："天地之间，有理有气。理也者，形而上之道也，生物之本也；气也者，形而下之器也，生之具也。是以人物之生，必禀此理，然后有性；必禀此气，然后有形。"（《朱文公集·答黄道夫》）从以上比较，可见朱熹受中医阴阳学说影响之大。再如，"所谓理与气，此决是二物。但在物上看，则二物浑沦，不可分开，各在一处，然不害二物之各为一物也。若在理上看，则虽未有物而已有物之理。"(《朱文公文集》卷四十六《答刘叔文》一）这几乎就是把中医的"阴阳"二字换成"理气"二字来表达而已。

（2）天人之命。理学对天的认识，主要从自然的角度去认识和把握，这可以说是儒学对天人关系的一个根本转变，一个飞跃。而理学这个认识的转变，主要吸收了中医学的营养。《黄帝内经》认为："清轻者上浮为天，浊重者下沉为地。"（《宝命全形论》）这样的"天"已经不是"上帝"之天，而是"自然"之天。天是自然的，天下人也就是自然的。因为"人以天地之气生，四时之法成"。朱熹就这样通过引入中医学自然之天人概念，对佛教的轮回进行了有力的批判："然已散者不复聚，释氏却谓人死为鬼，鬼复为人，如此，则天地间常只是许多人来来去去，更不由造化生生，必无是理。"（《朱子语类》卷三）

朱熹以"理气阴阳"解释"天人之命"。他说："天地哪里说我特地要生个圣贤出来！也只是气数到那里，恰相凑着，所以生出圣贤，及至生出，则若天之有意焉耳。"（《朱子语类》卷四）这就说明了天地气数按照自身规律运行，不会干预人事。既然如此，儒者如何对待天命呢？朱子云："圣人更不问命，只看义如何，贫富贵贱，惟义所在，谓安于所遇也。"（《朱子语类》卷三四）由"天命"到"人命"，朱熹几乎顺理成章地提出："盖死生修天，富贵贫贱，这却还他气。至'义之於君臣，仁之於父子'，所谓'命也，有性焉，君子不谓命也。'这个却须由我，不由他了。"（《朱子语类》卷九八）"若谓其有命，却去岩墙之下立，万一倒覆压处，却是专言命不得。人事尽处便是命。"（《朱子语类》卷九七）

朱熹充分吸收了中医学理论，在此基础上构建了理学理论体系。也正因为如此，朱熹大大充实了儒学的"自然"性内涵①。

朱熹医事活动拾零

朱熹在其一生的讲学活动中，与不少医家结下了不解之缘。

1. 为医师作序

名人作序，自古就蔚然成风。朱熹生平曾为许多人的作品集作序，推介作品，

---

① 程雅君．援"理"入医，医"理"圆融——以朱熹等中医哲学思想为例 [J]．四川大学学报（哲学社会科学版），2010，（4）：52-53.

其中有《送夏医序》一文，作于淳熙元年（1174 年）秋九月庚子日。当时，朱熹45 岁，学术上已奠定大师地位，名望上已响彻东南半壁江山，阅历上已历经人生风霜雪雨，为夏姓医生的文集作序，是强调做学问时不要忽略据经考古的重要性。

朱熹于序中曰：予尝病世之为论者，皆以为天下之事，宜于今者不必根于古，谐与俗者不必本于经，及观夏君之医，而又有以知其决不然也。盖夏君之医，处方用药，奇怪绝出，有若不近人情者，而其卒多验。及问其所以然者，则皆据经考古，而未尝无所自也。予于是窃有感焉，因书遗之，以信其术于当世，又以讽吾党之不师古而自用者云①。

朱熹不满意当时众多做学问的人所持薄古厚今的态度，强调师古尊经的重要性。夏医生的处方妥贴，用药得当，治疗疾病总能收到好效果，其成功的经验就是师古尊经的结果，因此，对于业医者来说，必须系统地学习和掌握经典医学著作理论，不要轻易抛弃前人的成功经验。

纵观中医的发展史，历代医学成就大者，无不在钻研经典医学理论基础上加以发挥，以经典理论指导临床实践，并善于总结成败经验，正本求源。夏医生有丰富的经验，诊断明确，处方得当，用药大胆，疗效显著，救治许多人的生命，因此其经验值得推广。

2. 叮嘱弟子校勘医书

晚年的朱熹，无意于仕途，特别在痛失长子后，心力更是憔悴，决定离开崇安的五夫，在建阳城西麻阳溪旁的考亭定居，一边著书立说，一边课徒传教。庆元元年，朱熹年届六十六，五月间生病，病情险恶，险些命归黄泉。朱熹在病榻上观看郭长阳撰的医书，心有所动，作《跋郭长阳医书》一文，并吩咐前来探视的王汉、方士繇两位弟子校正、补刊《郭长阳医书》。

早在绍熙甲寅之夏，朱熹赴长沙任，途经江西，从焕章学士谢昌国家里获得一本医书，由于长途旅行奔波和整日忙于公干，无暇披览该书，遂将书带回建阳考亭，正好自己染恙卧榻，就带病与王汉、士繇一起细致观摩。王、方二人习儒，

----

① 朱熹. 朱子全书［M］. 上海：上海古籍出版社，2002：3649.

旁通医理，皆惊喜地称其为奇书。"盖其说虽若一出古经而无所益损，然古经之深远，浩博难寻，而此书之分别部居，易见也。安得广其流布，使世之学为方者家藏而人诵之，以知古昔圣贤医道之源委，而不病其难耶！"鉴于该书中尚存在一些部题有待纠正，于是吩咐王、方二人校正刊补。这是朱熹怀着一颗治病救人的仁术之心，为书题跋并推介①，希望刊行好医书，使其成为普及读本，惠泽世人。

3. 赠诗行针道士

朱熹晚年患有足疾，行走不便，相当痛苦。一次，一位云游道士给他略施针术，足疾竟奇迹般地好了。朱熹很高兴，以为遇到神医，就付给诊金，还题诗相赠以示感激。谁知没两天，朱熹的足疾又复发了，而且比以前还严重，可道士又云游他处。于是朱熹派人四处寻找那道士。有人劝他别找了，朱熹说："我一不是请他再来治病，二不是抓他治罪，只是想追回赠诗。不然，他会拿着我的诗到处招谣撞骗，贻误病者，那样的话，我不是为虎作伥了吗？"

朱熹是一个名人大家，说出去的话，写出去的字，是有分量的，弄不好会给那些金玉其外的骗术贴金，使人蒙受损失。朱熹赠诗旋即又着人追讨，是要为社会、为他人负责任，不要为人吹嘘。由此可见，朱熹对待医事的态度是认真的，值得后人学习。

闽学对中医学的影响

宋代以后，儒医开始涌现，其在思想观念、行为风范、思维方式等方面都体现出儒家的特点，深受宋代明理学尤其是朱熹之学的影响。

"道心人心"与"主敬涵养"说对中医养生的影响

朱熹思想在道德修养上，主张"去欲主静"，以"道心"统治"人心"。朱熹云："只是一个心，知觉从耳目之欲上去，便是人心；知觉从义理上去，便是道心。"② 就是说，合于道德原则的意识是"道心"，专以个体情欲为内容的意识是"人心"。朱熹认为道德意识常潜存心灵深处，所以为"微"；感性情欲并非皆恶，

① 朱熹. 朱子全书［M］. 上海：上海古籍出版社，2002：3649.
② 黎靖德. 朱子语类［M］. 北京：中华书局，1986：2009.

但不加控制就会流于不善，所以为"危"。朱熹认为这就是伪《古文尚书》中"人心惟危，道心惟微"的意思。为此，他要求"必使道心常为一身之主，而人心每听命焉，则危者安、微者著，而动静云为自无过不及之差矣。"① 强调用道德意识去支配感性私欲，如此才能顺应天理，合乎天道，达到理想的道德境界，这就是"养德"。朱熹"道心人心"说对后世中医养生有较大影响。

1. 养生先养德

受朱熹"道心人心"思想的影响，后世医家谈论养生的内容，几乎都要涉及养德，且多将养德的重要性置于养生之前，比如朱丹溪就曾经用理和欲的关系来探讨养生。"人心"即感性私欲的内容在朱熹思想中所指是非常广泛的，但是在医学领域，"人心"所指就比较具体了。在丹溪养生思想里，感性私欲主要就是指食欲和性欲。而在饮食与房事养生方面，朱丹溪是很强调"德"。他说："因纵口味，五味之过，疾病蜂起，病之生也"②，所以"口能致病，亦败尔德"③。对于色欲，朱丹溪认为尤其当戒，认为如果纵欲过度，则会造成"既丧厥德，此身亦瘁"④。丹溪把"养德"与"养生"结合起来，认为不能"养德"则不能"养生"，强调以德统欲。为此，丹溪在《格致余论》一书中特列《饮食箴》和《色欲箴》二文以警示世人。

其他如明代名医孙志宏也指出，如果不讲究道德修养，既不能延寿，也不能得福。他在《简明医彀》中说："德为福寿之本，若其刚恶不肯好德，柔弱而怠于修养，则祸极随之，而绝福寿根源矣。至卫生一节，尤为修德中事也。"⑤ 王文禄在《医先》中提出"养德养生无二术"⑥。高濂在《遵生八笺》里说："君子心悟躬行，则养德养生兼得之矣。"⑦

---

① 朱熹. 四书集注 [M]. 南京：凤凰出版社，2008：14.
② 朱丹溪. 朱丹溪医学全书 [M]. 北京：中国中医药出版社，2006：4.
③ 朱丹溪. 朱丹溪医学全书 [M]. 北京：中国中医药出版社，2006：4.
④ 朱丹溪. 朱丹溪医学全书 [M]. 北京：中国中医药出版社，2006：4.
⑤ 孙志宏. 简明医彀 [M]. 北京：人民卫生出版社，1984：3.
⑥ 王文禄. 历代中医珍本集成第十八册·医先 [M]. 上海：三联书店，1990：1.
⑦ 高濂在. 遵生八笺 [M]. 北京：人民卫生出版社，2007：1.

2. 主静以养生

在朱熹看来，道心能否统御人心，关键在于能否做到主静修养功夫。主静，最早源自老庄道家思想。《老子·十六章》曾云："致虚极，守静笃""归根曰静""清净为天下静"。而庄子则进一步提出"心斋""坐忘"等静坐方法。朱熹汲取道家主静思想，主张静为动本，只有主静才能动而中节，他说"人虽不能不动，而立人极者，必主乎静。唯主乎静，则著乎动，无不中节而不失其本然之静矣。"① 朱子主静思想为朱丹溪所吸收。在丹溪看来，人心的妄动，不仅使人的活动背离道德而且可能引动相火，导致疾病发生。因此，朱丹溪在养生上主张"收心""养心"，静以制动，曰："儒者立教曰：正心、收心、养心，皆所以防此火之动于妄也。"② "人心听命乎道心，而又能主之以静。则彼五火之动皆中节，相火惟有裨补造化，以为生生不息之运用耳。"③

"格物致知"论对中医研究的影响

朱熹"格物致知"的命题起源于《礼记·大学》"致知在格物，格物而后知至"这句话。长期以来，人们对朱熹"格物致知"说多持否定态度，认为朱熹格物说虽然包含求知的因素，但不在于以格物去认识自然界并发现其规律，而是一种封建道德的修养方法。应当承认，朱熹的格物学说是从道德修养目的论出发的，但它主要强调对于外在事物的考究，尽力在方法上指出学习知识的重要性。在他的学说中不仅容纳了认识的客观法则和辩证过程，而且表现出鲜明的理性精神。这种求知方法和理性精神对后世包括中医学在内的传统科技都有着不同程度的影响。朱熹"格物致知"认识论主要包括"由博而约"和"类推心悟"两方面，这两方面对后世中医学术研究都产生了较大的影响。

1. "由博而约"

朱熹说："博学，谓天地万物之理，修己治人之方，皆所当学，然亦各有次

---

① 朱熹，吕祖谦. 近思录 [M]. 上海：上海古籍出版社，2000：9.

② 朱丹溪. 朱丹溪医学全书 [M]. 北京：中国中医药出版社，2006：28.

③ 朱丹溪. 朱丹溪医学全书 [M]. 北京：中国中医药出版社，2006：25.

序，当以其大而急者为先，不可杂而无统也。"① 博学是无所不学，但又要有先后次序，不可杂而无序，博学的目的是要穷理。他还提出必须先博而后约，博而不能返于约，就不能穷理，就会流于杂。朱熹曰："学之杂者似博，其约者似陋。惟先博而后约，然后能不流于杂，而不厌于陋也。"② 博即广博；约则是有条理、有次序。由博而约的过程，是认识由表及里，由浅入深，由近到远，由粗到精的过程。"由博而约"思想在研究方法上最典型的体现是"纲目分类"。朱熹本人就善用"纲目分类"法，著成《通鉴纲目》《八朝名臣言行录》《伊洛渊源录》等多部著作，著名史学家钱穆先生称赞这些著作是"荟萃群言，归之条贯，叙次明白，多而不杂，要亦是为史籍著作中一规范，后人继此有作，导源之功，亦何可忽耶？"③

在朱熹影响下，后世医家以"纲目分类"法著述医书者甚众，如楼英《医学纲目》、武之望《济阴纲目》、罗天益《内经类编》、危亦林《医世得效方》、李时珍《本草纲目》、张介宾《类经》、汪昂《素问灵枢类纂纲注》、沈金鳌《伤寒论纲目》等。元代危亦林在《世医得效方》中说："方浩若沧海，卒有所索，目不能周"，为"便于观览"，于是以十年之功，著《世医得效方》，"首论脉病证治，次由大方脉，杂医科以发端，至疡科而终编。分门析类，一开卷间，纲举而目张，由博以见约。"

《本草纲目》一书更是由博而约思想指导下完成的"纲目分类"法的经典之作。李时珍深受朱熹思想的影响，十分重视格物致知，云："医者重在格物也。""格物无穷也，可不究夫物理？""岂可纵欲而不知格物乎？"如此等等。李时珍的认识从"接物"开始，认为前人在修定本草时往往是"未深加体察，唯据纸上猜度，是浅学立异误世"，而走了唯物认识论的道路。在接受朱熹"格物穷理"思想同时，基本摆脱了唯心认识论的束缚。在研究中，李时珍深谙"博""约"之道，在《本草纲目》写作中提出了"剪繁去复，绳谬补遗，析族区类，振纲分目"的

① 黎靖德．朱子语类［M］．北京：中华书局，1986：182.
② 朱熹．朱子文集［M］．北京：中华书局，1985：89.
③ 钱穆．朱子新学案［M］．成都：巴蜀书社，1986：1696.

科学纲领，使《本草纲目》"博而不繁，详而有要"。

（1）观其"博"。李时珍在《本草纲目·自序》中云："长耽典籍，若啖蔗饴。遂渔猎群书，搜罗百氏……凡子史经传，声韵农圃，医卜星相，乐府诸家，稍有得处，辄著数言"；在《遗表》中云："上自坟典，下及传奇，凡有攸关，靡不备采。"据李时珍自己开列的书目，《本草纲目》引子史经传之类591家，几乎通集古代本草文献，全书引古今本草文献63种，新增药物374种，药品总数达1 892种；引历代医籍方书278种，收集历代医家病例400余例。《本草纲目》直接引用书目993种，加上注语提及未列入书目10余种，实际引用书目超过1 000种，"集诸家之大成"。正如《本草纲目·王序》所说："如入金谷之园，种色夺目；如登龙君之宫，宝藏悉陈"，李时珍之"博"，在其所处的时代达到了空前的水平。

（2）察其"约"。"约"其实就是对积累的知识、经验，进行分析、归纳综合，使之条理化的过程。李时珍编《本草纲目》取材"不厌其详"，在"博"的基础上，对材料"辨物精审"，同时"立言破惑"，并将归纳后的材料、结论以"物以类从，目随纲举"的原则，使之条理化："通列一十六部为纲，六十类为目，各从其类，一览可知，免寻索也。"这就是李时珍的"博""约"之道。

在《本草纲目·凡例》中，李时珍对他的纲目法做了说明，"首以水火，次之以土，水火为万物之先，土为万物之园也。次之以金石，从土也。次之以草、谷、菜、果、木，从微至巨也。次之以虫、鳞、介、禽、兽，终之以人，从贱至贵也"。中外学者对这个分类法评价很高，认为它反映了生物进化的思想，反映物种之间的内在联系，是中古时代最完备的分类体系，在科学性上达到了那个时代的高峰。李约瑟在《中国科学技术史》第一卷高度评价了李时珍的贡献："毫无疑问，明代最伟大的科学成就，是本草书中李时珍那部登峰造极的著作《本草纲目》。……李时珍作为科学家，达到了与伽利略（1564—1642）、维萨里（1514—1564）的科学活动隔绝的情况下其他任何人不能达到的最高成就。"

总之，由博而约的过程，就是综合归纳知识，使之条理化、层次化的过程。这种研究方法"使后世医学在临床实践和文献整理等方面都获得了很多成果，起到了促进医学发展的作用"。

2. "类推心悟"

"类推心悟"是朱熹"格物致知"认识论的另一个重要特点。朱熹对"类"的本质做了明确的表述："就其异处以致其同，此其所以为同也"①，赋予"类推"以归纳和演绎相结合的含义，并且认为类推是认识事物的重要方法，"苟不类推以通之，则亦何以尽天下之理哉"。但是，在朱熹思想里，进行类推主要不是依靠归纳演绎，而是依靠"体悟""心悟"，追求由经验直觉产生顿悟而豁然贯通的境界。朱熹云："必使学者即凡天下之物，莫不因其已知之理而益穷之，以求乎其极，至于用力之久，而一旦豁然贯通焉，则众物之表里精粗无不到，而吾心之体大用无不明矣。""类推心悟"对后世医学研究影响较大。

张介宾在《景岳全书·传忠录》中云："夫兵系兴亡，医司性命，执中心学，孰先乎此。"② 清代程国彭《医学心悟》一书更是"心法"之作："以学必会通，乃可以言悟，悟不先之以学，则无师而所悟亦非，学不要之以悟，则固执而学亦浅，而其原总操之一心，学者，心学之也，心学之而心悟之。"③ 后世医家以"心悟""心法"或"心典""心传"等命名医著者甚多，如朱丹溪《丹溪心法》、程国彭《医学心悟》、聂尚恒《活幼心法》、殷仲春《痧疹心法》、尤在泾《金匮要略心典》、寇平《全幼心鉴》、程之田《医法心传》等。

"类推心悟"，为后世医家构建医学理论提供了重要的方法论和思维工具，但也存在一定的局限性，这一点在丹溪与景岳两家关于人体阴阳的不同认识中有较典型的体现。二人都是基于天人相应理论，通过观察天地自然现象，运用类推，从而形成各自的阴阳理论。

"阳常有余，阴常不足"是丹溪对人体阴阳的基本观点。朱丹溪从天地日月自然现象来类比。从天地、日月来看，天与日为阳，地与月为阴。由于天大于地，"人受天地之气以生，天之阳气为气，地之阴气为血，故气常有余，血常不足"④；

---

① 黎靖德. 朱子语类［M］. 北京：中华书局，1986：1765.
② 张介宾. 张景岳医学全书［M］. 北京：中国中医药出版社，1999：877.
③ 程国彭. 医学心悟［M］. 北京：人民卫生出版社，2006：14.
④ 朱丹溪. 朱丹溪医学全书［M］. 北京：中国中医药出版社，2006：7.

由于日明于月，"人身之阴气，其消长视月之盈缺"①，故见阳常有余，阴常不足。

与朱丹溪针锋相对，张景岳提出了"阳非有余，阴常不足"观点，亦是从观察自然现象类推而来的。张氏认为，天地万物之生由乎阳，万物之死亦由乎阳。并进而指出，非阳能死万物，而是"阳来则生，阳去则死矣"②。人是小天地，同样亦是得阳则生，失阳则死，阳强则寿，阳衰则夭。在《大宝论》中，张氏从形气、寒热、水火三个方面论证了阳气的重要性。

可见，丹溪与景岳两家之争，均以"天人相应"为说理工具，根据自己理论的需要，抓住天人之间某一共同之处，进行类推，从而形成针锋相对的论点。我们说，医家以"类推"作为工具，采取类比思维方式，将天道比附人道，极大地拓宽了理论思考的空间，提高了思维的层次和思辨深度。但是，心悟类推的结论多依靠医家对临床经验的不同体悟，因此，结论往往是或然的。并且，往往从各自的理论目的出发而各执一词。几百年来，中医学术围绕寒热治法等问题争论不断，除了源于临床治疗的不同实践外，也与"类推心悟"的影响不无关系。

闽学对福建医学的影响

宋代之后，由于福建地狭人稠，士人力求仕进，社会习儒成风，如福州人"多向学，喜讲诵，好为文辞，登科第者尤多"。朱熹称："福州之学，在东南为最盛。"宋人称"学校未尝虚里巷"，且"城里人家半读书"。其他州县亦类此：南安"百里之间，弦诵相闻"；延平府"五步一塾，十步一库"；邵武军"比屋弦诵之声"；汀州则是"风声气习，颇类中州"。福建书院林立，福建书院始于唐代，宋代发展到 54 所，元代新建书院 20 所，明代激增至 138 所，居全国第二位；清代奉康熙诏令，福建新建书院 300 余所。唐代以后，各地府学、州学、县学与书院皆有藏书。宋代以后，由于刻书业兴盛，私人藏书急剧发展。"南宋之世，藏书家闽为最盛"，据统计，著名者有 320 人。其中不少既是学问家，又是著作家和出版家。建阳麻沙、崇化书坊林立，被誉为"图书之府"，余氏、刘氏、叶氏等世业刻书，

---

① 朱丹溪. 朱丹溪医学全书 [M]. 北京：中国中医药出版社，2006：7.
② 张介宾. 张景岳医学全书 [M]. 北京：中国中医药出版社，1999：799.

传数百年。福建书院、刻书和藏书的兴盛大大推动了福建教育发展和人才培养，促进了文化的繁荣。由于教育发达，涌现出许多著名的教育家。福州大学者陈襄、陈烈、周希孟和郑穆，世称"海滨四先生"，被尊为闽中理学先驱；其后，开创闽学体系的著名学者有杨时、游酢、罗从彦、胡安国、李侗、朱熹等。朱熹是闽学的创立者和集大成者，其后黄干、蔡元定、蔡沈、真德秀、陈淳、刘浦、熊禾诸人薪火相传，将闽学推向各地。闽学的兴盛又促进教育发展，造就人才，对福建医学的发展也产生影响。

闽学与儒医

医学的形成、发展和演变，在绝大多数情况下受制于整个社会的"文化生态环境"。宋代以后，程朱理学在与其他学派的论争中逐步占有了主导地位，并被官方所接受和推崇，成为整个社会居于统治地位的意识形态。元代之后，朱熹之学更是成为开科取士的唯一标准，从而造就了大批深谙程朱之学的儒士。此外，从宋代开始，统治者更加重视医药，医生的地位较之前代也有了很大的提高，这种转变也使得有更多的儒士愿意进入医生这个行业。受此影响，宋代以后，儒士习医或医者通儒渐成风尚，从而出现了大量的儒医。谢利恒在《中国医学源流论》的《铃医秘方》条中提出："中国医术，当以唐宋为一大界。自唐以前，医者多守专门受授之学，其人皆今草泽之流……自宋以后，医乃一变为士大夫之业，非儒者不足见重于世，所谓'草泽铃医'者，其格日卑，其技亦日劣。盖此辈大都不通文艺，罕能著书，仅恃师授，无复发明……"儒医的出现，改变了医学史上从医人员的结构，提高了医学的地位。尽管儒医只占医生队伍的一小部分，在人数上不及一般的"草泽医"或"铃医"，但儒医在文化底蕴、知识结构、思维方式及行为风范等方面都远高一筹，对中医学的贡献自然远胜于一般的医生，产生深远的影响。以地域为例，学者郭霭春在《中国分省医籍考》中有这样一段话："应该指出：江西婺源县是宋代理学家朱熹的故乡，考亭之学，一向受到封建王朝的推崇，因之明清两代文化一直受到它的影响。婺源医家甚多，医家著作竟达120余种，占江西总数的四分之一，可见婺源文化对江西医学的发展不无影响，这也许是研究江西地方医学的特点所在。"即是一个很好的说明。

实际上，受朱熹考亭之学影响的不仅有江西医学，更有福建医学，这是因为朱熹考亭之学实则形成发展于福建。福建地区的医者数量是从宋代才开始与日俱增的，因此福建地区的儒医数量及变化也能很好地反映整个国家的医者情况。根据丁春制作的福建地区儒、医转换人数的统计表可以发现，宋代之前福建地区的儒、医转换方面基本上是空白的。到了宋代，则平地突起般涌现出12位儒、医转换的人，之后医者的队伍急速壮大，儒医也不断出现①。

福建儒医的贡献

宋代以后，福建不断涌现的儒医对中医药学的发展也做出了积极的贡献。

1. 整理刊行医药典籍，保存前代医家成果

儒家鼻祖孔子非常重视和爱好历史文化遗产，相传他编纂《诗》《书》《礼》《乐》《春秋》及"六经"，以教授门徒。此后历代儒者均对"六书"及古代其他文化典籍情有独钟。闽学创始人朱熹也承袭了儒家这一传统，重视儒家经典的保存和传承，如他亲自注解儒家经典《论语》《孟子》《大学》《中庸》，后人将朱熹注解的这四本儒家经典称为"四书"，成为科举考试的必读之书。儒医也把儒门的这一传统带入医药学领域。这方面贡献最大的当属明代福建儒医熊宗立。闽刻医学书籍，明代比前数代尤多，内科、外科、针灸、妇科、小儿科、本草等门类齐全，其中的熊宗立，既为医者，又参与刻书印刷，对医学书籍的出版、传播起了重大的作用。从正统丁巳年（1437年）至成化甲午年（1474年），熊宗立从事医学研究37年，整理、编著、校刊的中医著作达20余种，是福建历史上自编自刻医书最多的人。一些作品，图文并茂，通俗易懂，并有不少独特见解②。

2. 总结完善临证经验，发展理法方药体系

福建历代儒医大多长期从事防治疾病的实践活动，具有丰富的临证经验。由于他们长于理性思维和写作，所以能够总结临证经验，使之上升为理论，并形成文字，从而促进医药理论的发展。如陈修园在总结前人脾胃思想的基础上，结合自身的临床实践，发展丰富了中医学的脾胃学说。关于脾胃生理，他指出"五脏

---

① 丁春. 福建古代儒医转换问题的研究 [J]. 福建中医学院学报，2001，11（1）：52.
② 陈国代. 建本图书与医学传播 [J]. 中医文献杂志，2003（2）：22-23.

皆受气于脾，脾为五脏之本"及"胃为五脏六腑之本，胃安则脏腑俱安"，并创造性地提出土能生水的理论，在妇科病证上强调调经统于脾胃，生殖注重脾肾，指出赤白浊应独求于脾。在内科病证中，陈氏以脾胃为中心，治疗各种疾病，善后以调理脾胃为主。在肺系病证当中，陈氏采用的治法有培土生金法、益气健脾法、补虚退热法、啜粥助汗法；在心系病证中，有交通阴阳法、和中转旋法、温中散寒法、探吐法；在脾胃系病证中，有通里攻下法、通因通用法、养阴健脾法、温中健脾法、消食导滞法、补火生土法、抑木扶土法、滋养胃阴法、清热生津法、通调阴阳法；在肝胆病证中，有健脾和胃法、除湿退黄法、脾肾双补法、消食和胃法、益气健脾法、补脾抑胃法；在肾系病证中，有健脾除湿法、益气健脾法、提壶揭盖法、脾肾兼补法；在气血津液病证中，有温脾燥脾法、滋养胃阴法、健脾养胃法、温中补虚法、补虚退热法、调和营卫法；在肢体经络病证中，有燠土胜水法、燥脾除湿法、养胃补虚法。在妇科病证当中，陈氏采用调脾和胃法、益气健脾法、补益心脾法、脾肾同调法、温中散寒法、健脾除湿法。以上各法，陈氏皆从调理脾胃入手，或补，或泻，或清，或和，方法众多，疗效显著。值得一提的是，陈氏提出用温脾燥脾法治疗消渴，用燠土胜水法治疗寒湿腰痛，均是其独到的治法。

3. 质疑批判前人学说，提高中医学术水平

闽学不是僵化不变的学术体系，其学术精神是提倡批判、质疑和创新，如朱熹与陆九渊之间就曾于道器、心物等问题进行长期的争鸣。闽学这种开放的学术品质也影响到了福建儒医。历史上，不少福建儒医也敢于冲破泥古不化的学术传统，勇敢地提出自己的新见解，展开争鸣。如清代儒医陈修园虽然推崇明代张景岳的医学思想，但也不是盲从，而是有褒有贬，他在《景岳新方砭》中，对张景岳自创的186首新方，逐一加以评论，认为"方佳""方超"者有22首，认为"庸""全不足恃"者有63首。这种立场公允的学术争鸣，有利于中医学的健康发展。

闽学与医书的刊刻印行

福建的刻书业从宋代开始一直都很发达，尤以建阳刻书业最为兴盛，闻名全

国，这与闽学的影响不无关系。

一是闽学人物与书林人物的关系。宋代活跃在刻书中心建阳的闽学人物中，朱熹之外，声名较著者还有刘、蔡、叶、黄、魏、熊诸姓中人；而以刻书为业者，余姓之外，也以这几姓为著，这并非偶然的巧合。从建阳现存的上述诸姓的家谱史料，以及地方志上的有关记载看，建阳历史上这几姓的刻书家与闽学人物本为同族，在有名字流传下来的刻书家中多数为闽学人物的后代，间或有其前辈或同辈中人。这说明闽学人物对刻书者的影响并非仅仅是一般的社会影响，而且还具有一种更深层次上的家学或家族方面的影响。闽学人物所推崇的朱熹思想及其治学的方法，或多或少地会对他们的思想产生影响，从而在他们所编所刻的书籍内容、形式上反映出来。

二是书院文化对建阳刻书业的影响。建阳的刻书业之所以繁荣，地处深山、交通不甚便利的建阳麻沙、崇化所以能产生如此辉煌的建本文化，与书院文化有很大的关系。如以刻书闻名于后世的麻沙，就有朱熹曾经讲学的刘氏瑞樟书院，在崇化就有被后人认为是朱熹创建的同文书院。此外，由于闽北书院众多，到南宋时，已出现书院林立、讲帷相望的盛况，仅在建阳，朱熹及其师友门人就兴建了十

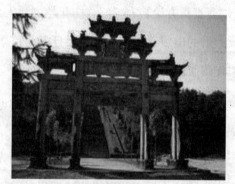

考亭书院

几所书院，著名者如考亭书院。众所周知，创办书院当然少不了要用书，教育与出版的关系，其密切程度自不待言。书院的生员往往就是书坊的读者。同时，他们为了发布自己的研究成果，其书稿往往就近在建阳书坊刻印。这种密切关系就极大促进了刻书业的发展①。

在发达的刻书业中，医书也得到大量刊刻印行。

---

① 方彦寿．建阳刻书史［M］．北京：中国社会出版社，2003：36-37．

1. 宋元时期刊行的闽刻医书

据有关资料记载，宋代闽刻医书以官刻、书坊刻为主，家刻、书院刻为辅。根据医书刻本的来源，分为官刻本、坊刻本、家刻本、书院刻本。官刻本系为官方机关所刻的医书，如福建提举司刊印的《增广校正和剂局方》五卷、建宁路官提领陈志刻的《世医得效方》20 卷、福建提举司刻本《诸家名方》3 卷等。坊刻本为书商所刻的医书，如庆元二年（1196 年）武夷安乐堂刻本、万卷堂刻本《新编近时十便良方》40 卷，种德堂刻本《杨氏家藏方》20 卷，勤有堂刻本《增注太平惠民和济局方》30 卷，庆有余刻本《伤寒明理论》3 卷等。家刻本为私家出资刻印的医书，如种德堂刻本《新刊河间刘守真伤寒方》3 卷、后集 1 卷、续集 1 卷、别集 1 卷，熊宗立编纂的医书有《名方类证医书大全》《图注难经》《山居便宜方》《原医图》等 10 余种。书院刻本为地方书院刻印的医书，如环溪书院印的《仁斋直指方论》26 卷、《伤寒类书活人总括》7 卷、《医学真经》1 卷等。宋代闽版医书的出版不仅数量大，而且多为首版，刻书时间多在作者生卒年之间或稍后。宋代闽版医书多为医学巨著，如《太平圣惠方》《经史证类大观本草》《十便良方》等，这一方面反映了宋代校正医书的成果，另一方面也反映了宋代文化东移，福建成为医书出版中心的事实①。

元代，福建的刻书业仍处于全国领先地位，但刻书的内容、种数和卷数方面，都不如宋代。据有关资料统计，当时建阳书坊近 40 家，曾刊刻部分医书，如余氏勤有堂刊刻《新编妇人大全良方》《辨识修药物法度》《新刊补注铜人腧穴针灸图经》《普济本事方》《洗冤集录》，虞氏务本堂刻有《伤寒直格方》《伤寒心境》，郑氏宗文堂刻有《太平惠民和剂方》，叶氏广勤堂刊刻《新刊王氏脉经》《针灸资生经》等，熊氏卫生堂刻有《新刊河间刘守真伤寒论方》等②。官刻方面，如建宁路官医提领陈志刊危亦林撰《世医得效方》等。刻书业在医药知识的传播方面，发挥着巨大的作用。

---

① 丁春. 宋代明版医书的出版特点及影响 [J]. 福建中医学院学报，2004，14（3）：45-46.

② 刘德荣. 福建医学史略 [M]. 福州：福建科学技术出版社，2011：25.

2. 明代刊行的闽刻医书

至元末明初，与建本齐名的成都和杭州刻书业因战火严重破坏，唯独建阳书坊因位于闽北群山之中而免于战乱，其刻书业逐渐在国内居于首位，并在明代迎来它的黄金时代，刻书量远超过江南他省。据研究麻沙本的专家张秀民研究，明代建阳书坊见于著录的有 60 家左右，其中 47 家有姓名堂号可考，以余、刘、郑的刻书世家和后起的熊、萧等姓家族成员为著。明代，福建刻书总量居于全国首位，共计 767 种，其中 655 种为书坊所刻，部分是官刻①。

医书是建阳坊肆刊刻的重要内容。建阳各家书坊刊刻出版了大量中医医籍。当时书坊所刻印的医书，大多是对中医的经典医籍、社会上流传较广的明以前医家名著和部分明代医书进行整理刊刻出版，医书涉及面较广，从中医基础到临床各科的医书均有，数量较多。医书的大量刊刻和印行，对普及医学知识起到了积极作用。明代建阳书坊刊刻的医书有以下几种：

（1）余氏刻书业：《太医院校注妇人大全良方》24 卷、《袁氏痘疹丛书》5 卷、《新刻太医院纂集医教立命元龟》7 卷、《重刻补遗秘传痘疹金镜录》3 卷、《新刻万氏家传广嗣纪要》5 卷、《新刻万氏家传保命歌括》10 卷、《新锲太医院鳌头诸症辨疑》6 卷、《新刊本草真诠》2 卷。

（2）刘氏刻书业：《太医院经验奇效良方大全》60 卷、《新刊太医院外科心法》7 卷、《类编伤寒活人书括指掌图论》9 卷（另续 1 卷、卷首 1 卷）、《明医指掌图前、后集》10 卷、《医学指南捷径六书》6 卷、《王氏秘传叔和图注释义脉诀》8 卷、《王氏秘传图注八十一难经》6 卷、《新刊西晋王氏脉经大全》10 卷（另卷首 1 卷）、《重刊孙真人备急千金要方》30 卷（另目录 1 卷）、《新刻药鉴》2 卷、《新刻图注伤寒活人指掌》5 卷（另卷首 1 卷）、《丹溪先生医书纂要心法》6 卷、《丹溪先生心法大全》4 卷、《本草集要》8 卷、《新刊明医杂著》2 卷、《注解伤寒百证歌发微论》4 卷、《类证增注伤寒百问歌》4 卷、《新刻全补医方便儒》3 卷、《保赤全书》2 卷、《新锲太医院参订徐氏针灸大全》6 卷、《新刻痰火点雪》4 卷、

① 谢水顺，李珽. 福建古代刻书［M］. 福州：福建人民出版社，1997：333，350.

《新编医方大成》10 卷、《新刊陶氏伤寒十书》10 卷、《新刊勿听子俗解八十一难经后集》1 卷（另纂图 1 卷）、《药性全备食物本草》4 卷。

（3）熊氏刻书业：《王叔和脉诀图要俗解》6 卷、《伤寒运气全书》10 卷、《类编活人书括指掌方》10 卷、《新编妇人良方补遗大全》24 卷（另卷首 1 卷）、《名方类证医书大全》24 卷、《类证陈氏小儿痘疹方论》2 卷、《勿听子俗解八十一难经》6 卷、《外科精要》3 卷、《太平惠民和剂局方》10 卷、《指南总论》3 卷、《增广和剂局方图经本草药性总论》1 卷、《医经小学》6 卷、《瑞竹堂经验方》15 卷、《素问入式运气论奥》3 卷、《黄帝内经素问遗篇》1 卷、《新刊袖珍方大全》（正统本）4 卷、《灵枢经》12 卷、《新刊补注释文黄帝内经素问》（鳌峰熊宗立刻本）12 卷、《钱乙小儿药证直诀》3 卷、《类编活人书括指掌方》5 卷、《活幼全书》8 卷、《新刊袖珍方大全》（嘉靖本）4 卷、《新刊明医考订丹溪心法大全》8 卷、《新刊太医院校正图注指南八十一难经》4 卷、《新刊图注指南伤寒活人指掌》4 卷、《图注指南王叔和脉诀》4 卷、《新刊十八大家参并名医方考医家赤帜益辨全书》12 卷、《雅尚遵生八笺》19 卷、《注解伤寒论》10 卷、《新刊补释文黄帝内经素问》（万历本）12 卷、《新刊补注释文黄帝内经灵枢》12 卷、《黄帝内经素问遗篇》（万历本）1 卷、《新刊素问入式运气论奥》3 卷、《素问运气图括定局立成》1 卷、《黄帝内经素问灵枢运气音释补遗》1 卷、《新刊仁斋直指附遗方论》26 卷、《小儿附遗方论》5 卷、《医脉真经》2 卷、《伤寒类书活人总括》7 卷、《新刊铜人针灸经》7 卷。

（4）叶氏刻书业：《增广太平惠民和剂局方》10 卷、《指南总论》3 卷、《图经本草》1 卷、《针灸资生经》9 卷、《新刊经验治痘活法》5 卷、《吴梅坡医经会元保命奇方》10 卷。

（5）郑氏刻书业：《铜人腧穴针灸图经》3 卷。

（6）杨氏刻书业：《新刊袖珍方》4 卷、《魁本袖珍方大全》4 卷、《新刊袖珍方大全》（嘉靖十八年刊本）4 卷、《太医院真传小儿方全幼心鉴》8 卷、《重修经史证类备急本草》30 卷、《东垣十书》32 卷、《产宝百问》5 卷。

（7）詹氏刻书业：《新刊东垣十书》20 卷、《类编伤寒活人书括指掌图论》9

卷（另续 1 卷、卷首 1 卷）、《京本校正注释音文黄帝内经素问》12 卷、《京本黄帝内经素问灵枢》2 卷、《京本黄帝内经素问遗篇》1 卷、《京本素问入式运气论奥》1 卷、《黄帝内经素问灵枢运气音释补遗》1 卷。

（8）萧氏刻书业：《新刻太医院校正痘疹医镜》2 卷。

（9）陈氏刻书业：《太医院补遗真传医学源流肯綮大成》16 卷、《新刻太乙仙制本草药性大全》8 卷。

（10）黄氏刻书业《鼎刻京板太医院校正分类青囊药性赋》3 卷。

以上统计，明代建阳书坊刊刻的医书有 98 种（次），合计 814 卷。当时建阳各家书坊在以熊宗立为代表的熊氏种德堂的带动下，刊刻出版了大量中医古典医籍，在社会广为流传①。

如果说宋元是建阳刻书业的草创和发展时期，那么明代就是它的鼎盛时期。自宋至明，建阳刻书业走过了 600 年辉煌历程，进入清代，它逐步走向了衰微。

清代建阳的坊刻本流传至今的已经很少，刻书世家余、刘、熊氏后人的刻本现已知或可见的也仅各有数种，刊刻的医书更是极少。

3. 闽版医书的贡献

（1）成为中医药继承和发展的文献载体。封建社会朝代更迭，由于战乱和手口传抄等多种因素，使中医药的古医籍十分混乱，漏字、脱句很多，缺乏系统的整理。闽版医书的出版，一方面使古代诸多医家的诊疗经验和学术观点得以流传后世；另一方面它在一定程度上记载了当时医学活动的状况和所达到的学术水平。通过文献的整理、校正、刊印，使后世医家既可以看到中医药学术继承上的历史性，又能看到学术发展上的创新性，从而对文献做出比较客观的评价。

（2）推动中医药的普及和传播。闽版医书的大量刊印，推动了中医药的普及和学术水平的提高。福建古代医药卫生十分落后，人们往往信巫不信医。蔡襄在《太平圣惠方》一书的后序中提到："闽俗左医右巫，疾家依巫索祟，而过医门，十才二三，故之传益少。余治州之明年议录旧所书（太平圣惠方），以示民众。其

---

① 刘德荣. 福建医学史略［M］. 福州：福建科学技术出版社，2011：75-77.

便于民用者，得方千九十。所以尊圣王无穷之泽，又晓人以巫祝之谬，使之归经常之道。"福建得天独厚的地理文化环境和出版中心地位，促进了医药知识的普及，为民众的防病治病起到了重要的作用。

（3）促进了海内外中医药的交流。古代福建泉州的"海上丝绸之路"十分繁忙，有不少闽版医书随着商人的商船传播到海外，如日本、朝鲜、中东各国。据《日本访书志补》和《图书寮汉籍善本书目》记载，宋版闽版医书多通过海路传到日本，如《太平圣惠方》《经史证类大观本草》等，有些为国内罕见的珍品①。再如建本图书《铜人腧穴针灸图经》，由元代建阳余志安刻本流传到朝鲜后，两次被翻印。在元代，朝鲜、日本两国不仅行销建本图书，还曾派人到麻沙招募刻工，余氏书肆俞良甫等50余人应聘前往日本从事刻书业。明万历年间建阳余象斗刻印了日本人大河王拳所撰的《大河外科》一书，此刻本流传日本后，也于1848年被日本人影抄②。

闽学与中医药科普

宋元时期，中国古代科技发展至高峰。作为这一时期的著名理学家朱熹，在建构其理学体系的同时，广泛地研究自然界事物，形成了一些有价值的科学思想，并且还通过各种途径传播自然知识和科学思想。他或是通过传注经典，或是通过授徒讲学，传播自然知识和科学思想；他还编校过通俗天文学著作《步天歌》。朱熹这种注重科学知识传播的精神和做法也影响了后世一些医家如福建医家陈修园，他们在医学研究的同时注重中医药学的传播和普及。

陈修园在长期的医疗活动中深切认识到，要想当一名好的医生，必须深入学习古代经典著作。但他也看到，《黄帝内经》《伤寒论》《金匮要略》《本草经》等书，文辞古简，义理精深，非一般人所能懂，故有些医家不敢问津而只读唐宋以后方书，致使医疗水平很低。为了帮助医家"由浅入深、从简及繁"地学习经典著作，他决定编一套"深入浅出，返博为约"的通俗读物，以利于医学的普及与推广。陈修园先从易处着手，通过歌括记诵、浅注搭桥等方式，引导人们登堂入

---

① 丁春. 宋代明版医书的出版特点及影响 [J]. 福建中医学院学报, 2004, 14 (3): 46.

② 陈国代. 建本图书与医学传播 [J]. 中医文献杂志, 2003 (3): 22.

室，掌握医学的奥秘。

陈氏的治学，每以浅显易晓的笔调，来论述古奥难懂的中医学说，以引导学者，易于领会，并由此而登堂入室。他的门径佳作如《医学三字经》，把浩瀚的中医学术，概括为三言韵语，使初学者便于记诵。而在《医学实在易》一书，又善于诱导学者由浅入深，穷流溯源，这些都是返博为约的杰作。此外如《时方歌括》《长沙方歌括》等，则又是应用古典诗歌的形式，来撰写中医方剂学。以上在普及医学知识方面，起了巨大作用。

陈修园一生为普及医学知识勤奋工作，做出了巨大贡献，共写 16 部著作，集成《陈修园医书十六种》。陈氏的这些书通俗易懂，言简意赅，成为重要的医学入门教材，实际上已成为一套自学中医的教科书。后世有不少医家是以这些著作作为入门书而踏上学医之路的，也有不少医家以此作为课徒授业的教材。

（薛松）

历史人物
——名医辈出照八闽，薪火相传耀杏林

　　福建医学，源远流长，杏林薪火，代有传人，名医辈出。他们或家传，或师承，或自学，或借医弘道，或儒而知医，皆以自身努力和聪明才智，而成一代名医，为祖国医药学发展做出积极的贡献。历代名医，医德高尚，他们为百姓治病往往不辞辛劳，殚精竭虑，留下一个又一个杏林佳话。

董 奉

生平简介

董奉，字君异，东汉末年至三国时期著名医家，侯官（今福建省长乐市）董墘村人，与张仲景、华佗齐名，被后人并称为"建安三神医"。范晔《后汉书》、陈寿《三国志》均为三人中的华佗作《华佗传》，后裴松之、李贤注补充许多故事，故华佗的人物形象至今生动突出；张仲景虽贵为"医圣"，但却无史书为其立传，唐初史学家刘知几《史通》卷八《人物篇》对此颇为不平，云："当三国异朝，两晋殊宅，若元化仲景，时才重于许洛、何祯、许询，文雅高于扬豫，

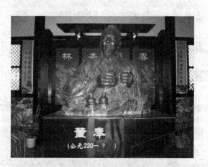

福建中医药大学董奉雕像

而陈寿《三国志》王隐《晋史》，广列诸传，而遗此不编，此亦网漏吞舟，过于迂阔者。"仲景无史，却有医书传世，可借其书研究其人；独董奉既无史书立传，也无医书传世，何以知其人？考证董奉生卒，史料有阙，唯一可以据用的资料是葛洪《神仙传》。

据晋代葛洪《神仙传·董奉》记载，有一次，董奉到交州（今越南和我国广西一带）行医时，恰遇交州刺史士燮得了暴病，死去已有三天。董奉得知此事后，

就前去看望士燮。董奉经认真诊察后，准确判断病情，认为士燮未死，是因食物中毒，病情危重，三日来昏迷不醒。董奉随即为之治疗，把三粒药丸放在士燮口中，又向他嘴里灌了些水，然后让人把士燮的头捧起来摇动，让口中药丸溶化。约1小时许，昏死的刺史神奇地睁开眼睛，手脚也能动弹，面色也逐渐恢复，半日后即能起坐，四日复能言语，身体逐渐恢复。士燮恢复健康后向董奉拜谢说："承蒙您救死回生的大恩，不知何以报效？"欲以厚礼馈赠董奉，然而董奉均予谢绝。嗣后，士燮为董奉在院里盖起了一座楼房让他居住，一日三餐供奉肉酒等食物。董奉居住一年余就向士燮辞行。据《福州府志》记载，董奉留交州年余，欲辞归，士燮涕泣留之不住。从"董奉救燮"这个事例可看出其医术高明和辨证精准。

另据葛洪《神仙传·董奉》记载，董奉在豫章庐山行医时，一男子得"疠疾"。一天，母亲、妻子二人用板车拉着该男子来到董奉杏林草堂，一见董奉，叩头便拜。董奉连忙扶起老妇人，问明情由。原来中年男子是老妇人的独生子，多年来肢体疼痛、麻痹，近来发展到手脚难以屈伸，周身肌肤溃烂不堪，体臭难闻，疼痛难忍。董奉将三人让入草堂，仔细观察诊脉，见患者腕、肘、膝、踝红肿如罐粗，舌苔泛白，脉象时急时缓；病证、病因和疗法，心中已然有数。董奉让患者在内房坐着休息，自己取出杏树皮、杏树根、桑葚、蒲公英等药物和一匹麻布置于锅中同煎，汤药煎熬好后，令患者除去全身衣物，遂用蘸有药水的麻布将其全身裹得严严实实，此为外敷疗法。少顷，患者大汗淋漓，说感到好像有一条一尺长的舌头在舔舐他的全身，疼痛难耐，气息如牛。董奉听后，确诊此为疠疫无疑，感到外敷已起功效，就将事先准备的中药煎剂放入加有温水的浴桶之中，让患者泡浴半个时辰。随后，董奉拿了二十包药，让患者回家每日如此泡浴一次，且不要吹风，很快就会痊愈。患者来时，用车载之，回时已能自己行走。回家十多天，患者身上表皮脱落全无，疼痛难忍，经过泡浴，疼痛全消。二十天后，疾病痊愈，且皮肤像新生婴儿皮肤一般，白皙如凝脂。古之"疠疾"，按传统理解，应当是现代所称的麻风病，当然也不能排除顽疮之类的病症。晋后的《太平御览》《福建通志》《长乐县志》等史书都记载有董奉治疗疠风的病例。

又据葛洪《神仙传·董奉》记载：吴先主（三国孙权）年间，有一年轻人任侯官县的县令，他见到董奉时，董奉也就四十来岁，他并不知道董奉是修道之人。后来这位县长被罢官，离开了侯官县。五十多年后他被委派了另外的公职，因公务经过侯官县时，见从前的同事都老了，而董奉的容颜丝毫未变，与五十年前一样。他就问董奉："你是否已是得道之人？当年看见你是这样，如今看你还是这样，而我已白发苍苍，这是怎么回事？"董奉客气地说："这只是偶然的事而已。"

历史传说

据传，董奉晚年隐居在江西庐山，专心修道，兼施医术，造福当地百姓。董奉医德高尚，为当地人治病分文不取。他只要求一点，重病患者病好以后，要在他的住屋旁边种五株杏树；轻病患者，病好后种杏树一株。四面八方的群众，纷纷前来请董奉看病。数年之后，他住的地方，便种上数万株杏树，郁郁苍苍，蔚然成林。杏林中的果实年年丰收，董奉又贴出告示，凡要买杏子的人，只要带来稻谷或粟米，一筐换一筐。前来换杏子的人络绎不绝。董奉把交换来的大量稻谷和粟子，全部分赠给附近贫苦的人家。从此，"杏林"美名四传，誉满天下，"医林"也就誉称为"杏林"了。

千百年来，各朝各代，都有人慕名前往庐山，寻找杏林和董奉的遗迹。唐代斗酒诗百篇的诗仙李白也曾希望有朝一日"匡山（庐山）买杏田"，过上隐居的生活。遗憾的是，董奉死后，那一片花谢花飞的杏林已失去了踪迹。杏林到底在什么地方，众说纷纭。比较一致的看法是，董奉的杏林在庐山南区陶渊明醉石附近的般若峰下，那里曾建有"董奉馆"，又名"董奉真人坛"或"杏坛庵"。据说，1991年，一支考古队在山南一处墓穴中，发现了明代和尚、归宗寺住持果清禅师的《重兴归宗田地界址碑记》和有关图刻。碑记及图刻详细记载了"董奉杏林"和"杏坛庵"，指出"杏坛庵"在陶渊明醉石以东，庵占地百亩……

董奉高明的医术，民间传说还有很多，其中"虎口取鲠"便是经典例子。传说一天董奉炼丹之后返回庐山龙门沟杏林草堂，途中见一老虎卧于路旁草丛。此虎非但没有饿虎扑食的凶相，相反喘气流涕，满脸苦楚。老虎见董奉便不断叩首呻吟，并抬前爪指口，似是乞怜求救。董奉似乎明白了老虎的意思，便唤虎张开嘴让其望诊，只见一锐骨卡住了老虎的喉咙。董奉轻轻摸着老虎的头，对老虎说："你明天一早再来吧，我为你治疗。"老虎似乎听懂了董奉的话，便点头离开了。第二天，董奉与老虎均按时赴约，为防老虎因痛兽性发作而咬伤自己，董奉将连夜赶制的铜环放进虎口撑住老虎的上下颚，然后顺利取出锐骨，并抹上祛腐生肌的药膏。被救的老虎摇动尾巴点头致谢，随后转身而去。过了几天，老虎又来了，并且寻至杏林草堂，不肯离去。原来老虎为了报答董奉的救治之恩，为董奉值守杏林。这就是后人传颂的"虎守杏林"的故事。此事传开后，行走江湖的郎中们纷纷效仿，铜环也成了外出时必备之物，后人逐渐将铜环改成手摇的响器，一来可以作为行医标志，二来是因为医仙董奉与老虎的渊源，郎中们便把它作为保护自己外出行医的护身符。

又传有一天，董奉正在草堂为百姓看病，一个官差冲进来说县太爷要董奉马上去给他看病。董奉一向憎恨仗势欺人者，便打发官差先走，直到为求医百姓看完病才简单收拾一下向县衙走去。他先找县太爷的管家打听病情，然后才随管家去见县太爷。此时县太爷满脸怒气，看也不看董奉，但董奉还是细心诊脉查病之后，开具药方交与管家后才离开县衙。管家拿了药方急忙交于县太爷看，县太爷边看边全身发抖，体内脓痰恶心难忍，一口一口地吐了出来。原来那药方写的是患疯犬之症，需"狼心、狗肺各四钱，用百姓血汗服之"之句，难怪县太爷会气得这么厉害。当县太爷喘过气后，顿觉胸口不闷，气血畅通，这才明白了董奉一方治两病的用意，深深地佩服董奉的高尚医德和高明医术。

董奉草堂

现在董奉的故里古槐镇龙田村境内有董奉山，就是后人为纪念董奉而改名的。董奉山原名福山，唐·李吉甫《元和郡县志》说福州是"因州西北有福山，故名"。清代《福州府志》按语说"福山，今名董峰山，属长乐县"，董峰可能是董奉的谐音。现在，董奉山是长乐市唯一的国家级森林公园，山峦绵延起伏十余里，气势雄伟。主峰581米，巍然屹立，直耸云霄，是福州一个屏障，有"一旗（旗山）二鼓（鼓山）三董奉"之称。

在古槐镇龙田村与雁堂村交界处，当地政府建起了颇具规模的董奉草堂。草堂占地 20 亩，仿后汉三国时代风格而建，四周遍植杏树，使我们能感受"杏林春暖"千古佳话的意韵。董奉草堂中的景观有中国长乐中医馆、"杏林望重"大屏风、清代名医陈修园专馆南雅堂、"百草园"及各种石刻等景点。正厅内立董奉"悬壶济世"半身塑像。

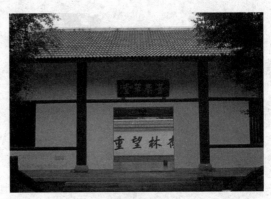

董奉草堂

吴　夲

生平简介

古代因条件所限，疾病对人们的生存构成严重威胁，所以老百姓对救死扶伤的医生极为崇敬和感激，视若再生父母。对那些医术高超的名医，更奉若神明，他们去世后，便被尊为医王、医神，受到世人供奉。中国的医神就有扁鹊、华佗、孙思邈等人，但他们都是北方神医，在南方也有一位大名鼎鼎的神医，他就是保生大帝吴夲。近年，由台湾著名演员郑少秋主演的电视剧《神医大道公》在内地热播。《神医大道公》是第一部展现保生大帝故事的电视剧，播出后在闽台地区引起很大的反响。

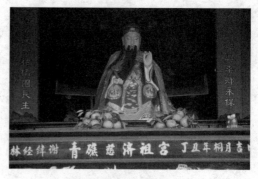

慈济宫保生大帝塑像

大道公又称保生大帝，即宋人吴夲。吴夲，字华基，别号云衷，宋太平兴国四年（979 年）三月十五日生于福建路泉州府同安县积善里白礁村（今属漳州市龙海市）。（另一说法出生地是今属厦门的龙溪青礁）先祖来自中原，父母亲为逃避战乱从临漳迁到福建泉州。

吴夲家境贫苦，自幼就跟随父亲下海捕鱼，少年时父亲身患恶疾，无钱医治而辞世。不久，母亲也因忧伤和操劳过度而离开人世。从此吴夲立志学医。他拜师学道，先以蛇医为师，后遍游名山古刹，寻访名医，博采民间验方，潜心研究医术，治病如神，终成为一位医德高尚、医术高明的医生。

他17岁时已精通医理药学，精于采药炼丹和针灸，学道回到家乡后，在白礁岐山东鸣岭龙湫坑畔结茅为舍，采药，凿井，炼丹，修道授徒，同时悬壶行医，往往药到病愈，成为远近闻名的神医。他为乡人医病，不问贵贱，给贫苦百姓治病分文不收。

宋仁宗的母亲患乳病久治不愈，张榜求医。吴夲揭榜入宫用针刺，艾灸，内服丹药，外授气功，治好了皇太后。宋仁宗封他为"御史太医"，邀他永留宫中。吴夲婉言拒绝了宋仁宗的赐官之封。宋仁宗感其医德高尚，封他为"妙道真人"。

宋明道二年（1033年），漳泉地区流行瘟疫，吴夲用丹药抢救众多百姓，现在泉州花轿巷的"真人宫"就是为纪念他而建的。

宋景佑三年（1036年）五月初二，吴夲应请出诊，返回白礁途中，取道立圃山采药，但因过度疲劳，采药心切，在攀登悬崖时不慎跌落深渊而谢世，终年57岁①。

民间信仰

吴夲谢世后，闽南父老乡亲感念他的医德，在白礁村他的故居近处建龙湫庵，塑像祭奠奉祀，称为"医灵吴真人"。这是真人羽化后第一座神庙，第二年又扩建为庙宇。乡里远近有病痛疾苦甚至战乱天灾，也都求真人保佑，香火鼎盛，历久不衰。这样，尊神便由救世济人、包医百病的医神升级成为有求必应的地方保护神。

此后，吴真人屡蒙历代帝王诰封。最初是宋绍兴二十一年（1151年），宋高宗敕建宫殿式庙宇，赐名"慈济庙"，敕额"慈济"，于是祀庙上升为官方祀庙。干道元年（1165年）以后，孝宗皇帝又将"慈济庙"题名为"慈济灵宫"，简称

---

① 胡迟. 台湾医神——保生大帝吴夲 [J]. 台声, 2007, (5)：64.

"慈济宫"，并赐谥为"大道真人"。庆元三年（1197年）封为忠显侯。嘉定元年（1208年），加封为英惠侯。自绍兴二十一年建庙短短几十年间，北起莆田长乐，南到潮州以至两广，在乡间都可以见到供奉吴真人的慈济宫。

相传明永乐十七年（1419年），孝慈皇后患有痼疾，所有名医都束手无策。有一天，一位道人自称能够治愈皇后的病，并且真的医好了。明成祖问他的身份，他说自己姓吴名夲，说完就乘白鹤飞走了。明成祖为感念吴真人医治好皇后，敕封他为"昊天阙御史慈济医灵妙道真君万寿无极保生大帝"。从此吴真人的造型也有了改变，成为穿龙袍、蓄长髯的帝君形象，这就是"保生大帝"的由来。

明代以后，保生大帝信仰范围越来越广，各地奉祀保生大帝的宫庙数量也不断增多。明清时期，保生大帝信仰已不仅仅局限于福建，而是走出福建，越过台湾海峡，传到台湾，并远播东南亚。据台湾学者考证，荷据时期台南县广储东里的大道公庙是现今台湾建立最早的保生大帝祠祀。后来，郑成功收复台湾，很多福建人不断迁往台湾。这些都促进了保生大帝信仰在宝岛台湾的传播。如今，保生大帝信仰已成为我国台湾的一种比较重要的地方神信仰。根据台湾保生大帝庙宇联谊会2001年的数据统计显示，目前台湾保生大帝宫庙有264座，排在各类宫庙之首。明清时期，闽南商人也将保生大帝信仰传播到东南亚一带。如道光十九年（1839年），新加坡天福宫落成的时候，保生大帝就是供奉的主要神明之一。印度尼西亚三宝垄的华人领袖陈宗淮还于咸丰十年（1860年），在大陆定制保生大帝神像，并隆重举行仪式，迎返印尼。另外，东南亚其他国家和地区也有许多保生大帝宫庙。

在闽台数百座慈济宫中，许多古庙名庙保存有"大道公药签"供信徒求卜。据《福建民间信仰》一书的作者林国平、彭文宇先生调查，药签分男科、外科、儿科、妇科四种，有手抄本、铅印本和木刻简三种。一部分药签很可能是吴夲生前治病总结之验方遗传下来，但不可能全部是吴夲亲制。大部药方是吴夲逝后才出现的，如香薷散、藿香正气散、二陈汤、温胆汤、逍遥散、化虫丸、四物汤、泻白散、当归补血汤、补中益气汤、归脾汤等方。林、彭两位先生据此并结合保生大帝信仰之发生、发展史综合推断，认定药签的出现最早不会超过明代，而且是吴夲之后历朝历代、长时间、多人收集的古方与民间验方综合整理的成果，并非吴夲手制。故药签是祖国医学的珍贵遗产，不可简单斥之为"封建迷信"。药签的出现与长期流传，强化了吴夲"民间医圣"和"医灵"的本源信仰。

吴夲遗址

1. 白礁慈济宫

白礁慈济祖宫，建于南宋绍兴二十年（1150年），据说那年宋高宗因感念起吴夲治先祖乳疾之恩，故动用国库，派钦差大臣率领京城临安的艺人、工匠到白礁，依照皇宫建筑，改建龙湫庵为慈济宫，并赠"慈济"匾额。白礁慈济祖宫是闽台保生大帝庙宇的祖庙，世界第一慈济祖宫，保生大帝的最早古

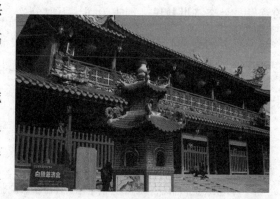

白礁慈济宫

庙。白礁慈济宫以其宏敞巍峨的皇宫式建筑规模、古色古香的艺术格调，以及常年旺盛的香火供奉，被誉为"闽南故宫"。今天的白礁慈济宫为一座五门三进皇宫式建筑。

2. 青礁慈济宫

青礁慈济宫又名慈济东宫，它与白礁慈济宫（又名慈济西宫）相距二里。青礁慈济宫位于厦门市海沧镇院前村，始建于南宋绍兴廿一年（1154年），1165年经吏部尚书颜师鲁奏请宋高宗并御赐额匾为"慈济庙"。宋代三次修建，清代四次重修，现存东宫是清康熙三十六年（1697年）重建，嘉庆、咸丰、光绪等朝重修的，为三进殿宇。

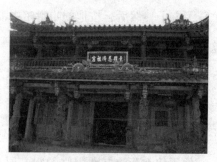

青礁慈济宫

3. 炼丹遗址

青礁慈济宫左侧小山上，有"龙湫庵"旧址。"龙湫庵"是吴夲死后当地群众为缅怀名医恩德，将吴夲生前旧居茅舍改建成的庙宇。因地名为龙湫坑，故名"龙湫庵"。庵后有"丹井药泉"及炼药用的药臼、丹灶，相传是吴夲当年采药炼丹的场所。山腰有一石，有一个"忐"字。此字是"心"字中的一点在下，颇引人注目。有人猜测那是吴夲道家思想的体现，意思是心中尘埃落地；有人说那字的意思是吴夲济世救民，消灾治病，不取分文，"胸中无一点私心"。距古榕树百米的岸石上刻有"丹井药泉"四个大字，井中涌出清泉，相传这是吴夲当年亲手开凿的丹井。在东宫后一块天然岩石上刻有"丹灶"两字，此石长2米，宽80厘米左右，相传这就是吴夲炼丹的遗址。

历史传说

闽台地区至今依然流传着许多吴夲在世及羽化升仙后的传奇故事。

车前子，治腹泻

话说宋仁宗年间，欧阳修在洛阳任职时，接连腹泻了几天，看了好多医生都治不好。

有一天，欧阳修家的宅前来了个"江湖医生"，带着几根银针，操着一口闽南音，要给欧阳修治病。欧阳修一看，心想："我请了那么多名医都治不好，我才不信你呢。"就把他轰走了。

欧阳修家有个下人，觉得这人不像说大话的人，估计办事也靠谱，就让他帮忙开了方子，然后，按他的吩咐暗中混在稀粥中给欧阳修吃了。结果吃了一天药，欧阳修就好了。

欧阳修病好后，下人跟欧阳修说了这件事，欧阳修一下子悔悟了，痛恨自己怎么把这么好的医生给赶跑了！赶紧让下人把他找来。一问，原来这个"江湖医生"就是鼎鼎有名的"神医"吴夲。

他用什么药治好欧阳修的呢？原来就是几钱车前子末。这车前子末和稀粥汤服下，能利水道而不损津液，又可使大便实，而分清浊，谷腑自安，暴泻当止。

稀粥能壮胃气，而使下焦不紊，药到病除。

点龙眼，医虎喉

传说一条巨龙患了眼病，化为人身求治，保生大帝识破他不是凡人，给龙眼点符水，治好了龙的眼疾。又有一次，吴夲入山采药，见一只老虎痛苦呻吟，原来它吃了个老妇人，却被一根骨头卡在喉咙中，老虎恳求吴夲救它并且发誓永远不再伤人，吴夲才用灵丹医好老虎。保生大帝"点龙眼，医虎喉"的故事就是由此传说而来。此后那只老虎就成为吴夲的坐骑，平时看守庙门，替这位名医服务，寸步不离地跟随，他当保生大帝成为神，它也随着成了神虎。如今保生大帝庙中或神像脚下都配祀这位虎爷的神像。这只神虎又称为"黑虎将军"，以区别于土地公的虎爷。相传，虎爷能治疗小儿腮腺炎（俗称生猪头皮），当小儿患腮腺炎时，用金纸来抚摸虎爷的下颚，然后用这张金纸贴在小儿的患部，很快就能消肿痊愈。

揭皇榜，救皇后

据传，宋仁宗天圣九年（1031年），宋仁宗的母亲患了大病，所有的太医都前往诊治，药罐子熬破了一个又一个，太后的病不但不见好，反而日渐加重，已是奄奄一息。

说起太后的病，确实是个难治之症。原来，她乳房上长了一个恶瘤。起初，发现乳部有一个小疙瘩，黄豆粒似的，不痒不疼，她也没太在意。生在这个部位，有些羞于开口请人医治。可是，后来越长越大，像颗小核桃，这才引起她的注意。但请来了太医，只告诉一些病情，仍不肯让人诊视。因此，虽然喝了许多汤药，还是控制不住，终于拖到了晚期，化了脓，疼痛难当。

太后患重病，太医又医治不好，大家都十分焦虑，宋仁宗更是废寝忘餐，坐立不安。他百般无奈，只好派人全国上下都贴出皇榜，寻求良医。谁能治好太后的病，就赐金封官。可是，这样的病，没有真本事，谁敢来揭榜？眼看太后的病一天比一天沉重，满朝文武百官，也个个束手无策，一筹莫展。

正在这个时候，从福建到京城汴梁云游的乡间医生吴夲本看到了皇榜，走上前去，伸手一把就揭了下来。这消息顿时轰动了整个京城。大家知道，伴君如伴虎，给皇太后治病，如果治好了，当然封官许愿，恩赐不尽；如果治不好，那可要当心脑袋。一时，京城里议论纷纷，不知道揭皇榜的人有没有本领治好太后的病。

吴夲揭了榜，很快就被卫士带入官中。宋仁宗亲自召见了他。只见他头戴道士帽，身穿蓝色长袍，脚着布袜草鞋，风尘仆仆，见面声如洪钟，不拘朝廷礼节。宋仁宗不禁有些怀疑，心想，这分明是个地地道道的乡间土医生，难道他能治好母后的病？但又一想，母后的病已经没人能够医治了，他既然敢揭榜，姑且让他试试看吧。就这样，吴夲被带到了后宫。太后躺在里间的床上，太监从里面拉出一条红丝线，让他在那上面号脉，这叫"悬丝切脉"。古时候男女授受不亲，更何况病人是太后，医生不能直接按在太后的手上号脉，只能凭一条系在脉搏上的红丝线，诊出沉、浮、缓、急来，没有过硬的本领，是无法准确地诊断出病情的。吴夲却并不感到为难，从容地将三个指头轻轻地按在红丝线上，侧着脑袋，细眯双眼，认认真真地诊了一会儿，深深地叹了一口气道："没治了，没治了，太后的脉搏已经停了。"说罢站起来就要往外走。宋仁宗和众人大吃一惊。原来他们为了试探吴夲的医术，故意将红丝线绑在床上，没想到他一下就诊断出没有脉搏跳动来，看来这个乡下土医生还真有两下子，绝不是平庸之辈。众人见他要走，忙上前劝阻道："大夫慢走，请再为太后诊一次脉。"吴夲无奈，只好重坐案前，又伸出三个指头，轻轻地按在红丝线上。他聚精会神地又号了一会脉，低头沉思了片刻，忽然眼睛一亮，但过一会儿又道："没治了，没治了，太后的脉搏跳得像猫一样急。"说罢又站起来要往外走。原来，大家这次是故意把红丝线绑在猫脚上，想再试试他，结果又被他识破了。这时大家才相信他确实有本领，因此赶快挽留他再号一次脉。吴夲万般无奈，只好又坐下来号脉。他又伸出三个指头，按在红丝线上。垂头侧耳，专心致志地把寸脉、关脉、尺脉都细细地辨认了一番道："不妨事，不妨事。"他要来笔、墨、纸、砚，"刷刷刷"地开了处方。吴夲还为太后隔幔灸艾柱，钢针刺背脊，又用丹药内服，经过了一番医治，果然那肿块渐渐不疼了。

宋仁宗无限欢喜，把他当作上宾招待。太后的病，经过吴夲的一番调理，那疙瘩一日日变小，最后竟然消逝得无影无踪了。太后恢复了健康，满朝文武都很高兴。太后和宋仁宗更是喜出望外。十分感激。为了表示感谢，宋仁宗除了赠送许多金银财宝外，还要封他为御史太医，没想到吴夲却婉言谢绝。他推辞道："我不想要什么荣华富贵，我的志向是拯救天下苍生。"宋仁宗再三挽留，无奈吴夲要回民间医治百姓的疾苦之心已决，只好封他为"妙道真人"，亲自送他出宫。这一来，吴夲更是名扬四海了。

吴夲治好太后的病后，就带着他的徒弟，身背药箱，云游四海。每到一处，都为当地的老百姓诊治各种奇病怪疾。他一生以济世救人为念，不取病人的钱，得到老百姓的深深爱戴①。

变泥马，渡康王

据传，当宋高宗仍为太子入金作为人质的时候，有一次，他乘机脱逃，正在他担心自己没有马匹可骑，不知如何逃脱的时候，突然听到马的嘶啼声，回头一看，有一匹马停在不远处。他赶忙骑着这匹马直往南方奔逃。这时，金兵也已经追赶来了。当他逃到江边时，回头一看，竟遥见天将神兵正在替他抵御金兵，他就乘机逃过江去，安全抵达故国。当他过了江后，这时才发现所骑的居然是一匹泥马。而暗中庇佑高宗的就是保生大帝。这也是"泥马渡康王"的故事由来。

---

① 李晓洁．八闽文化经典故事［M］．长沙：湖南人民出版社，2002，125～127．

苏　颂

生平简介

苏颂（1020—1101），字子容，泉州南安（今福建省厦门市同安县）人，北宋杰出的科学家、政治家和博物学，同时也是一位药物学家。苏颂的祖先在唐末随王潮入闽，世代为闽南望族，其父苏绅中过进士。苏颂幼承家教，勤于攻读，深通经史百家，学识渊博。苏颂在庆历二年（1042年）和王安石为同榜进士，初授宿州观察推官，后任江宁、颖州、杭州、开封等地方官，又任刑部尚书、吏部尚书、尚书左臣直至掌握全国行政大权的宰相，封魏国公，历仕仁宗、英宗、神宗、哲宗、徽宗五朝重臣。

苏颂是一位知识渊博、在多学科领域都有所成就的博物学家。他在做"馆阁校勘"和"集贤校理"等职时，连续九年博览秘阁所藏书籍，每天记诵两千言，回家后即默写下来，作为自己的藏书，久而久之，自己成了一位博学多才的人。他对于图纬、阴阳、五行、律吕、星官、

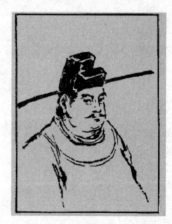

苏颂

算法、山经、本草、训估、文字等方面无所不通，尤明典故，并均能"探其源、综其妙"，并"验之实事"，成为一位具广博知识的学者。他在天文学和祖国医药学上的贡献尤为突出。

自唐朝以后，各本草都与"图经"相辅而行，"图经"是用图形和文字注释来共同表达药物的形态，对辨别各种药材起了很大的作用。但是由于我国地大物博，药材品种极多，加上在长期医疗实践中所发现的新品种，使药物的种类日趋繁多，于是就难免有真伪难辨、同物异名、异名同物、名实不符、品种混杂等情况出现。

针对上述情形，嘉祐二年（1057年），他开始担任校正医书官一职后，便参与编撰《嘉祐本草》，把唐《新修本草》与宋初《开宝本草》向前推进了一大步。但他并不满足于一般的推进，而是要在用药领域有新的开拓，并彻底解决本草从书本到书本、陈陈相因、以讹传讹的弊病。

他发动全国的医生和药农采集标本、绘制药图，并写出详细说明的方法，改变了以往从书本到书本的脱离实物的弊病，从而为纠正药物的混乱与错讹做出了重大贡献。做这项工作时，他不但指导全局，而且亲自动手，不惮繁巨，不畏劳苦。标本、药图和说明文字来自四面八方，为了整理堆积如山、其乱如麻的原始材料，他提出了六项原则。前三项原则是想尽一切办法把问题研究明白；后三项原则是实事求是，既不轻易舍弃来自基层的资料，也不急于做出判断，而是两说并存或存疑待考。这也是他的工作能取得重大成就并经受住时间考验的一个重要原因。

根据六项原则，苏颂经过统一整理，重加撰述，终于在嘉祐六年（1061年）完成了流传至今、第一部有图的本草书——《本草图经》（也称《图经本草》）。

医学成就

《本草图经》在药物学上有重大价值。唐《新修本草》的药图和《天宝单方药图》都已散佚殆尽，韩保升《蜀本草》的药图也已不存。《本草图经》在这种情况下诞生，其意义更加重大。它不仅对药性配方提供了依据，而且对历代本草的纠谬订讹做出了新贡献，特别是使过去无法辨认的药物得以确认。

《本草图经》二十卷，目录一卷。收载药物在尚志钧先生辑校本（以《证类本草》为底本，《本草纲目》为核校本）中为 814 种。其中玉石部 108 种，草部 251 种，木部 118 种，兽禽部 49 种，虫鱼部 84 种，果部 36 种，菜部 41 种，米部 26 种，本经外草类 76 种，本经外木蔓类 25 种。全书附图 933 幅，引用文献 200 余部，对每味药物的产地、性状及鉴别、收采时节、炮制方法、主治功用及该药物所组成的古籍医方、民间验方的主治病证及应用方法等，均有详细记述。

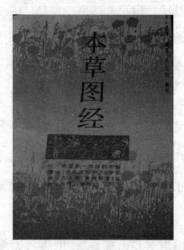

本草图经

《本草图经》一书图文并茂，是内容丰富的本草学著作。载有药物 777 味，药图 933 幅。其中矿物药 106 味，图 88 幅；植物药 545 味，图 745 幅；动物药 126 味，图 100 幅。对于 933 幅附图，苏颂又进行了统计：在 637 味附图药物中，603 味药物图文俱备，34 味药物有图无文。该书所载汤方，据邓明鲁考证，《本草图经》载方 706 首，其中宋以前医方 299 首，当时医方 85 首，民间验方 64 首，神仙方 278 首。所收载药物，《本草图经》每味药分药图与注文两部分，"图以载其形色，经以释其异同"（《本草图经·序》），其药图是我国现存古代较早的镂刻雕版药图，注文内容丰富，包括对药物的全面描述（介绍了名称、产地、原植动矿物的形态、药材性状、鉴别、采集时间、加工炮制、性味、主治、附方等）和大部分药物的校注部分。根据《本草图经》原文内容，其校注部分有时是还原所引原著内容，文中出现"原著作某字解"字样，有时是不同著作对该药物的认识。校注部分更是大大丰富了其内容，增强了该书在历史上的地位。

《本草图经》所取得的成就是多方面的，具有划时代意义，其学术价值大体表现在以下几个方面。

第一，集全国性药物普查的成果。嘉祐三年（1058），皇帝按苏颂所请下令各郡县将所产药物，不分动物、植物、矿物，一律绘图，并注明形态、开花、结果、产地、采收季节及功效应用等，凡进口药材，也都要询问关税机关及商人，以辨清来源，并取 1~2 枚或 1~2 两作为样品送到京都，供绘图所用。历时四年编成

《本草图经》。全书共21卷，收载药图933幅，附单方千首，新增药103种，它记载了药物的形态、产地、采收季节、炮制及鉴别方法等多项内容。该书内容详尽、收罗广泛，可补《嘉祐本草》之不足，是我国古代较完整的本草书之一。英国著名中国科技史学者李约瑟博士对此书给予极高评价："作为大诗人苏东坡诗友的苏颂，是一位才华横溢的药物学家，他在1061年撰写了《图经本草》，这是附有木刻标本图的药物史上的杰作之一。在欧洲，把野外可能采集到的动植物，加以如此精确的木刻，并印刷出来，这是直到十五世纪才出现的大事。"

《本草图经》由于是由各地人民和医药人员根据实物所绘成的图形并注以解说，所以它是在广泛而深入地调查研究基础上所取得的重要成果。它比起以前死板的抄书整理方法客观多了。但是限于当时的各种条件，难免也存在一些不足，正如李时珍所评价道："考证详明，颇有发挥，但图与说异，而不相应……"但就其各种价值看，仍具有划时代意义。

第二，在祖国医药学方面起到了隋唐到元明之间的桥梁作用。《本草图经》中引述前人文献约二百种。这是以前的任何本草著作不曾有的。其中许多唐、宋文献已经失传，使其成为宋代以前文献的宝库。它除了引用医药、服食之书外，还引用近百部经、史类书籍。很多人早已注意了《本草图经》的文献价值。此书虽已散失，但其主要内容仍散见于后世各大医药巨著中，如唐慎微《大观本草》、李时珍《本草纲目》等。特别是在《本草纲目》中采用《本草图经》药物74种；搜集《本草图经》第二十一卷"本经外类"中宋代医家已用而旧经未载的21种。《本草图经》上其他一千多种药物的形态、产地、鉴别等，《本草纲目》将其录入《集解》；药物考证引入《释名》；炮制方法载入《修治》；药物理论列在《发明》；治疗功效列为《主治》《附方》，并以"颂曰""苏颂""图经"等注明出处，药图部分大约采用十分之一。

《本草图经》虽为一部医药本草著作，但其价值远远超出了医药本草的范围。其原因之一是中国本草学有其博物学的特点，而更主要的还是编撰者本人的博物学才能，是一位百科全书式的文化名匠，因此才能成就具有多学科学术价值的本草巨著《本草图经》，为中华文明史、世界文明史留下辉煌的篇章。

郑　樵

生平简介

郑樵（1104—1162），字渔仲，世称夹漈先生。南宋著名史学家、药物学家。福建路兴化军兴化县（今福建省莆田市）人。因县西北有条清澈的小溪，郑樵的家居于溪的西岸，所以他又给自己取了个别号曰溪西遗民，而世人习惯称他为"夹漈先生"。

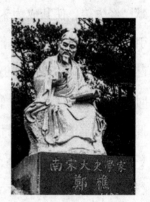

郑樵

郑樵早在青年时代便立下三个宏愿："欲读古人之书，欲通百家之学，欲讨六艺之文而为羽翼，如此一生则无遗恨。"（《夹漈遗稿·献皇帝书》第10页）为了实现自己的愿望，不管生活多么艰难，郑樵都孜孜不倦，刻苦钻研，可以说郑樵的一生都在为学术而付出。正是由于此，他生平所著也必然蔚为大观。然而随着时代的发展，他的著作十有八九已经散佚，流传至今的只是其中的一小部分，这不能不让人扼腕叹息。有感于此，一些专家学者曾对郑樵的著作进行了深入的考证，但得出来的结果却大相径庭，至今也没有确定下来数目。

顾颉刚先生曾对他的著作进行了考述，将其分为十四大类，约六十七种①。此后，一些专家学者对郑樵的著作也进行了考订。娄曾泉先生认为成书连同其他已具初稿，尚未成书者合计有九大类五十种左右②。张须先生认为郑樵的著作当为九类五十七种③。厦门大学历史系郑樵研究小组认为根据文献的记载，郑樵生平的著作达八十四种④。

《通志》是郑樵毕生治学功力之所在，是他一生心血之结晶，前后历时 30 年。据《献皇帝书》载，他对经旨、礼乐、文字、天文、地理、虫鱼、草木、方书、图谱等方面的学问都有研究，并分别以专著的形式呈现出来。这些研究和著作为后来《通志》的编纂奠定了坚实的基础。《通志》全书共 200 卷，包括本纪 18 卷、世家 3 卷、列传 108 卷、载记 8 卷、四夷传 7 卷、年谱 4 卷、二十略 52 卷。其中纪、传、世家、四夷、年谱与二十略等六个部分和《史记》的体例大致相同，只是将《史记》的"表"改成了"谱"，将"书"改成"略"罢了。至于载记，也不是郑樵首创，早在《晋书》中就曾设有载记 30 卷，以记载四方所立诸王国的历史。从总体上看，郑樵的《通志》大多是秉承《史记》之义，没有什么创新，但在某些方面确实也有独创之举。比如《通志》中的"二十略"，后人公认是郑樵全书的精华所在，全面地反映了郑樵的理论水平与学术造诣。郑樵本人对"二十略"的满意也直言不讳，他说："总天下之学术而条其纲目，名之曰略，凡二十略；百代之宪章，学者之能事，尽于此矣。其五略，汉唐诸儒所得而闻；其十五略，汉唐诸儒所不得而闻也。"（按：五略指礼、职官、选举、刑法、食货，十五略指氏族、都邑、六书、七音、天文、地理、谥、器服、乐、校雠、艺文、图谱、金石、昆虫草木、灾祥）虽然郑樵所说显得有些自负，但也并不是没有道理，这二十略不但涉及的领域范围极广，而且还丰富了史志文献的内容。尤其是《校雠略》《艺文略》《图谱略》《金石略》集中体现出了他的文献学思想，他对会通文献、类例

① 郑樵.通志·附录五［M］.北京：中华书局.1995：2091.
② 王亦君.古籍整理论文集［M］.兰州：甘肃人民出版社.1984：134.
③ 李宗邺.中国历史要籍介绍［M］.上海：上海古籍出版社.1982：315.
④ 吴泽.中国史学史论集（二）［M］.上海：上海人民出版社，1980：319.

思想和泛释无义的图书著录理论的阐释，至今让学者受益匪浅①。

医药成就

《通志》的精华在"二十略"。"二十略"中的"昆虫草木略"，反映了郑樵本草学方面的成就。"昆虫草木略"把动植物分为草类、蔬类、稻粱类、木类、果类、虫鱼类、禽类、兽类等八大类，共收载药物 1 095 种，对每味药物都介绍其名称、别名、形态、性能、功用及前代医家的论述，《通志·昆虫草木略》体现郑樵注重深入实地调查，强调辨识药物名实的研究方法，对宋以后本草著作的编写有一定影响，主要体现在以下几个方面：

第一，注重对本草的实地考察。重视研究前代文献，又注重实地调查。这是郑氏整理研究本草的突出之处，他不同于北宋医家注重文献整理的研究方法。在北宋盛行的药典性本草汇纂编著中，宋代以前的本草文献几乎集归于一书，虽然编写出大型综合性本草书，但也存在着卷帙浩繁、应用不便、内容重复，甚至诸家之说互相抵牾的不足。然而郑樵注重调查，强调辨识药物名实的研究方法，在当时无疑具有一定的意义。

第二，增加药用动植物品种。郑樵整理编写本草著作，并不以北宋时期的综合性本草著作为蓝本，而是在陶弘景《本草经集注》的基础上补充修订。药物品种从原有的 730 种增加到 1 095 种，加之"外类"部分 388 种，共计 1 483 种。

第三，科学的药物分类法。郑樵按药物的自然属性，在《通志·昆虫草木略》中，把自然界繁多的动植物分为草类、蔬类、稻粱类、木类、果类、虫鱼类、禽类、兽类等八大类，纲目有序，条理井然。它与李时珍《本草纲目》中符合生物进化论的最先进分类法有一定相似之处，体现了郑樵研究本草学的突出成就②。

---

① 潘淑芬．郑樵文献学思想研究［D］．南昌：江西师范大学，2012：8．
② 刘德荣．福建医学史略［M］．福州：福建科学技术出版社，2011：31-34．

朱端章

生平简介

朱端章，南宋医家，字号及生卒年不详，长乐（今福建省长乐市）人。历史上，长乐名医辈出，其中有三位医家名噪全国，一是东汉的董奉，二是清代的陈修园，三就是朱端章①。朱端章的生平事迹，史志罕有记载。仅知他在淳熙十年（1183 年）在南宋理学大家朱熹之后任江西南康（今江西星子县）知军（知军，宋代官名。"军"是宋代县以上的一个行政区域，一般设在冲要之地，一个军等于一个州或府，直辖于路。军的长官一般由中央派员，称"权知军州事"，简称"知军"），在朱熹重建的白鹿洞书院"置洞学田七百余亩，以赡四方之来学者"，由此可知，他是一位重视文化教育事业和理学传播的官员。

朱端章既是一位称职的地方官，也是一位名医。其爱好医术，爱藏方书，一心钻研，兼以世医之基础，终成一代医家。在南康任职期间，亦利用公务之暇坐堂行医。朱氏不但医术精湛，而且医德高尚，尝谓"民之疾疠乃疾苦之大者，敢不问乎？"遇有疫疠流行，常深入疫区，施医赠药。

《宋史·艺文志》著录朱端章之医书计 4 种，即《卫生家宝方》6 卷、《卫生

① 俞慎初. 闽台医林人物志［M］. 福州：福建科学技术出版社，1988：11.

家宝产科方》(一名《卫生家宝产科备要》) 8 卷、《卫生家宝小儿方》2 卷、《卫生家宝汤方》3 卷,而价值最大、流传最广的是《卫生家宝产科方》。

祖国医学的妇产科,在朱氏以前,虽有张仲景《金匮要略》的妇人篇、孙思邈《千金要方》的妇人方、昝殷的《经效产宝》、李师圣与郭稽中的《妇人产育宝庆集》、陆子正的《胎产经验方》等,但内容都比较简略,且"纲领散漫而无统"。朱氏因感不足,遂搜集历代有关医书编成《卫生家宝产科方》。此书刊行于南宋淳熙十一年(1184 年),全书集南宋以前各家产科理论而成,引据资料十分丰富,如《诸病源候论》《肘后方》《千金方》《圣惠方》等都有引用,而引证有关产科、儿科的著作内容更多,如《产育保庆集》《备产济用方》《万全小儿集验方》《小儿药证直诀》等。《卫生家宝产科方》是产科之大全。它论述了产前的养胎理论和逐月养胎饮食和方药,产前产后的保护注意事项,孕妇禁忌的食物及药物,难产、逆产、横产等的治疗方法和方药,小儿初生后的保护法、喂哺法、浴洗法等。从特点来看,它不但强调妊娠期的营养和摄生,而且强调临产及产后的护理和治疗、新生儿的护理和治疗,论述详细、具体,内容丰富、齐全。该书是一部有很高价值的妇产科文献。

医学成就

《卫生家宝产科方》一书涉猎甚广,阐述了妇女妊娠及产后调养之法、饮食药物禁忌、诸事宜忌,详细介绍了妇女妊娠所发疾病,如胎动不安、呕逆头痛、难产等疾病特征和所用方药,用很大篇幅记录了产后诸病症状及治疗方法,有杂方、验方、急用方,具有很高的实用价值。此书开篇还收录了现已难得一见的安产图,末卷收录了南宋以前及当时的一些儿科专家对于新生儿护养的经验和方药。此书涉及产科的方方面面,有很高临床实用性。53 年后,陈自明撰成妇产科名著《妇人大全良方》,多引用和借鉴《卫生家宝产科方》。

《卫生家宝产科方》一书收录引用了诸多医书的内容。有些综合性医书,如《千金要方》《圣济总录》等,均为各科悉备的综合性方书,不便使用,而《卫生家宝产科方》将这些书中产科内容辑录一处,其功大焉。此外,其引用的很多医书后世失传，但我们现在仍可从《卫生家宝产科方》中窥见一斑，如张世臣《累用经效方》、张涣《小儿医方妙选》等①。

朱氏所编撰各方书均立足实用便民。其选方皆以简便廉验为务，或是自己所用经验之方，或以诸家效验之剂，皆择其要，删去繁重，收录于内。药物多不超过10味，而效用广泛。不仅如此，每首方剂之后还详细列明了方中各味药的炮制方法及煎服方法。且药物多制成散剂，煎服取效，反映了朱端章以民为本，着眼于人民群众实际需要的拳拳之心。

---

① 石碧霞，孙孝忠. 朱端章《卫生家宝产科方》评介 [J] . 福建中医学院学报，2009，19（5）：65.

蔡元定

生平简介

蔡元定（1135—1198），字季通，宋建州建阳（今福建建瓯）人，南宋著名理学家，又是精通医理和脉学的医家。因为一生常在西山讲学，死后也葬于西山，所以后世学者称他为西山先生。

蔡元定之曾祖父蔡克、祖父蔡谅，都是太学生。其父蔡发，其子蔡渊、蔡沆、蔡沉，其孙蔡格、蔡模、蔡杭、蔡权，都是著名的学者，这祖孙四代合起来被世人称为"蔡氏九儒"。其中最有学术成就者为蔡元定和蔡沉。

蔡元定从小天资聪颖。悟性极好，8岁时即能作诗，写日记数千言。他父亲蔡发，号牧堂老人，是个博学多才的人，蔡发将程颐、程颢的《语录》，邵雍的《皇极经世》、张载的《正蒙》教授给蔡元定，并且说："这些都是继承孔子、孟子之道的正统理论。"蔡元定深深

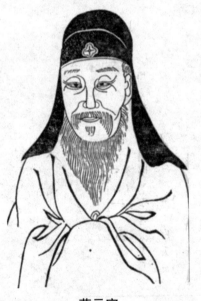

蔡元定

理解其话的含义。长大后，辨析理解能力更精强。蔡元定曾登上建阳莒口西山顶峰，并在那里忍饥食菜，潜心苦读。

到中年时期，蔡元定的学识已经有了相当基础，又去拜朱熹为老师，虚心向朱熹求教。朱熹在和蔡元定探讨学问时，了解到蔡元定是一位很有学识的学者，于是十分惊异地对蔡元定说：你应当是我的老朋友了，不应该把你算在学生之中。从此以后，凡是来向朱熹求学的学生，朱熹都叫他们先到蔡元定那里去学习，在打下了一定的学识基础以后，再到朱熹那里去听讲。学生学业完成后，不仅要与朱熹辞别，还要到蔡元定那里去辞行后才离开。由此可见，朱熹和他的学生对蔡元定都十分敬重。

当时南宋朝廷由韩侂胄专权，太常少卿尤袤、秘书少监杨万里曾联名推荐蔡元定，但他始终不愿做官，宁肯终身从事教学工作。他在西山修了一间房子，准备作为他长期讲学的地方。但由于韩侂胄极力攻击朱熹和他的学生，宋宁宗庆元二年（1196 年）监察御史沈继祖诬朱熹有罪十条。蔡元定是朱熹学生的首领，因此被充军到道州（今湖南道县）。蔡元定临行时，朱熹和他的学生专门设宴给他送行。不少送行的学生都对蔡元定遭到迫害而感叹得流泪。蔡元定本人却很安然，与平时一样。他不畏权奸的陷害，与他的儿子蔡沉步行 3 000 里，脚板都走得皮破血流才到了道州。他到了道州以后，仍然继续坚持讲学。当地的一些知识分子因仰慕他的名声都来向他求教。蔡元定直到病死前仍坚持讲学不倦，他这种精神在当时就受到知识界的敬佩。

蔡元定虽然是朱熹的学生，但他对朱熹的性理之学并没有什么新的发展。可是他对天文、地理、乐律、兵阵等却很有研究，并因此闻名当世。蔡元定一生所做的学问及思想大多融汇在朱熹的论著中，他自己独著的书有《大衍详说》《律吕新书》《燕乐》《原辩》《皇极经世》《太玄潜虚指要》《洪范解》《八阵图说》等，朱熹为他所著的书都作过序。

蔡元定的儿子蔡沉，继承了祖父和父亲学说，是当时研究数理哲学最有名的学者，他隐居于九峰，不肯出来问世，所以学者称他为九峰先生。

医学成就

蔡元定学问宏深，对医学亦有研究，编著有《素问运气节略》和《脉经》二书，前者人们关注较少，而后者世人评价较高，认为其对中医脉学理论具有积极的贡献。

《脉经》一书的编写，出于蔡元定被贬谪舂陵期间（1197—1198 年）患病的经历。当时蔡元定已六十多岁了，年老体虚，加上当地气候恶劣，水土不服而致疾病缠身，百方医治难愈，故而精心研读《黄帝内经》《难经》及前人诸家医书，撰成《脉经》一书。

在中国脉学史上，除王叔和《脉经》外，隋唐及其以前的医家以《脉经》为书名的并不少。但宋代以后，敢于把自己的脉书称之为"经"的，稀如凤毛麟角，而蔡元定《脉经》就是其中之一①。《脉经》一书内容简短，语言精练，分上下两部分：上部分讲论十二经、寸关尺、胃气、三阳三阴；下部分讲论四时、三部、男女、奇经八脉。

蔡氏《脉经》对中医脉学理论的发展起到积极的促进作用，在中医脉学史上具有一定的地位，如蔡氏第一次在《脉经》一书中突出"奇经八脉"的诊断地位，可能给专门写《奇经八脉考》的李时珍以启示，因为李时珍曾亲自著录过蔡氏的《脉经》②。

---

① 郑金生.蔡西山《脉经》考 [J].中华医史杂志，2002，32（2）：82.
② 郑金生.蔡西山《脉经》考 [J].中华医史杂志，2002，32（2）：84.

真德秀

生平简介

真德秀（1178—1235），字景元，后来改景元为希元，南宋建州浦城（今福建省浦城县）人。南宋著名理学家，养生学家。他生前曾在家乡筑西山精舍讲学，所以学者也称他为西山先生。另一位与他同时的学者魏了翁，号鹤山，与西山齐名，研究宋代理学的人，一向把西山和鹤山并称，两人都是南宋末期的大学者。

真德秀，生性聪慧，四岁的时候开始读书，往往过目不忘。十五岁，父亲过世，由母亲吴氏独力抚养。同郡的杨圭发现真德秀为可造之材，便让他和自己的几个儿子一起学习，后来还将自己的女儿许配给了真德秀。

18 岁时，真德秀考上举人，19 岁时即来宁宗庆元五年（1199 年）考中进士，授南剑州（今福建省南平市）判官。宁宗嘉定元年（1208 年）升为博士官。嘉定六年（1213 年），真德秀受职为秘阁修撰，实授为江南东路转运副使。嘉定十二年（1219 年），真德秀以右文殿修撰出知泉州。嘉定十五年（1222

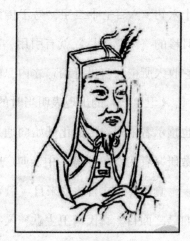

真德秀

年），真德秀以宝谟阁待制的官衔出任湖南安抚使知潭州。宋理宗宝庆元年（1225年）至绍定五年（1232年），真德秀先后在泉州、福州任知府。端平元年（1235年）任参知政事，不久因病辞职，同年五月逝世。

自从政之后，真德秀胸怀忧国忧民之志，竭诚于职守，希望能够使处于内外交困的南宋王朝振作起来，以摆脱危机。他是当时南宋政权中少数头脑清醒的大臣之一。西山的一生，直言敢谏，声震朝野。所到之处，民皆群聚迎观，可见其名望高于一时俊杰。

真德秀的理学思想基本上是祖述朱熹，他对朱熹极为推崇，尊之为"百代宗师"。朱熹在儒学中能够占据那样崇高的地位，除了其自身对儒学巨大贡献之外，也与真德秀和魏了翁等人的宣扬分不开。

真德秀一生著述十分丰富，主要有《西山甲乙稿》《献忠集》《四书集锦》《大学衍义》等。

医学成就

真德秀将其毕生的养生心得，写成一首隐含深意的诗词——《卫生歌》，仅九十六句，六百七十二字，易于传诵，流行甚广，历来为医家和养生家所推许。李时珍的《本草纲目》就有引用，高濂的《遵生八笺》亦全部引录，清代尤乘又把它收入所撰《寿世青编》之内，由此可见其影响之大。

《卫生歌》的出现表明当时的理学家已经注意对各种养生功法加以兼收并蓄，也预示着中国养生文化开始向通俗与普及的方向发展，从而使它有可能真正从少数研究者的"象牙塔"中走向广阔的社会各阶层，成为一种名符其实的大众文化。

真氏养生之旨主要来自《黄帝内经》，并旁及儒、道两家，融三家之精华，成自己之面目。真氏《卫生歌》文字虽简短，内容却很丰富，几乎涉及传统养生的各个方面，大体可分为四部分：

第一，要注意饮食，饮食与脾胃有密切关系。脾胃为后天之本，生化之源。所以要饮食有节，持之以恒。真氏指出："食不欲粗并欲速，宁可少餐相接续，若教一饱顿充肠，损气损脾非是福"，"渴饮饥餐犹戒多，生冷偏招脾胃疾"，"五味偏多不益人，恐随脏腑成殃处"。

第二，要注意起居与四时调摄，起居与人体健康关系密切。起居有常，顺应四时，如"秋冬日出始求衣，春夏鸡鸣宜早起"，"四时惟夏难调摄，伏阴在内肠易滑。补肾汤丸不可无，食物稍冷休餔啜。"

第三，要注意精神调摄，做到"恬淡虚无，真气从之，精神内守，病安从来"（《素问·上古天真论》）的境界。故真氏的歌中指出："第一令人少嗔恚（愤怒）"，因怒则伤肝，真气却散，精神难守，变生诸病。故云："何必餐露饵大药，忘意延龄等龟鹤"。"忘意"就是少嗔恚，故能却病延年，等于龟鹤之龄。肾为先天之本，固肾葆精十分重要，故歌云："情欲虽云属少年，稍知节养自无愆"。只有恬淡虚无，固肾葆精，才能健康长寿。

第四，要用气功锻炼，才能防病延年，真氏取其简易而有效者以撰成歌，归纳为嘘、呵、呼、嘻、吹、咽等六种呼吸吐纳方法，如果能按其口诀去做，新旧疾病全都可治。

宋　慈

生平简介

2005 年上映的电视剧中有一部让人难忘，那就是由中央电视台独家出资 3 000 万元人民币拍摄、并在中央电视台播出的 52 集系列电视连续剧《大宋提刑官》。

《大宋提刑官》以独特的编剧理念、悬念迭起的侦破情节塑造了一位刚正不阿的古代法医和神探——宋慈的形象，它成了央视所有电视剧中当年最受关注的一部，掀起了一股前所未有的宋慈热。

宋慈（1186—1249），字惠父，南宋伟大的法医学家，福建建阳童游里人。父亲宋巩曾任广州节度推官。宋慈少年时从学于朱熹弟子吴稚，后入太学，由于文采过人，被一代名臣、理学家真德秀赏识，宋慈于是拜其为师，终生师事之。嘉定十年（1217 年）中进士乙科，先后出任江西赣州府信丰县主簿、福建长汀县知县，改剑州通判，累升提点

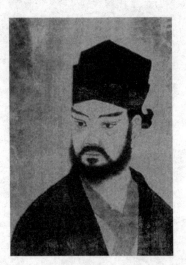

宋慈

广东刑狱，移任江西兼任赣州府知府，除直秘阁、提点湖南刑狱，升为广东经略安抚使，淳祐九年（1249 年）卒于任上。由于长期任提刑官，人称"宋提刑"。

为官一任，造福一方，宋慈居官以民命为重。知长汀县时，当地食盐来自福建，路途遥远，当年运输的食盐要第二年才能到。宋慈查知此事，请命于朝廷改为运输距离较近的潮州府的食盐，往返时间仅为三个月，并且由官府直接出售，大大方便了当地人民。任剑州通判时，其地大旱，"强宗巨室"纷纷囤积居奇，逃避赋税。宋慈根据实际旱情，调查各大户应该输纳米的数量，将其分为五等，命令其中最富户打开自家粮仓，将存粮的一半救济贫困户，并且屡次请示朝廷蠲免赋税，使剑州安然度过灾荒、迎来了来年的大丰收。长期从事司法工作的宋慈尤其以断案闻名。任职广东提刑期间，广东官吏多不奉公守法，有的竟然案件积压数年没有审理，宋慈立下期限，八个月之后，光是被含冤定成死罪的刑囚就释放了二百余人。宋慈还经常巡视属下各州县，为民洗刷冤屈、禁除暴政，对待良善抚恤有加，对待为富不仁者则威严甚巨。他的足迹几乎遍及所属州县，属下的官吏，以至于穷乡僻壤、深山幽谷之民，都知"宋提刑"之名。好友刘克庄称其威名有如战国时期的廉颇和李牧。

宋慈博闻广记，尤其善于辞令，但是不以浮华之文为美，经常据案执笔、一挥千言。所著尤其以《洗冤集录》著称于世。洗者，洗雪之义，与宋代"理雪"制度有关。所谓"理雪"制度就是被告不服而申诉，由官府"理雪"。此书是宋慈仟职湖南提刑期间所作，他深感负责尸体检验的官员或初任未熟，或资历不高，更有不屑一顾、不愿接触尸体的官员，不利于案件的审理。因此，他博采众家之长，加上自己的经验，编辑成这本书，书名叫作《洗冤集录》。《洗冤集录》从15世纪初叶首先传入高丽（朝鲜）之后，先后以不同途径传入日、法、英、荷、德、俄、美等国，被法医学界奉为圭臬，为中华民族赢得了崇高的荣誉。

学术成就

宋代，法医方面的知识有了比较迅速的发展，有无名氏的《内恕录》，1200年郑克的《折狱龟鉴》，1213年桂万荣的《棠阴比事》以及赵逸斋的《平冤录》等有关法医检验的著作接连问世。在这样的基础这上，我国出现了世界第一部系统的法医著作——《洗冤集录》。

《洗冤集录》由宋慈撰著于 1247 年，该书是我国现存第一部系统的司法检验专著。《洗冤集录》全书分 5 卷、53 目。首卷前有《圣朝颁降新例》7 项，是至元、大德、延祐年间所颁的条例。第一卷《条令》目下，辑有宋代历年公布的条令共 29 则，是针对检验官员规定的纪律和注意事项。其余 25 目，排列分卷不甚有序，细加缕析，可见其内容大致有三部分。第一部分：检验官应有的态度和原则，在《检复总说》中共列有 19 条。第二部分：各种死伤的检验和区分方法。在各种死伤的检验区别当中，该书搜罗了许多丰富的实践经验，有的达到相当精细的程度，具有一定的科学水平，这是该书中最精彩的部分。第三部分：保辜和各种急救处理。书的第五二目《救死方》下，收集了自缢、暍、冻、水溺、杀伤及胎动等情况的抢救办法及单方数十则，都是被证明行之有效的。《洗冤集录》成书后，于当年（淳祐七年）刊刻于湖南宪治。宋慈《洗冤集录》的宋刊本已佚，流传到现在的最早版本是元刊本《洗冤集录》。

《洗冤集录》一书对尸体状况、机械性窒息、机械性损伤、中毒、高低温损伤、现场尸体检查、猝死、自杀、医疗事故、堕胎杀婴、妇科检查等都有研究，甚至还涉及法医昆虫的研究。而昆虫法医学是 20 世纪 80 年代才兴起的刑侦手段，可见，我国古代法医学有着辉煌的历史，这是值得骄傲的。

《洗冤集录》是我国宋代以前刑官检验知识和理刑经验的一个总结，其中涉及许多医学知识，涉及面极为广泛，具体包括生理、解剖、病理、药理、毒理、骨科、外科、检验学等多方面的知识。

判案举枚

《洗冤集录》中记载了这样一个故事：宋慈刚到长汀上任，前任知县留下一件发生在新婚之夜的命案：有一家人娶媳妇，洞房之夜新郎吃了新娘送来的面条后身亡，前任知县审理时用大刑，新娘屈打成招，被下狱将于秋后问斩。宋慈接手后，认为此案有疑，于是开棺验尸，发现有股蛇腥气。后来了解到，新郎暴死之日，村里一口鱼塘的鱼也死了。宋慈命人抽干塘水，找到一个瓶子。同时在村中捕蛇人龚三家中，也搜出同样的小瓶子，里边还装有半瓶蛇毒。案情终于大白，原来是新郎的邻居龚三，因贪恋美貌新娘，起了歹心，下毒害死新郎。

《洗冤集录》中还记载了这样一个故事：宋朝宁宗时，宋慈任福建铅山县知县。有个卖木柴的人，很喜欢吃鳝鱼。有一天他从集市回来，肚子很饿。妻子便做了鳝鱼给他吃。他放开肚子吃，不久却腹痛而死。邻居说妻子毒死丈夫，把她捉起来送到官府，经过拷打审问，没发现其他证据，讼案一直不能解决，这个妻子因此被监禁了一年多。宋慈到任后，阅审了这个案子，怀疑卖柴人是中了鳝毒。便请渔夫捕捉几百斤鳝鱼，全部放进水缸中。宋慈观察到鳝头昂出水面二三寸的有七八条。宋慈感到很奇怪，就召这个妇人来煮熟给牢里的死囚吃，死囚刚下咽就说肚子痛，不久都倒地死亡。至此，妇人的冤案才真相大白。

上述二则断案例子反映了宋慈"重事实"的审判精神。重事实、重证据，不轻信口供，是司法认证中的一项准则。在所有诉辩理由中，对事实问题的审查应是法官最为重视，也应是审判时最有底气的根据。证据不是凭空得来的或主观臆造的，必须深入实际去收集核实，因此，必须重视调查研究。只有这样才能确保不发生冤狱。

杨士瀛

生平简介

杨士瀛，字登父，号仁斋，生卒年不详，怀安故县（今福建福州）人，南宋著名医家。杨氏出身于世医家庭，自幼习医，对《黄帝内经》《难经》《伤寒论》等古典医籍及历代医学名著研究颇深，在脉学、伤寒、儿科及内科杂病方面有一定成就。杨士瀛撰有医学著作多部，主要有《仁斋直指方论》《仁斋直指小儿方论》《伤寒类书活人总括》《医学真经》和《察脉总括》等。因年代久远，其书原版多已散佚，所幸明人朱崇正将前四部重刊，后《四库全书》《鲍氏汇校医学四种》等也有部分重刊。故现存著作有《仁斋直指方论》《仁斋直指小儿方论》《医学真经》和《伤寒类书活人总括》四种，现被收入为《杨士瀛医学全书》。

著作介绍

《伤寒类书活人总括》

《伤寒类书活人总括》简称《活人总括》，成书于南宋景定元年（1260年）。该书以张仲景《伤寒论》为依据，汇集朱肱《伤寒类证活人书》中研究《伤寒论》心得，并结合杨氏本人的学术见解编写而成。全书共7卷。

《仁斋小儿方论》

《仁斋小儿方论》又名《婴儿指要》《仁斋直指小儿方论》，刊于南宋景定元年（1260年），明嘉靖年间复经朱崇正补遗后，以《新刊仁斋直指小儿附遗方论》之名刊行。《仁斋小儿方论》是一部专论儿科临床诊治的医书，全书共五卷。

《仁斋直指方论》

《仁斋直指方论》成书于南宋理宗景定五年（1264年）。明嘉靖二十九年（1550年）朱崇正重刊此书（同时刊刻杨氏另外三部著作）时，增补了部分医论和医方，更名为《新刊仁斋直指附遗方论》。《仁斋直指方论》全书26卷。

《医脉真经》

《医脉真经》杨氏撰于南宋景定二年（1261年）。原刊本久佚，现存有明嘉靖二十九年（1550年）朱崇正刊刻的两卷本。

学术成就

杨士瀛治学，重视人身气血，《仁斋直指方论》贯穿其重视气血的学术思想，该书对气血理论阐述精详，颇有创见，尤其是最早提出"气为血之帅"理论，对后世产生深远影响。

杨氏不但重视气血对人体的重要作用，详述气血为病的种种表现，而且善于运用调治气血的方法治疗内科病证，对后世临床有一定的指导作用。杨士瀛是最早阐述"气为血之帅"的医家，重视气对血的统帅作用，因此杨氏临床治疗气血病，主张先治气后治血。临床治气的方药，除了常用行气理气外，还强调用药"不可无温中之剂"。

《仁斋直指方论》一书，体现杨氏既尊经旨、又善于学习他人经验的学术思想。他治疗内科疾病，多宗张仲景的辨证施治大法和用方特点，杨士瀛既尊仲景法，又善于学习前人经验，对汉唐以后医家的治疗名方，多有收载和运用。如《仁斋直指方论》一书中，除了收载经方外，还广泛采撷《千金方》《太平圣惠方》《太平惠民和剂局方》《小儿药证直诀》《苏沈良方》《澹寮方》《宣明论方》《妇人十全良方》《三因方》《济生方》《百一选方》《简易方》等多部医书的汤方。杨氏广采众家之长，虚心汲取他人经验，为临床所用。

杨氏诊治内科疾病经验丰富，辨证精细，选方用药灵活，既善于学习他人经验，又重视总结自己遣方用药心得和运用家传验方。如以验方清肺饮治"肺气上热咳嗽"方中荆芥、紫苏、薄荷疏风散邪；杏仁、桔梗宣肺止咳；知母、桑白皮、贝母、前胡、赤茯苓清热祛痰下气；配阿胶、天冬滋阴润肺。方中杨氏又注重使用枳壳一药，认为"咳嗽喘壅之烦，须用枳壳为佐，枳壳不惟宽中，又能行其气，气下痰下，他证自平"。此法别出心裁，止咳重视理肺气，给人以启迪。清代程钟龄的止嗽散中用陈皮，也属同一机制。

杨士瀛不仅是一位著名的内科医家，也是一位颇有影响的儿科名医。他撰著的《仁斋小儿方论》一书，内容丰富，论述精当，选方切合实用。书中有关小儿临床诊断特点及惊、疳等多种儿科病证的论述，是其丰富儿科学术经验的总结，对中医儿科学的发展有一定贡献。杨士瀛诊治儿科病证有丰富经验，尤其擅治惊、疳两证。

总之，杨士瀛是一位善于总结前人经验，又有自己独特见解的著名医家，在医学理论和内、儿科临床上都做出了重要贡献。其医学成就曾被多次载入不同时代的各类名医传记中，撰著的《仁斋直指方论》《仁斋小儿方论》等医书，对宋以后的中医学术的发展有一定影响①。

---

① 刘德荣，邓月娥. 福建历代名医学术精华［M］. 北京：中国中医药出版社，2012：66-74.

邹 铉

生平简介

邹铉，字冰壑，晚号敬直老人，元代医药学家、养生学家，福建泰宁人。生平不详，南宋泰宁籍状元邹应龙（《宋史》有传）的玄孙，曾做过元代地方总管一级的官员。

医学成就

晚年，邹铉总结自己一生养生保健的经验体会，在订正、完善宋人陈直所撰《养老奉亲书》一卷的基础上，扩编增补其二、三、四卷，重新定名为《寿亲养老新书》。

陈直原著自《饮食调治》至《简妙老人备急方》，分列十五篇。其内容主要论述老年人的养生保健和诊疗老年病的基本规律。对于老年养生保健，突出强调饮食疗法的重要作用，而老年病的诊疗则强调应注意老人形证脉候、性气好嗜、宴处起居、戒忌保护及四时发病的特点，首重脾胃，用药宜轻缓，护理需格外小心等。在理论上继承《黄帝内经》《阴符经》等有关老年养生保健之学，在方药上多取《千金要方》《太平圣惠方》《食医心镜》之精华，且多所阐发，是一部自成体系且学术、实用价值颇高的我国现存较早的老年病学专著。

《寿亲养老新书》第二、三、四卷，就其内容而言，为邹铉所续《养老奉亲书》的增补本，其基本内容与陈直原书相同，广泛引证前人资料，结合个人丰富的经验，论述老年人的生理、病理特点，提出各种保健养生原则、措施，使陈直原书更为充实完整，对我国老年病学的发展有不可磨灭的贡献。

《寿亲养老新书》问世之后，以其"征引方药类多奇秘，于高年颐养之法，不无小补"，故流传甚广。元、明、清代有多种刊本，手抄本及未详本达十种以上。本书还传到朝鲜和日本，成为老年人保健的普及读物。明代高濂的《遵生八笺》、钟惺伯的《饮馔服食谱》和周臣的《厚生训纂》等，均受其影响较多。明代刘宇还将本书和《恤幼集》合刊，称为《安老怀幼书》，曾畅销于世。

另外，值得注意的是，元代还有一本重要的养生保健书籍，即忽思慧的《饮膳正要》，学者往往将其与邹铉的《寿亲养老新书》做比较，而给予前者很高的评价，赞誉之声不绝，如有著作说："《饮膳正要》是一部珍贵的蒙元宫廷食谱，也是现存最早的古代营养保健专著，具有较高的学术价值与史料价值"①。的确，《饮膳正要》在营养保健学方面价值是不容置疑的。但是，也不能因此忽略了《寿亲养老新书》的价值。首先《寿亲养老新书》成书的时间要早于《饮膳正要》。《寿亲养老新书》成书于元成宗大德九年（1305 年），而《饮膳正要》是在元文宗天历三年（1333 年）撰写而成。因此，现存最早的古代营养保健学专著的桂冠当属《寿亲养老新书》。

可以说，《饮膳正要》与《寿亲养老新书》是两部各有千秋、相得益彰的著作。从内容来看，《饮膳正要》长于对宫廷饮食、蒙古等民族饮食的研究和应用；而《寿亲养老新书》更偏重于民间传统的饮食与医药的研究和应用。忽思慧作为回回人（一说蒙古人），其身份是服务于元代宫廷的饮膳太医，他的关注点自然是皇室。《饮膳正要》成书之后，专门进奉给中宫供揽。书中收录了不少的蒙古族、藏族及阿拉伯特色的饮食配制方法。所不同的是，《寿亲养老新书》在饮食方面更多的是记载汉族传统药用饮食方法。《寿亲养老新书》在中草药应用方面超过《饮

---

① 白寿彝. 中国通史·第八卷 [M]. 上海：上海人民出版社，1997：559.

膳正要》数倍之多①。

此外,《寿亲养老新书》更可贵的是当时就流传于民间。元代医学虽较前代有所发展,但是民间医药卫生状况仍然很落后。元代孔齐在《至正直记》中说:"村民多采草药疗病,或致殒命者多矣"②。这正是反映了元代民间医药卫生的真实状况。是着眼于民间大众,还是服务于少数统治者,高下自不待言。

---

① 李治安. 元史论丛(第十辑)[M]. 北京:中国广播电视出版社,2005:413.
② 孔齐:《至正直记》卷四《草药疗病》.

聂尚恒

生平简介

聂尚恒（1572—?），字惟贞，号久吾，清江县（今江西省清江县）人，万历年间以乡进士出身，任福建汀州府宁化县事。清人朱纯嘏说："聂尚恒以乡进士出任宁化县令，卓有政声。惜当时以儒臣显，不列名医林。"其实，聂尚恒一生中，更以医术著称于世。作为明代妇幼科专家，聂尚恒以他高尚的医德、高超的医术和精深的医理，在中国医药史上写下了光辉的一页。聂尚恒从事医学活动和医书著述多在其福建任上进行的，故将其视为福建医家未尝不可。

聂尚恒在任福建宁化县令时，颇有政绩。宁化县是一个边远的山区小县，常常有倭匪之患。尚恒到任以后，全力整肃，加强防务，保卫了县城安全。同时，他兴利除弊，励精图治，进行革新。因此，聂尚恒以清廉洁能干闻名于福建。

聂尚恒在任职宁化时，为了方便百姓，常常坐在大厅署里诊病。他根据病人病情，逐个建立病式，并根据病情变化随时加以改治。这种病式相当于今天的病历。病人按方服药之后，很少有不痊愈的。据说，聂尚恒在宁化时经常和普通群众接触，平易近人，百姓也乐意亲近他。

医学成就

聂氏虽为官，勤于政事，还精通医理，勤于著述，著有《奇效医述》《活动心法》《医学汇函》等多部医书。

聂氏治病，尤擅长于治疗小儿痘疹。《活幼心法》是一部论痘疹的专著，内容颇为丰富，是聂氏一生的经验结晶。作者"博览方书，精察病情，而于活幼治痘，尤精心焉"。根据痘疹不同阶段的特点，从病因病机、临床症状及调治方药，都一一进行了分析讨论。并存辑录历代前贤有关论治痘疹的理论和经验的同时，对诸家优弊进行了比较，然后提出自己的见解。

《奇效医述》是聂氏在宁化任县令时，治疗疑难重病的记录，也就是诊籍，即医案。该书分二卷，收验方四十二例，以妇科为主。每一案例都从头到尾把病的起因、病情、变化、用什么药，用药后的反应都一一详尽记述。案后还附原用药方、计量、服法等。

《医学汇函》是聂氏的另一重要著作，辑入了很多医书。卷首包括历代医家传略、导引法、医学或问等论述；卷一《王叔和脉诀》；卷二《难经》；卷三至十一临证各科。分列病证、病理、治法、方剂，所采皆历代名医名著，切合临床之论述与方治。间附聂氏治案；卷十二、十三本草，内有总论，并按病症分类论述诸药。

行医事迹

《奇效医述》载有许多聂尚恒治疗疑难杂症的医案，兹撷取几例以飨读者。

有一次聂氏在田间散步，一位游医向他求救，说有一个怀孕八九个月的少妇，突然大小便不通，他已用药无效，病情很危急。聂尚恒详细问了病情，只用一味药，病人大小便全通了。第二天孕妇丈夫向他道谢时，说妻子小便时还须用手紧按小腹，聂尚恒要她再服一剂药就全好了，一个月之后安全分娩。

聂尚恒的亲家有个姓周的邻居，家中富有，50多岁了，却只有一个14岁的儿子，视为掌上明珠。不料儿子染上痘疹，六天之后，痘已出齐，但还是说胡话，有时发狂。请了许多医生，用药无效。经聂诊治，只吃了一剂药，即有好转。第二天再去诊时，发现病孩仍会突然惊跳，尚恒领悟到，可能因痘疹出得太密，血气内虚、毒气难排，攻扰心经，心神昏乱，惊悸发狂。只有大补血气，血气自能逐毒外出，就不会发狂说胡话了。于是，就用加减内托散。他在按方合药的时候，被另外一位医生在旁边看到处方，那医生大吃一惊，当着主人的面又不敢说，就背地里对别人说：病人已经毒盛发狂了，还要服热药，今天一定会爆热而死。谁知清早吃药以后，病人却安然睡到下午两点钟，痘也胀了，神气也安静了，没说一句胡话，甚至可以吃一点东西了，只是脓浆出得太慢、太迟。于是，尚恒再用加味内托散，每日二剂。服至七八剂时，脓浆渐渐满了，服到十几剂以后，浆满收功了。还原后，觉得全身发痒，又用大连翘饮，加减几味药，病孩终于痊愈①。

聂尚恒有一个妹妹，禀性怯弱，沉郁少言，嫁给刘姓人家，在30岁时得了一种怪病：晚上发烧，天亮热退。饮食少进，烦躁不安。经多方治疗，仍没见效，弄得"肉削骨露"。非常令人担心，聂尚恒就把她接回家里调养，自己亲自医治，服药后仍不见好转，认定此病无法治了。后来聂尚恒详细地询问病因和观察其病情，并问她晚间发热是从什么部位开始，他妹妹说，右肋一团先热，渐渐导致全身。聂尚恒顿时省悟，其妹禀性怯弱，沉郁少言，一定是郁气郁痰，结成痞块，胸膈壅滞，于是躁热，气结而脉结，症状和脉象是相吻合的。他认为只要先攻其痞块，除其病根，其他诸症自然会好。于是，他与父亲一同制定药方，用磨痞丸攻之，每日服三次，服了三四两药丸时，痞块已消除一半，服至七八两时，痞块全部消失，热也退清了，几个月后便恢复健康了。聂尚恒事后认为，当初痰凝气滞，痞块伏于右肋，不仅医生不识，而且病人自身也不曾觉察到，所以，医生治病只有查明病因，察其病根而后除之，才能拯危救困。

聂尚恒任庐陵教谕时，吉安司理毛具次59岁的老母亲得了一种怪病，每月一次，因烦躁而吐血一二茶瓯，如果不吐血，就会便血。吐血或便血之后，立即烧退躁止，心里就感觉轻松，已有五年的病史。此外，老人的四肢关节都青筋突露，

① 邱国珍. 樟树药俗 [M]. 南昌：江西高校出版社，1996：87~88.

屈、伸、持、行都十分困难。毛具次多方求医，都没能治好老母亲的病。他得知聂尚恒医术高明，特地请他医治。聂尚恒仔细地询问了病因，了解到她年轻时就患吐血症，服过清火凉血的药。他发现以往的医生，有的当作风湿症治疗，有的当作血热病治疗。他经过分析，判断是因为用多了凉血药，损伤了肝气。每月失血，是因为血虚不能归肝，肝虚就不能藏血，积至月余就会因虚火载血妄行，或吐或便。肝主筋，筋得血才能运行。毛母肝虚，筋无血养，致使关节肿露行动不便。于是开了扶肝养血为主的药方，病人服了一个月，就停止了吐血、便血。服了两个月的药，遍身筋肿渐渐消退。服了三个月的药，四肢就行动自如了①。

① 李才栋，曹涛主编. 中国文化世家（江右卷）[M]. 武汉：湖北教育出版社，2004：490.

萧　京

生平简介

萧京（1605—1672），字正夫，号万舆，别号通隐子。福建侯官（即今福建省福州市）人，明末清初颇有影响的著名民间医家。著《轩岐救正论》六卷，为医林所重。

萧氏少年攻举子业，文思敏而工，但多次应试不中。他在 22 岁时，父亲任湖广慈阳县令，萧京携妻陈氏随父赴任，在父亲的官衙中当幕僚。其母亲患病，因不遇良医，病死途中。萧京幼年苦读，得梦遗病，医治无效，到慈阳后，就请李时珍的甥孙的甥孙——时任黄州学官的胡慎庵来诊治，经治痊愈，即从胡学医，数年间尽得其传。崇祯二年（1629 年），萧京父升任四川成都府通判，京随父进川。这年冬，学医已多年的萧京，初次为一衙役治疗伤寒太阳病，投麻黄汤一剂而愈。当时虽政局动乱，义军四起，但成都却相对安定，天府之国，人文荟萃，名医辈出。在成都五年，萧京与当地名医颇多交往，医术大进。崇祯六年（1633年）冬，子萧震出生于成都府衙。正是这萧震，日后重刻了《轩岐救正论》，光大医林①。萧京中年隐退，在福州行医，当时闽地瘟疫流行，邻里害怕传染，争先逃

---

① 陈俊孙. 萧京生平考略 [J]. 中医文献杂志，1999，（1）：30.

走。萧京亲自为患者调服药饵，进行抢救，对死者则施以棺衾。

清顺治四年（1647年），闽省抗清义师围困省城达六个月。一天，忽有间谍传言："城内居民都是反叛者亲族，他们将谋划内应。"巡抚令查阅户籍，欲杀尽有户籍而外出的亲属，总兵张应梦告诉萧京，萧京说："这是反间计，不要相信。"张应梦听后，遂停止此举，从而拯救了大批无辜民众。

萧京居里中数年，人家有病来告者，即徒步往诊治。卒康熙十一年（1672年），终年68岁。

医学成就

康熙十三年（1674年），萧京之子萧震重刻《轩歧救正论》（1645年）。该书全面而系统地体现了萧京的医学思想。全书六卷，计8万7千余字，卷一医论，统论生理、病理、治法和方剂；卷二四诊正法，以脉诊为主兼及望、闻、问三诊；卷三药性微蕴；卷四、五作者医案；卷六医鉴、病鉴，内容系告诫医家、病家之语。该书"非专救人之病，乃先救医之病"。著书动机是为了补偏救弊。作者针对庸医不明医理，执方误人，采集《内经》等古典医籍的要旨以阐明救正之法，故以"轩歧救正"为书名。

熊宗立

生平简介

据《潭阳熊氏重修宗谱》记载,唐代兵部尚书熊秘在乾符年间(874—880年),为避兵祸,偕同其侄子熊博从江西南昌樟埠迁居福建建阳。熊秘定居于建阳义宁,是为建阳熊氏西族。熊秘重视教育,曾在当地兴办家塾(即鳌峰书院,后因南宋著名理学家熊禾讲学于此而闻名于世),为子孙课业之所。鳌峰书院对熊氏子孙的教育起到了重要的作用。《潭阳熊氏重修宗谱》尊称熊秘为"入闽始祖"。熊博则定居于建阳北门赤岸,是为建阳熊氏东族。

熊秘的第十三世孙熊祖荣,入赘建阳崇化里(今之建阳书坊乡)施氏,从此熊氏家族的一支开始在崇化里繁衍生息,故建阳熊氏西族的后人主要聚居在崇泰里、崇化里两地。据《潭阳熊氏重修宗谱》记载,从熊祖荣到熊宗立的谱系为熊祖荣→熊志显→熊忠信→熊天儒→熊鉴→熊礼→熊宗立。

熊氏家族人才辈出,其中唐代的熊衮(官至兵部尚书兼御史大夫),南宋的熊禾(号勿轩,理学家、教育家),明代的熊宗立、熊大木(通俗小说家、刻书家)都是其家族中的佼佼者[①]。

---

① 陈继华. 明代福建医家熊宗立医籍编刻及学术思想研究 [D]. 福州:福建中医药大学,2012:3-4.

熊宗立（1409—1482），字道宗，号道轩，别号勿听子，明代著名医家，福建建阳崇化里熊屯人。熊宗立出生于医学世家，其曾祖父熊天儒、祖父熊鉴（彦明）均精于医道。《潭阳熊氏重修宗谱》中称熊天儒："好读书，晚年学医于王中谷先生，传其秘妙。至今书林子孙以医名传世者，自公始也。"熊彦明曾编撰《类编南北经验医方大成》传于后世。后《类编南北经验医方大成》流传至日本，深受日本医家重视。熊宗立得家传师承，学术底蕴颇为厚实。壮年后，结合自己的祖传医术，从事医疗和医书的撰著、校注、刻印工作，从而成为一位整理出版医学书籍的刻书家和医学家。明代是我国图书出版事业发展的鼎盛时期，有"图书之府"美誉的建阳市出版的图书，被称为"建本图书"，而兴发于宋元之时的熊氏家族的刻书业在建阳图书刻印业中占有十分重要的地位。据现存有关记载，熊氏从明正统丁巳年（1437 年）至成化甲午年（1474 年），从事医学研究 37 年，编著、点校的中医著作至少 24 种，其中校勘整理医书 11 种，注释及增补医书 7 种，自撰医书 6 种，合计 182 卷，内容涉及《黄帝内经》《难经》《伤寒论》等中医经典著作的释疑解惑之作及脉学、药性、妇儿科临证医学著作，采用多种形式编注印行，如类证、俗解、注释、附遗、补遗等，是福建历史上自编自刻医书最多的人。注释的有《难经》《脉诀》诸书，释义的有《黄帝内经素问灵枢运气音释补遗》1 卷、《素问运气图括定局立成》1 卷；俗解的有《勿听子俗解八十一难经》6 卷、《王叔和脉诀图要俗解》6 卷；注释的有《伤寒运气全书》10 卷；附遗的有《外科精要附遗》3 卷、《妇人良方》；补遗的有《妇人良方补遗大全》《药性赋补遗》《增补本草歌括》8 卷；类证的有《类证注释钱氏小儿方诀》10 卷、《类证陈氏小儿痘疹方论》2 卷、《名方类证医书大全》24 卷；并撰有《洪范九畴数解》等书。

日本最早开始翻刻中医典籍的是医家阿佐井野宗瑞于大永八年［明嘉靖七年（1528 年）］刊行的《新编名方类证医书大全》。这部著作传入日本后，被视为"医家之宝"。日本真长、和气明亲（号春兰轩）等人闻其名，永正年间（1504—1520 年）远渡中国，前来跟随熊宗立学医，后为日本名医。而第二部被日人翻刻的中医典籍是熊宗立的另一代表性著作和刻本《勿听子俗解八十一难经》；此书东传日本后，也于 1536 年被日本谷野一柏翻刻，成为日本印刷出版的第二部中医典籍，促进了中日医学交流。

医学成就

我国的雕版印刷，在宋代就出现了经卷中插图的雕版印刷形式。明人私刻坊刻之书至多，建阳有多家坊刻质量尚好，鳌峰熊宗立种德堂所刻之书属精刻者。熊宗立继承建本图书图文并茂的优良传统，在其刊刻的医籍中广泛地运用了图要、图括、指掌图等插图示意形式，为世人所重。插图是对文字的形象说明，能给读者以清晰的形象概念，从而加深理解。熊氏继承了这一传统，其构图简洁，线条分明，结构严谨，使人一目了然，如：①《勿听子俗解八十一难经》的卷首共绘有解释《难经》原文的"三部九候图""四时胃气图""关格覆溢图"等 28 幅图表。正文部分，熊氏用浅近通俗的语言对《难经》逐条注释，阐发经旨。图表形象直观，语言通俗易懂，使幽深之经义变得畅晓易明。②《原医图》，载有伏羲、神农、黄帝等 14 位名医的传文、图像。文字简练，绘图逼真。③《勿听子俗解脉诀大全》，全篇以歌赋的形式介绍了各种脉象，并在篇首布有 16 类脉图。熊氏打破以前注家以《素问》《难经》等经典著作注释浅近通俗的《脉诀》的传统，而用通俗易懂的语言及图释，对《脉诀》加以注释，更适合于初学者学习。

熊宗立校注出版医籍突出特点是重视经典著作推广与普及。从中医学发展史来看，自汉以降，历代医家的学术主张和理论发展均基于《黄帝内经》《难经》《神农本草经》《伤寒论》《金匮要略》等中医经典著作。熊氏认识到学习传承中医经典著作对于中医后学的重要性，主张研习《素问》《灵枢》《八十一难经》《伤寒杂病论》《王叔和脉诀》《神农本草经》等经典著作。因此，熊氏刊刻了大量医经类书籍，有《灵枢经》《新刊补注释文黄帝内经素问》《黄帝内经素问遗篇》《黄帝内经素问灵枢运气音释补遗》，以及《素问入式运气论奥》《素问运气图括定局立成》《伤寒运气全书》等。

熊宗立主张"医善专心，药贵经验"，非常重视前人方书中经验方的整理和应用。经验方不仅是历代名医与疾病斗争的经验结晶，而且经历了时间的考验，临证用之得当，效若桴鼓。如汉代张仲景《伤寒论》《金匮要略》所载的麻黄汤、桂枝汤、小柴胡汤、柴胡桂枝汤、甘麦大枣汤等众多方剂，以及之后的名医创制的大量的组方严谨、用药精当、疗效卓著的方剂如宋代钱乙的六味地黄丸，金代李杲的补中益气汤，金代完素的防风通圣散、地黄饮子，元代朱丹溪的"大补阴丸"等，至今临床上仍应用不衰，并且能取得良好的疗效。因此，熊氏在刊刻大量医经类书籍的同时，也刊刻了许多医方类书籍，包括《新编名方类证医书大全》《山居便宜方》《备急海上方》《新刊袖珍方大全》《太平惠民和剂局方》，以及《妇人良方补遗大全》《类证注释钱氏小儿方诀》《类证陈氏小儿痘疹方论》等。

熊宗立及其祖父生活的时代，运气学说（五运六气学说，简称运气学说，是古人研究天象、气象、物候和人体生理病理之间关系及其规律的一门学说）盛行。熊宗立受家学及时代氛围的影响，自然也非常重视运气学说。其于天顺二年（1458 年）撰著《伤寒运气全书》10 卷，运用六气的三阴、三阳与伤寒六经的辩证关系，治病时，以患者出生年月日的运气，合得病日期的运气，以推算病证某日当到某经，某经当用某药。成化元年（1465 年），撰著《素问运气图括定局立成》1 卷。熊氏还撰有《黄帝内经素问灵枢运气音释补遗》7 卷，刊刻宋代刘温舒的《素问入式运气论奥》3 卷。俞慎初认为熊宗立的学术思想"首先以运气理论为主"。现在也有些医家用运气学说指导临床实践，如当代名医樊正伦在四诊的基础上，把患者出生时相的运气特征、患病时相的运气特征作为临床辨证施治的依据，在临床实践中取得了疗效。

熊宗立深感偏远山区人民交通不便，缺医少药，人民健康无法保障，他以拳拳爱民之心，专门为偏远地区人民编写了一部实用的方药《山居便宜方》。《山居便宜方》是一部以民间单方、验方为主的实用方书。该书特色是因地制宜，方药为山居者而设。收录方药考虑就地取材，贵重稀少药物基本不予录用，功效峻猛而攻逐泻下、易伤元气之品也慎而少之，而葱、姜、蒜、盐、醋、蜜、酒、椒、茶、饴糖、橘、豉、冬瓜、皂角等日常果蔬食品最为常用。为方便病家仓促之时自行采药，有的药物在药名之后还特地注写当地之俗称，并告知采摘时节与地点，帮助患者辨认药材，及时获取药物。直至今日，其仍是本草研究的宝贵资料。

陈梦雷

生平简介

陈梦雷（1651—1741），字则震，一字省斋，号天一道人，晚又号松鹤老人。清代著名学者、中医文献学家。福建侯官（今福州）人。曾主持编纂我国历史上最大的医学类书《古今图书集成·医部全录》。陈梦雷少年时即有才子之名，12 岁为生员，19 岁乡试中举，康熙九年（1670 年）中进士，后选为庶吉士，入翰林院任编修。少年才俊，似乎昭示着无限美好的前程。然而恰在陈梦雷意气风发之际，无情的命运却将其拖入无力自拔的政治斗争旋涡中，因福建耿精忠举兵反清事件，就早早地终结了他对未来的憧憬。此后，陈梦雷仕途坎坷，屡遭流放。

陈梦雷的一生，以他人生的两次起落转折大致可以分为四个时期：第一个时期，在耿精忠叛乱以前，陈梦雷以他的才学，青云直上，这可谓是他人生的第一个得意时期。第二个时期，适逢耿精忠在福建举兵叛乱，是陈梦雷命运的一个重大转折点。康熙十二年（1673 年）十二月，陈梦雷回乡省亲。翌年三月，靖南王耿精忠在福州举兵反清，在福建遍罗名士，强授官职，胁迫士人同反。陈梦雷因老父被拘，不得已入耿幕。但他私下和同年进士李光地约好向朝廷呈送蜡丸密封的叛军消息，为朝廷镇压叛乱出力，不想李光地却在密疏上删去陈梦雷的名字，因此于康熙二十年（1681 年）陈氏以叛逆罪而入狱候斩，次年蒙恩赦罪，谪贬奉天（今沈阳）达十六年之久。第三个时期，康熙三十七年（1698年），康熙帝东巡至沈阳，陈梦雷献诗康熙，面觐陈诉，被赦免召回京。次年，奉旨侍奉皇三子诚亲王胤祉读书，这是他人生第二次辉煌时期。《古今图书集成》就是其于此时期编辑的。第四个时期，康熙六十一年（1722年），康熙逝世，其四子胤禛继位，即雍正帝。雍正登基后，便开始残酷迫害与其争夺帝位的同胞兄弟，胤祉被囚禁，陈梦雷受牵连，于雍正元年（1723年）再度被流放到黑龙江戍所，这时陈梦雷已72岁。雍正下令由经筵讲官、户部尚书蒋廷锡重新编校已经定稿的《古今图书集成》，去掉陈梦雷名字，代之以蒋廷锡。乾隆六年（1741年），陈梦雷在戍所逝世。陈梦雷一生著述甚多，除编纂《古今图书集成》外，重要的著作还有《松鹤山房文集》20卷，《松鹤山房诗集》9卷，《周易浅述》8卷，《闲止书堂集钞》2卷。

著作介绍

《古今图书集成》原名《古今图书汇编》，是我国现存规模最大的一部综合性类书，仅次于明代的《永乐大典》（今存不足原书的3%），是陈梦雷于清康熙四十年（1701年）至四十五年（1706年）编纂，蒋廷锡又于清雍正四年（1726年）奉敕编校完成的。这部宏篇巨帙、规模庞大的类书，目录四十卷，正文一万卷，共计一万零四十卷，约一亿六千万字。全书依据"天、地、人、事、物"这种传统的认识方法设计出的分类体系，由汇编、典、部三级类目构成，分为6汇编、32典、6 109部。它的出版标志着我国古代类书的编撰达到了新的高度，极大推动了我国文献学的发展。

《医部全录》是《古今图书集成》的一部分，此书《博物汇编·艺术典》下之"医部"，收录从战国到清初的医学文献120余种，并分门别类进行编纂。内容包括古典医籍的注释、各科疾病的辨证论治、方剂药物、医术及医史传记等。《古今图书集成·医部全录》共520卷，约1 000万字，包括《医部汇考》500卷，《总论》《列传》《艺文》《纪事》《杂录》《外编》20卷。《医部汇考》主要载录了医经理论、名医著述、医家良方、民间验方、针灸导引等方面的内容；《总论》

《列传》《艺文》《纪事》《杂录》《外编》则补充了相关内容。

《古今图书集成·医部全录》全书结构严谨，眉目清晰，广采博收，论述精详，为中医类书之冠，迄今仍为研究中医学的重要参考巨著。《古今图书集成·医部全录》刊于清雍正四年（1726年）。清光绪二十年（1894年）至二十三年（1897年）有影印本60册；1934年中华书局出版缩印本；1959年人民卫生出版社分8册出版；1962年人民卫生出版社又将该书分12册出版。

学术成就

《医部全录》具有重要的文献价值：

兼收并蓄，内容完备

《古今图书集成·医部全录》收载的医学内容十分丰富。就医著而论，上至《黄帝内经》，下至明清时期的名家医著，均有采录。摘取录用分量较大的医书有120多种，还采有偏方、单方等若干，分门别类，系统全面。其中除《黄帝内经》《难经》全文录入外，其他各家医著则录在医学各门类中。医家则从汉代张仲景、华佗，到金元四家，以至明清诸家，大凡名贤，都有采录。金元时期，新说竞起，学派林立，而这些学派则被《古今图书集成》毫无偏颇地全部采录，包括伤寒学派、河间学派、易水学派、攻邪学派、丹溪学派、温补学派等。内容则涵盖阴阳五行、五运六气、藏象经络、气血营卫、病因病机、四诊八纲、治法治则诸理论；论学科则有内、外、妇、儿等诸医学门类。可以说，从中医经典到各家学说，从理论法则到临床运用，兼容并蓄，不偏一隅，诸家之长，均有采录，内容丰富，是一部不可多得的医学全书。

征引名家，参合互补

《黄帝内经》为医经之首，其理论体系为中医学的发展奠定了重要的基础。《古今图书集成·医部全录》将《黄帝内经》列在众医著之首，并予全文录入，正是重视基础理论的表现。众所周知，《黄帝内经》内容非常丰富，不易掌握，难以研读。《古今图书集成·医部全录》正是出于此因，对于《黄帝内经》的注家，经过了精心选择。《黄帝内经》的《素问》注释，《医部全录》采用的是唐代王冰、明代马莳、清代张志聪三家的注文。这三家是颇有声誉的医经注家，而三家合注的本子，前所未有，故在此能一睹为快，直窥诸家奥蕴，且能综合对比，以探究《素问》秘旨。《黄帝内经》的《灵枢》注释，则采用的是明代马莳与清代张志聪二家的注文，也是明清以来享有盛誉的医经注本。王冰的注本是现今所存最早，也是最流行、最有影响的《素问》版本。王冰补校完善了《素问》的文字与理论体系，对《素问》的保存和传播做出了重大贡献。所以《古今图书集成·医部全录》对于《素问》之注是首选王冰。

理法结合，四诊并重

《古今图书集成·医部全录》尤为重视临床运用，所以在《黄帝内经》《难经》的内容之后，安排了望、闻、问、切四诊方面的摘录文选，便于读者循序渐进地研读。《外诊法》收载明代徐春甫《古今医统·望闻问切订》对四诊的看法："按望、闻、问、切四字，诚为医之纲领。若得四字之旨，则于医学可谓至矣……四者之要，则又在切之功也。"鉴于切脉的重要性，《古今图书集成·医部全录》列《脉法》为四诊之首。接着是《外诊法》，依次列有望、闻、问三种诊法，不仅列有《黄帝内经》《难经》相关理论，而且列有各代重要医家论述。编者对于望、闻、问、切各家论述，既无偏重，亦无偏废，兼采诸家，全无偏颇，编者不以一家之长，而略众家之美，故能使读者观其发展，通其源流，可了解中医四诊理论的丰富与完善过程。

方论汇聚，证治相参

在四诊内容之后，《古今图书集成·医部全录》分门别类地列有129个医学门类。其中内科81门（包括脏腑身形28门、疾病52门、养生1门），详细论述了脏腑学说、经络学说、运气学说、身形学说、诸疾诊治；外科11门，论述了痈疽疔毒、附骨流注、游风丹毒、病疡癞风、浸淫疥疮等诸疾治法；妇科1门，含有经脉、子嗣、胎前、临产、产后、崩漏、带下、乳疾等诸疾治法；儿科26门，包含未生胎养、初生护养、诊视、脏腑形证、初生诸疾、痘疹等诸疾论治。内科的内容直接从论述与研究的对象和问题出发，标明主题，采集各种不同的认识和见解，以供读者参考。继内科之后，外科如《疮疡经验全书》《外科精义》《外科正宗》

《证治准绳》等书，将有关文献归类论述，颇切临床实用；妇科除取材于一些妇科名著外，还摘录了一些罕见妇科专著的材料；儿科辑集了历代医著中有关小儿疾病的重要文献；痘疹专论详尽地收集了历代文献中有关天花、麻疹证治的内容。诸方运用，均采自名家，去其雷同，择其精善，为广大研读者带来极大便利。

纵横联系，把握原则

在《医部汇考》之后，编次有《总论》《列传》《艺文》《纪事》《杂录》《外编》。这部分内容是对《医部汇考》的补充与阐发，它收集了经史子集、杂录笔记中与医书及诸医家的有关资料，涉及医学概论、道统渊源、医德教育、医家传记等，确实给人以深刻的启迪。

其一，医学概论的内容，有对经方的诠释与定义，如《艺文》载有汉代班固《汉书·艺文志序》对医经、医方等的论述；《总论》也载有《隋书·经籍志》相关论述，这些都反映了人们对医学的认识与观点。在有关医学评论方面，《总论》采有明代王伦《明医杂著·医论》的医家评论："盖医之有《黄帝内经》犹儒道之六经，无所不备，四子之说，则犹《学》《庸》《语》《孟》，为六经之阶梯，不可缺一者也……外感法仲景，内伤法东垣，热病用河间，杂病用丹溪，一以贯之，斯医道之大全矣。"反映了编者无偏颇、无门户之见的学术胸襟。

其二，有关医学渊源内容，《列传》载有《曹元王勃传》，涉及对中医经典源流及道统传承的相关看法，其说不一定确切，但反映了中医学历来重视道统传承的特点。《艺文》载宋代朱熹《送夏医序》、明代宋濂《赠医师葛某序》及李梴《原道统说》等，不仅强调中医学道统传承，还特别重视中医学理论渊源。这些有关医学渊源内容，涉及各家学说，千支万派，归结而言，不离经典。

其三，重视医德医风教育，《总论》中载有唐代孙思邈《千金要方·论大医精诚》、宋代林逋《省心录·论医》、宋代寇宗奭《本草衍义·医有八要》、元代戴良《九灵山房文集·医儒同道》、清代年希尧《本草类方·医不可用孟浪》等篇，告诫人们，医学为人命所悬，不可轻率误人，学医必须用心精细，勤奋不倦，可见陈梦雷对医德的重视。

其四，提示研读者要触类旁通，掌握医学与易学相关之理。《总论》载《侯周臣传》等篇阐述:"《黄帝内经》一书,与《周易》相表里,天人性命之理,尽在是矣。"揭示易学对医学具有以简驭繁、通权达变、因事制宜的作用。诸医家的相关论述,颇值参考。

其五,对病者的箴戒,如《总论》载宋代苏轼《东坡杂记·求医诊脉》等篇,告诫病家要善于察医、征医,并且要与医生密切配合,对人们不无启发。

除《医部》外,在《古今图书集成》其他部类当中,也分布有大量中医文献资料,内容涉及药物本草、养生、生理、气功导引、卫生防疫、医事制度等医药卫生领域的各个方面。这些资料除取材于医药典籍外,还引征了大量医籍以外的文献资料。据统计,《古今图书集成》中的医药学内容总卷数达 1 205 卷。这些医药内容不仅在一般医著中难以见到,即使在其他类书中,也极为少见。

总而言之,《古今图书集成》蕴藏着相当丰富的中医药学内容,是校勘、辑佚古籍,考证史实,查寻、搜集资料等工作的必备工具,对从事中医教学、科研及临床工作都有很大裨益。它体例严谨,分类详细,使用方便,是一部很有实用价值的中医工具书①。

---

① 刘德荣,邓月娥.福建历代名医学术精华 [M].北京:中国中医药出版社,2012:122-127.

黄庭镜

生平简介

黄庭镜，字燕台，自号不尘子，清代著名眼科医家，生于清康熙四十三年（1704年），卒年不详。他的一生为我国眼科医术的发展，特别是对金针拨障术的发展做出了卓越的贡献。

黄庭镜生于福建闽中地区的绥江之卢汀。自幼聪慧过人，稍长业儒。后因父亲谢世，悲伤过度，双眼患病，视力减退，乃广购方书，凡涉及眼症者，皆悉心加以研究——一方面为自己治病，另一方面为患者治疗，获益颇多。及至眼病治好后，就弃儒而学医，潜心研究眼科，悬壶济世，足迹遍及闽北各地，医名大震。34岁时，尽管已有医名，但黄氏不自满，他听说江夏（今湖北武昌）培风山人眼科医术高明，为了提高自己的医术，乃外出拜师学艺。先后在外共5年，于乾隆六年（1741年）才归故里，医术前后判若两人，特别在中医眼科学的理论和临床两方面造诣精深，成为一代眼科名医。

医学成就

《目经大成》是黄庭镜的一部眼科专著。黄氏从江夏学习眼科医技回乡后，在日常行医之时，将自己所做的读书心得和临证笔记，分汇成卷，题名《目经大成》。该书既有继承性的总结，又有发展创新，特别是对金针拨障术的继承和发展尤为突出。

据明代眼科学家傅仁宇的研究，我国金针拨障术的起始时间，应追溯到东汉末年的名医华佗，如《审视瑶函》中所说："钩割针烙之法，肇自华佗。"在华佗稍后的南北朝时期，金针拨障术已开始在上层人士中得到小范围内应用。到了唐代，金针拨障术的影响逐渐增大，在民间也广为流传，可从著名诗人在诗句中亦多提到金针拨障术为证，如白居易"人间方药应无益，争得金篦试刮看"、杜甫"金篦空刮眼，镜象未离铨"等。宋代早期汇编的《太平圣惠方》卷三十三有"开内障眼论"一节，专论白内障之性质、种类、手术适应证、术前准备、手术操作过程、术中注意事项、术后护理等，为我国有年代可查的最早阐述金针拨障术的一本书籍。至元代，金针拨障术又有了相当的发展。继之，明代傅仁宇《审视瑶函》对金针拨障术的研究又有了进一步的发展。

我国历代的眼科学家，通过对金针拨障术的研究和实践，使这一疗法逐步得到了改进和发展，为黄庭镜在金针拨障术方面取得新的成就，奠定了坚实的基础。

黄庭镜在眼科学的理论方面，广泛学习和研究了历代眼科学家的论著及学术思想，并且经过消化吸收，结合实际情况和自己的心得体会，有批判地继承运用，做到有扬有弃，而不是不加分析地全盘接受。从他所著《目经大成》中可以看出，他对历代眼科诸家著述有深刻研究，吸收了其中的优点和特点，结合自己的临床经验，总结整理成文，改变了以往著述中的互相抄袭，文字雷同较多的弊病。例如，在《目经大成》体例的编排方面，既吸收了《龙木论》对眼病分类简明易学的特点，又对其中内外障分类法的不足之处，做了修订，如将内障的23症中属于老年性白内障可以施行针拨术的13种归纳为"内障"一节，使白内障分类由博反约，归结为一。他在学习和研究了《银海精微》之后，对其中补充阐述的内容有所采纳，如"血翳包睛""彩云捧日"（《银海精微》中称"红霞映日"），称"瞳孔"为"金井"等。学习和研究了王肯堂所著的《证治准绳·七窍门》后，发现《审视瑶函》系抄录成书。针对二书将眼病分类过细，较为繁杂，使学者不易掌握的缺点，在《目经大成》中只选辑81症，以及是因非因8症，方便学者学习和应用。他还吸收了《证治准绳》《审视瑶函》等书对眼科基础理论阐发深透的优点，在《目经大成》上卷部分，重点论述了五运、六气及眼科五轮、八廓、脏腑、经络等方面的理论，包括诸药外治的内容。总之，黄氏在眼科的理论和病症方面，都是在继承前代眼科学家的基础上丰富和发展起来的①。

① 中国中医研究院广安门医院．中国历代名医学术经验荟萃丛书——金针拨障术大师黄庭镜［M］．北京：中国科学技术出版社，1989：11-12.

陈念祖

生平简介

陈修园（1753—1823），名念祖，字修园，一字良有，号慎修。清代著名医家。福建长乐江田溪湄村人。明崇祯末年，陈修园祖上迁长乐江田镇溪湄村。溪湄村地处山区，古代交通闭塞，进出须步行山间小道。新中国成立后由三溪至溪湄修有公路。溪湄山幽深明丽，有"溪湄十美"：幞头石、笔架石、宝山云、珠湖月、文笔峰、石涧泉、龙津钓、马岭樵、南阳耕、西仑牧等景观。宋代理学家朱熹过此，称道溪与山之美，为题"溪山第一"，今碑刻仍存。溪湄保福寺，创于宋代太平兴国七年（982 年），据说陈修园曾在此读

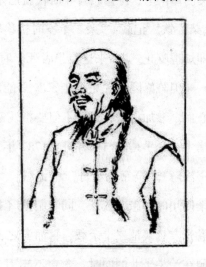

陈修园

书。保福寺经清乾隆、道光、咸丰、光绪及民国年间数次修葺，旧额犹存，碑刻保护较好。1997 年又经乡人翻新，今名保谷禅寺。现存陈修园故居"南雅堂"于溪湄村。南雅堂是当时陈修园课徒授学、行医诊病的场所，陈修园不少医学著作版本如南雅堂藏版即出于此。陈修园墓距南雅堂不远，于 1981 年 5 月被列入福建

省文物保护单位，立有纪念碑。近年来，福建中医药大学师生还在清明节前往陈修园墓祭奠，举行医学生宣誓仪式，可见陈修园对福建中医药文化的深远影响。

《清史稿》有陈念祖传，不过只记载了"乾隆五十七年（1792年）举人"，"嘉庆中官直隶威县知县，有贤声。值水灾，大疫，亲施方药，活人无算"。在医学方面也只略述其："著《伤寒》《金匮》少注，本志聪、锡驹之说，多有发明，世称善感本。""晚归田，以医学教授，门弟子甚众，著书凡十余种，并行世。"陈修园的事迹，我们从他的著作、门人子孙的记述、时人的序跋中可以形成一个大致的轮廓。

陈修园幼年丧父，家境贫寒。其长子陈蔚说："先严少孤，家徒四壁。半治举子业，半事刀圭家。"他的医学启蒙老师是其祖父陈选严。《医学从众录》卷一《虚痨续论》里记载："先选严公曰：补水以制相火，为相火有余而言也。"从这段记述中，可以看出陈选严具有较高的医学素养，并能指导陈修园诵读医书。在祖父的熏陶下，陈修园青年时代就已是一位颇有主见的医生了。《景岳新方砭》卷二《柴苓饮》记载："余二十岁时，诊新美境郑孝锦症，用五苓散二钱，饮热水出汗。即烦退呕止。"后来这位患者死于时医误用柴苓饮。

但陈修园的"事刀圭家"只能用一半精力，他必须为"治举子业"付出更多心血。参加科举考试，不但要把儒家经典背得烂熟，还要会作文。陈修园20岁补诸生，几乎是医与儒并进。1787年，陈修园35岁时，就读于鳌峰书院，《十药神书注解》"癸字补髓丹"中记载："乾隆丁未，余肄业鳌峰书院。孟瓶庵师言其督学四川时，患嗽数月，同寅制馈（指明胶）崮素不食牛，拜受而不敢尝。署中阅卷张友患痰证二十余载，喜而尝之，胶痰成块，吐出甚多，半月全愈。"可证陈修园在治举子业的同时，念念不忘刀圭术。1788年，参加乡试，落第。陈修园在北京治好了伊云林中风证。名噪一时，就诊者门外无虚辙。后因当事强令馆于其家，辞弗就。这位未指名道姓的"当事"，有人认为是和珅。"馆于其家"就是请陈修园当教师，他没答应，于1793年托病回到福建。但他在家乡还是当了教师。

乾隆五十七年（1792年）中举人；考中了举人，就有资格当官了。当时其已经39岁。但陈修园仕途并不顺畅，一直等了9年他才有机会做保阳（今保定）县令。1802 年陈母去世，他必须返乡守孝。陈修园早年丧父，"知命"之年丧母，完全遵照《礼记》的要求居丧。家居 5 载，专事医疗和医学著述。嘉庆十三年（1808 年）复赴保阳服官，后赴磁州任知县、枣强知县、威县知县、直隶州知州、代理正定府知府等官职，任公务之暇，仍为人治病。嘉庆二十四年（1819 年），陈修园 66 岁退休，结束了在直隶（今河北省）的仕宦生涯，回到家乡，依然专心从事医学和医学普及工作①。其儿子元豹（名蔚，字道彪，号古愚）、元犀（字道照，号灵石），孙心典、心兰，均继承家学，以医闻名于世。

陈修园一生致力于医学理论研究与临床实践，其医术精湛，学识渊博，不仅是一位颇有创见的医学理论家、医术超群的临床医家，而且是一位杰出的中医普及家。他著述甚丰，由后人收集陈氏所撰《灵素集注节要》《金匮要略浅注》《金匮方歌括》《伤寒论浅注》《长沙方歌括》《医学实在易》《医学从众录》等 16 种医书，辑成《南雅堂医书全集》，又称《陈修园医书十六种》，或名《公余十六种》。该丛书内容广泛，说理透彻，且通俗易懂，对后代影响较大。这些医书内容深入浅出，通俗易懂，切合实用，为普及中医知识做出了杰出的贡献。

学术成就

陈氏崇尚经典，重视经典著作的学习和钻研。他针对当时"医趋时尚"、部分医者不学习经典著作、片面追求以验方行医的状况时指出："医道之不明也，皆由于讲方而不穷经之故。"因而主张以《黄帝内经》《难经》《伤寒》《金匮》作为初学中医的必修读本。

他自己更是潜心经典医著学习，尤其对《伤寒论》研究最深。在晋代王叔和整理《伤寒论》后，明清时期出现了错简重订派和维护旧论派之争，陈修园是维护旧论的中坚人物之一，他认为王叔和全面真实地整理《伤寒论》，"有功千古"。他极力维护王叔和对《伤寒论》的最早编次，反对明代部分医家提出的"错简重订论"。陈氏成为宋代以后伤寒学派中"维护旧论"影响最大的一家。

---

① 崔为．一代儒医陈修园 [J]．中国社区医师，2007，9（12）：95.

　　陈修园除了在中医经典上有所成就外，对本草学亦有贡献，体现在其撰著的《神农本草经读》一书。《神农本草经读》简称《本草经读》，四卷，刊于1803年。此书辑录《神农本草经》药物100余种，分上、中、下三部，并附录《神农本草经》以外的药品46种，分别做出注文诠释。除陈修园本人的注语之外，包括了《本草崇原》及《本草经解》的内容。《神农本草经读》在释《神农本草经》之药效时，每先以药的性味、有毒无毒等，然后联系到药性的归经，由归经言及应用，并加以辨析，以期使"每药注解，必透发出所以然之妙，求与《内经》和《难经》、仲景等书字字吻合"。正是因为陈修园析归经、辨应用悉遵经旨，以《伤寒》《金匮》之法，并参考《内经》之旨，以明正药之性能功效，故被誉为"洵神农之功臣也"。

　　陈修园临床精通内、妇诸科，积累了丰富的经验。其所撰的《医学从众录》和《女科要旨》，体现论治内、妇科方面的成就。《医学从众录》论述近40种内科杂病，且旁及妇科杂病。其他著作，如《医学实在易》《医学三字经》《时方妙用》《时方歌括》《十药神书注解》等书也有述及内科杂病的治疗。《女科要旨》是总结妇科经带胎产方面的经验。陈氏论治内科病证，不但阐发《黄帝内经》和仲景学说要旨，而且能博采历代医家经验，又参以己见，多有发挥；临床用药注重温补，不喜用寒凉滋腻药物，尤其临床对泄泻、消渴病、赤白浊证、痨证、胃病等的论治，有独到见解；同时，陈氏诊治内科临证的辨证用药特点，颇能启迪后学，开阔思路。

　　陈修园从医50年，不仅在理论上有所阐发，而且在临床治疗上也有所创新，但他并没有建立新的医学流派，载入史册的是他在医学教育和医学普及方面的卓越贡献。

　　陈修园在我国中医教育史上是一位承前启后的人物。他在教材编写、教育方法和著述形式体裁上，在继承的基础上，有诸多的创新，特别在普及医学教育上，贡献颇大。据学者统计，其《医学三字经》，自1804年至1956年，152年间共刊刻27次，平均5年多刊刻一次；其《神农本草经读》，自1803年至1959年，156年间共刊刻21次，平均7年就刊刻一次。其他医著，刊刻也有10多次，远比清代御纂的《医宗金鉴》（1742年）风行，其数量之多，影响之大，为清代首屈一指。

"深入浅出，通俗易懂"是陈氏教育思想的最大特色。陈氏重视这一特色有以下几点理由：①认为古典医著往往文义深奥，不易为一般医家所领会；而全书的精神实质，则更难理会；此外古典医著中尚有"言外之意"，往往无从领悟。这些均需有所指导。②唐宋以来，诸家学说蜂起，多庞杂而偏，使时医难寻圭臬，需如罗经（罗盘针）一样指示方向。③一般病家患疾求医，因无医学知识，对医生误投药石，也难以察觉，造成误治。如能阅读一些通俗的正宗医书，很有帮助。故陈氏强调这一特色，既有纠正医误之意，又有为病家保生之念，如他在《医学实在易》中说："即素未习医，偶然得病，尽可按证用药，丝毫不错。"

陈氏为了达到"深入浅出，通俗易懂"之目的，在语言体裁上，采取注文（说明）、按语（论说）、诗、歌、诀等形式。注文衬于原文，与原文一气相通；按语则纵横论述，以畅达经义；诗、歌、诀等提纲挈领、概括性强，又朗朗上口，便于朗诵和记忆。这些均对学习医学有利。在教育方法上，则根据需要，采用逐句讲解法、分段讲解法、串解方法和歌括方法等，对后世影响甚大。

可以说，陈修园一生的医学成就相当丰硕，其成就的取得离不开两点：一是深厚的传统文化素养。陈氏以名孝廉而从事中医学术研究和教育，在医德上，他受儒家"仁术济世"的熏陶，明确提出了"活人活国"的教育目的，这一精神贯穿于其全部医著中，特别显示在其努力普及中医教育上。在学术上，他能在充分理解古典医著的基础上，畅达地表述经义，并能运用诗、歌、诀等形式以利推广。在教育方法上，他也受经学教育的影响，恰当地运用逐句讲解法、分段讲解法、串解方法和歌括方法等。二是深厚的医学造诣，特别是精湛的临证素养。陈氏可谓一生均从事中医临床，"活人数十万计"，积累了丰富的临证经验，这使他的医著能理论清晰，与实际结合，临床应用性强。其中最大特点是他避免了明清时期一些医著中那种骑墙模棱、资料汇集、诸说纷呈等弊端，对许多问题能做出明确论断①。

① 夏登海. 陈修园的医学教育思想［J］. 学海，2009（5）：199-200.

行医轶事

陈修园与狗皮膏药

生活中经常说"狗皮膏药",多是指一些江湖骗子的行为,其实在中医药的历史中,狗皮膏药曾经治好和珅的病。乾隆五十七年（1792 年）,陈修园进京参加会试,其时他已有医名。一日,宰相府长史来请陈修园过府给中堂大人治病,这个中堂就是当朝第一大奸臣和珅,一开始陈修园并不想去给和珅诊治,后来在长史的胁迫下才不情愿地来到宰相府。

俗话说:天上凌霄殿,人间宰相家。这宰相的府第果然是"侯门深似海"。陈修园被领着七拐八弯地来到一个花厅,只见中间椅子上坐着一个面容憔悴的男子,心想此人必是和珅。长史小心翼翼地趋前,凑到和珅耳边耳语了几句,只见和珅由侍者搀扶着勉强站起来,强作笑容说:"先生誉满京都,本官一来仰慕之至,二来身染沉疴,病肢瘫软,无法侍奉皇上,内心愧疚。今日得瞻先生风采,敬请先生妙手回春。"陈氏回道:"本医穷途末技,糊口而已。宰辅重托,其实难副。"寒暄过后,长史早捧出医枕,让修园诊脉。陈氏察了脉象,看了舌苔,又检查了病肢,只见瘦削枯萎,形同木头,暗想:此病尚不难治,只是手到病除,未免太便宜了这个奸贼,不如趁机教训他一番。于是他故作难色,对和珅说:"中堂得此痿症,皆因内则过食膏脂厚味,外则纵淫房事,以至大筋软短,小筋弛张,两足废用矣!"陈修园话中要害,和珅迅即失色。但奈何他说的不无道理,因此发作不得,小心问道:"先生明察,不知尚有何药可救?"陈修园双手背着,沉吟漫步,时而皱眉,时而摇头,急得和珅如坐针毡,又怯怯地问:"莫非无药可投?"虽然陈氏此时心里早有医治之法,但他却故意说道:"此病难治,请容我回去详查医籍药方,过三日后,再来给中堂配方调药。"和珅一听有医治之法,高兴之极,连忙让人取许多银子相谢。

不过等待的这三天,对和珅来说就像有三年那么长。熬了三天三夜,第四天一大早,和珅就派人请陈修园来配药。陈修园写了一副药方,不过是红花、桃仁、当归之类的活血药,交给长史。顷刻药到,修园把几味药细细研成粉末,又用桐油调好，放入铜鼎里用烈火煎熬，一时药香四溢。修园道："万物具备，只欠东风。此药今还差一只活狗。"和珅听了心里一颤。原来外头的老百姓都骂和珅是"狗头宰相"，况且古往今来，谁还见过用活狗入药的？当即责问："要活狗何用？"陈修园知道到了关键时刻，即声色俱厉地说道："狗性最热，中堂病肢皮肤已废，唯用狗皮和药可以相生。否则，虽神医难医矣！"和珅求医心切也顾不得多想别的事，当即传令将看家护院的一只大活狗宰了剥皮。陈修园随即把那些煎熬好的药敷在狗皮上，然后连皮带药、严严实实裹在和珅的大腿上。诸事完毕，修园还不觉得解瘾，又大声对旁边的太医、官吏们说："中堂位及辅宰，邪盛正消，所以学生用反治法，扶正祛邪，三日换一贴药，只需半月，便见功效。"一番话说得和珅的脸一阵子红一阵子白，好不尴尬。但又似乎说的是药理，因此不好开口说话，只是暗中叫人监视陈修园，等过了半个月再说。

说起来也真神奇，刚刚过了两周，和珅的两条腿已经能够着地走动。他大喜过望，也忘了"狗皮"有伤大雅，备下宴席酬谢陈修园，并许以太医院官职，希望陈修园能留在他身边专侍他。陈修园婉言谢绝，托病南归。后来，"狗皮膏药"的故事渐渐传遍京师内外，大家都十分钦佩陈修园的医术和胆量，更有不少外科医生也争相配制"狗皮膏药"①。

黄芩不是"安胎圣药"

朱丹溪曾经讲黄芩、白术是安胎妙药，不知从什么时候起，黄芩、白术变成了"安胎圣药"。只要是安胎，不论病情如何，每方必用黄芩、白术，已成后世医家用药规律。陈修园的夫人怀孕时，陈修园也总给她吃黄芩、白术安胎，却屡次流产。有一次，夫人又怀孕3个月了，陈修园因为要去省里参加考试，就把夫人托付给同族的人照顾。结果，回来时夫人已经怀孕6个月了，状态非常好。陈修园打开方子一瞧，大吃一惊，原来都是温补药物，陈修园自责说，假如我在家，可能母子又要遭殃②。

① 林国清.福州民间故事［M］.福州：福建人民出版社，2009：332-335.
② 张存悌.欣赏中医［M］.天津：百花文艺出版社，2008：107.

雷　丰

生平简介

雷丰（1833—1888），字少逸，一字松存，清代衢县（今浙江衢州）人。雷丰原籍福建浦城，后随父辗转徙居浙江衢县。其父雷逸仙先攻文，好读书，喜吟咏，著有《养鹤山房诗稿》；继而弃儒，从衢县名医程芝田习岐黄之术，学成后行医于龙邱，亦负盛名。雷逸仙晚年曾纂集古人诸医书，汇为四十卷，名为《医博》。又自著《医约》四卷。《医博》已因乱失，仅《医约》尚存。

雷丰自幼天资聪明，勤奋博学，深受其父影响，于诗文、书画、医学、星卜无所不通。雷丰自幼随父习医，继承家学，博求精研。其父殁后，继其父悬壶应诊，初时问津者甚少，不得已设星卜肆于城北详符寺。后有衢县举人程孝廉、程大廉知其确有真才实学，于是荐于官医局，医名渐振，以至名噪远近，病者争相延请。雷氏治病，论理精确，投剂多效，尤长于时证。雷氏曾引述其父所论："一岁中杂病少而时病多，病者若不治时病之法研究于平日，则临证未免茫然无据"，故在诊疗之余，潜心钻研时令病，鉴古参今，结合临证心得，撰成《时令病》一书。雷氏治病亦推崇灸法，于光绪九年辑成《灸法秘传》一书刊行于世。

雷丰晚年自号侣菊布衣，颇喜风雅，兼娴丝竹，间作书画，都很工妙，时有医术、丝竹、书画"三绝"之誉，今衢州市博物馆馆藏有其兰、竹、菊水墨条幅和行书四条屏。

雷丰之子雷大震，字福亭，以祖传行医，与雷丰的弟子程曦、江诚都闻名于当时。三人合作，将雷丰平日选读之书，分门别类，括歌汇赋，编成《医家四要》一书，包括《脉诀入门》《病机约说》《方歌别类》《药赋新编》四种各一卷，是一部通俗易懂的中医入门读物。此书与雷丰《时病论》、程芝田所著《医法心传》，被称为"雷氏三种"。

医学成就

《时病论》对中医外感病理论证治进行了系统而全面的论述，弥补了历代医家对外感时病论述的不足。《时病论》最重要的贡献，就是建立了实用的季节性疾病全新辨治体系。本书成书之前，中医历代各家论治外感病，病性上多从伤寒、温病两分，病因方面有新感和伏邪之异。雷丰以《黄帝内经》为依托，参考各家学说，结合临床实践，创造性地以四时八节统领诸病，以治法统率方药，知常达变，理论与实践密切结合，形成汇通伤寒与温病、新感与伏邪、时病与杂病的季节性疾病全新辨治体系。

旨宗《黄帝内经》，法守仲景

雷氏于《时病论·凡例》中说该书"诸论皆本《黄帝内经》、诸贤之说"，并以《素问·阴阳应象大论》八句原文为全书之纲。同时，雷氏对某些时病的发生机制亦以《黄帝内经》之说立论，如提出春季的几种温病（春温、风温、温毒、温病、晚发等）均为"冬伤于寒"所致；洞泄、湿泄、风痢等则为"春伤于风"所致；寒疟、湿疟、风疟等则由"夏伤于暑"所致。可见雷氏极重视《黄帝内经》的理论，而雷氏按时分病、知时论病的学术观点亦源于《黄帝内经》。

雷氏还很强调《伤寒论》是论述外感时病的基础著作，提出"凡学时病者，必须参读仲景《伤寒论》，庶可融会贯通，否则不可以言医也。"在《时病论》中有明显的六经辨证痕迹，把热结胃府作为多种温热病的结局。此外，该书一方面在备用成方中引用了许多《伤寒论》原方，另一方面其所制的拟用治法不少系从《伤寒论》方演变而来。

知时论证，按时分病

雷氏对时病的辨识和治疗，主张知时论证，认为"医者之难也，而最难者莫甚于知时论证"，强调"时医必识时令，因时令而治时病，治时病而用时方"，明确指出，知时令是识病的关键，论治之前提。所谓知时，就是要正确掌握一年四季温热凉寒的变化，二十四节气的变更以及五运六气的运行规律。根据时令变化，结合疾病症候特点，确定诊断、治疗四季外感病，这就是"知时论证"。

雷氏在《时病论》中总结归纳了72类时病病种，分别纳入四时八节之下，形成了完整的时病系统。雷氏所列时病按照时令节气和发病类型的不同，可分为新感和伏气两类，即每个季节的时病都有新感时病和伏气时病的不同。这种时病分类实质上已经突破了《黄帝内经》外感病的局限，融汇伤寒和温病，新感和伏邪，形成了全新的时病分类系统。

创法代方，方法结合

雷氏在《时病论》一书中，创立了时病治法60条，如辛温解表法、补火生土法、解肌散表法、润下救津法等，并详述了立法的依据和诸法的治疗主证，药物组成，却没有方剂名，有法无方。分析所拟诸法的组成，仍严格遵守中医方剂组成原则，君臣佐使，配伍严格合理。所以说，雷氏所创的60法看起来与古训理法方药一以贯之有别，但综观所拟诸法，实际上就是方，只不过不冠以方名而已。这种用法代方，方法合一，不能不说是一种创新，且诸法具有更接近证型，更易掌握，更适用于临床等特点。

总之，雷氏对时病的论述既注意继承前人理论，又敢于创新，对中医外感病学的发展做出了重要贡献。但是，有几个问题在学习中尚需注意。如对于以时定病名，虽可清楚地反映各种时病的季节特点，但若过于机械地以季节、节气来划分病名也不尽合乎临床实际。又如雷氏在《时病论》中所列的一些病名，其概念与一般医籍不同，像雷氏所说的春温、风温、温病实际上是通常所说春温中的几种不同发病类型，皆属春季伏气温病。此外，《时病论》中有些疾病在新感与伏气的归属上也有欠妥之处，如把泄、痢都归于伏气，咳嗽诸证皆属于冬季伏湿而发等。凡此种种，学习时需留心辨别。

　　《时病论》问世虽晚，但影响较大，不仅屡被翻印，而且出现了一系列的后续著作，有加批者，如陈莲舫《加批时病论》（1909 年），有增订者，如何筱廉《增订时病论》（1925 年），有表解者，如彭光卿《时病分正表》（1941 年）等，足见本书影响之大。

郑奋扬

生平简介

郑奋扬（1848—1920），字肖岩，闽县（今福州市）人。出身于中医世家，其祖父郑德辉，字允燎，号麟芳，又号铁镜，因科举不利，清嘉庆、道光年间转学医学，专心钻研医书，诊病十分严谨，医术高超，救人无数。成名之后，有许多学生跟随其左右。其父郑景陶，字于拔，号香岩，受郑德辉的影响，自幼学医，对医理反复研究，达到废寝忘食的境界，尽得岐黄之奥秘，冠绝一时，因为他所批医案非常有特点，故人们争相收藏。郑奋扬的祖父和父亲对中医的实践与研究，为日后郑奋扬走上从医救人的道路，营造了良好的氛围与厚重的医学积淀①。

郑氏初习举子业，清光绪四年（1878年），补博士弟子员，后任监理船政帆缆厂工务。清光绪十年（1884年），在中法马江战争中，奋扬任团防总文案。他目睹中国海军惨败，清政府腐败无能，乃弃官从医，即在台江开诊行医。郑氏潜心于医道，钻研中医经典。在世代业医的家学氛围熏陶下，他尽得其家族医术之真传，精通内科，尤其擅长治疗鼠疫、霍乱、麻疹等疾病。处方用药，轻灵取胜。他医术精湛，收费优惠，医德高尚，慕名求诊者甚多，远近驰名，在当地社会声誉颇

---

① 林凌. 郑奋扬生平及学术特点 [J]. 福建中医药大学学报，2012，22（5）：71.

著，一度被推选担任全闽医学会会长。

郑奋扬生于清末，时值鸦片战争爆发、西方列强叩开中国大门，再加上清政府的腐败无能，战乱频繁，百姓流离失所，致使神州大地瘟疫流行，福建亦是瘟疫不断，民不聊生。清光绪十二年（1886年）鼠疫流行，重大的疫区又移至东南沿海。光绪三年至三十四年（1877—1908年）有鼠疫19次、霍乱10次，几乎全都是在福、厦间。单是厦门一地，光绪二十二年的鼠疫"疫死者多"，二十三年死者千余人，二十四年至二十七年又连年大疫①。郑奋扬为儒医出身，深受其家族优良传统的影响，积极救治福州的百姓，虽然他的医术高明，医德高尚，但一人之力毕竟杯水车薪，为救治更多的百姓，郑奋扬的《鼠疫约编》《疹症宝筏》《热霍乱辑要》应运而生，为福州传播疫病救治的方药，让其他业医者也掌握防治疫病的技能，从而救民众于水火。

《鼠疫约编》是郑奋扬根据清代罗芝园的《鼠疫汇编》整理增辑而成的，成书于光绪二十七年（1901年）十月，其主要总结了鼠疫的病因病机、表现、治疗方法、预防措施、病后调摄等，同时郑奋扬还增辑了自己治疗鼠疫的验案，活用罗芝园的解毒活血汤，根据患者的体质加减应用，并且采用日夜连追法、一日多剂法等不同的煎服方法，治疗鼠疫急症，效果甚佳，同时配合神犀丹，屡试不爽。

《热霍乱辑要》成书于光绪二十八年（1902年）壬寅秋七月。该书是郑氏精选及补充清末医家王孟英的《随息居重定霍乱论》而成。该书主要介绍热霍乱的辨证论治、内治外治方药及热霍乱的饮食调摄和注意事项。全书语言通俗易懂，选方简便，辨证清晰，可使当时业医者只要照书对症下药，即可救治大众，又可使普通百姓选取单验方自救，注意饮食起居，不致加重病情，可以说是一本具有科普性质的著作。

《疹症宝筏》成书于民国六年（1917年），是论述麻疹防治的专书。全书详细论述了麻疹发病的病因、临床表现、诊断等注意事项。在该书自序中郑氏提及编辑此书的原因和期望：其好友刘雪斋出示医家谈心揆《治疹论说及方法》，说明此

---

① 常亚利．清末福建医家郑奋扬疫病文献研究［D］．福州：福建中医药大学，2010：4.

篇是摘录谈氏《幼科诚书》而来。此书汇总各种治疗麻疹的方案，融百家治法为一体，特别是强调看小儿指纹辨别表里寒热虚实，使当时和后来的业医者都受益匪浅。将麻疹的病因、症状、治疗、调护都清晰的总结整理，使读者从中受益匪浅。

除了上述治疫专著外，郑奋扬还著有《伪药条辨》《增订验方别录》等书。《伪药条辨》总共 4 卷，刊于 1901 年，该书是鉴定药物真伪的专著。内容主要对于 110 种药物的名称、形、色、气味，进行了较详细的辨析。《增订验方别录》成书于光绪二十年（1894 年），此书是郑奋扬在清代医家鲍相璈《验方新编》基础上，加以调整补充而成。

郑奋扬有子四人，除次子外，长子岩孙、三子迈庵、四子拓襟均继承先人衣钵，在福州南台各地开业。郑迈庵曾任福州中医学社、福州中医专门学校教师。郑家前后五世业医者 10 余人，极一时之盛。

医学成就

郑奋扬极为推崇对中医经典著作的研究。他一生都在孜孜不倦地研读经典，对《黄帝内经》和各家学说研究颇深，在其撰著的医籍中时常可见其对于经典理论的信仰。

郑奋扬崇奉《黄帝内经》《伤寒论》及前代优秀医家理论观点，但是，其在临证实践中并不墨守成规，而是面对病情具体情势，结合其行医环境，对于前代施行的一些方剂加以化而裁之。最具代表性的是在治疗鼠疫流行疾病上，将王清任医治流行霍乱时的解毒活血汤变化加减而成治鼠疫主方。

郑奋扬认为，温疫病都与火热关系密切，火热邪气易夹毒邪，火热之邪会导致热毒入血，迫血成瘀等种种恶症，因此在治疗上活血解毒是基本的治则。常用加减解毒活血汤，药用连翘、柴胡、葛根、生地黄、当归、赤芍、桃仁、红花、厚朴、甘草等。郑奋扬重用桃仁、红花来治疗鼠疫发热、神昏、谵语等急危重症的经验，不但影响了当时的医生，对我们今天的临床用药也有较大的启发①。他还将叶天士用于治疗外感热病的神犀丹用来治疗鼠疫之证，而神犀丹的主要成分为犀角、生地黄、元参、银花、连翘、紫草、粪青等，皆活血行瘀、解毒清热之品，而叶天士所创神犀丹是用来治疗外感热病所用的，被郑氏拿来治疗鼠疫之证，实属活学活用，是对中医理论"异病同治""同病异治"的实践和发挥②。

郑奋扬在治疗疾病尤其是疫病过程中，除了专注于疾病的药物治疗外，还非常重视疾病的预防与病中调护配合。他提出预防疫病，应该增强人体正气和避免虚邪贼风相结合。在预防鼠疫时，其总结12则避疫验方：内服方、熏蒸方、香囊类、贴脐方、涂沫类等，利用药物的性能、功用达到祛疫的目的，从而预防鼠疫的传播。

① 林凌. 郑奋扬生平及学术特点 [J]. 福建中医药大学学报，2012，22（5）：72.
② 常亚利. 清末福建医家郑奋扬疫病文献研究 [D]. 福州：福建中医药大学，2010：18.

力　钧

生平简介

力钧（1855—1925），字轩举，又字香雨，号医隐，福建永福（今永泰县）人，我国近代著名的中西汇通派医学家。

力钧最初师从名医刘善增。刘善增不但精通中医学，而且兼治文字、音韵与训诂之学，曾用《说文解字》论证《黄帝内经》。在刘善增的谆谆教诲下，力钧打下了坚实的医学和文史基础。11岁时，力钧又师从名医陈宗备学医。13岁那年，力钧又拜名医张熙皋为师，这年力钧不幸染上了疟疾，一位医生却误诊他得了其他传染病，为他开了"白虎汤"，结果服后病情反而加重。后来改请一位名叫朱若春的乞丐医生为他治疗，他只服了朱若春的三服药，吐痰数升，病就好了。这一亲身经历给力钧很大的启发，使他看到民间蕴藏着十分丰富的医药经验，从此他十分重视民间的医药，并虚心地向民间医生求取医术。17岁时，力钧开始读《温病条辨》，这一年他得了一种传染病，一位医生误诊为疟疾，所开的药一直没有疗效。陈宗备的儿子陈德明用白虎汤加大黄为他治疗，三天就治好了他的病。力钧急忙向陈德明借来治疗传染病的医案，细心研读，从中获得许多教益。此后，力钧又拜了另一位名医朱良仙为师。经过多年的苦读和多方求教，力钧的医术也臻于成熟。

1877 年，力钧正式独立行医，并开始传学授徒，以施展他的医学才能。1881 年，力钧与郭永淦合作撰写《伤寒论问答》，又与郑省三合作撰写《论半夏》。由于勤于治学，力钧的医术日趋精湛，他的医名也传遍全省。

清光绪十五年（1889 年），力钧在家乡中举。但第二年他赴京应礼部考试未能如愿。在失意之时，他来到北京著名的书市琉璃厂，在这里他如获至宝地购买了十几种明版医书。在返闽途中，他经过天津、上海，看到许多新出版的医书，又一一买下。这一趟进京，他虽然没有实现自己最初的目的，却意外地满载而归。回家之后，他如饥似渴地接受新的医学知识，使自己的医术得到进一步提高。特别是他由此开始了解西方的医学理论，并将中西医学知识相融会。

1891 年，力钧应新加坡侨商吴士奇的邀请前往南洋为吴父治病，他仍是药到病除，其声名不胫而走。侨商吴士奇见力钧医术高超，为了酬谢力钧，就想推荐他在当地的医院行医，力钧拒绝了这个邀请，不过在马六甲地区停留了一段时间，由此周游了南洋各国，考察当地的医药。由于南洋中药奇缺，所以力钧刻意研究西药代用之法，据说治愈了许多患者，华侨誉称其为"中西名医"。从海外归来之后，力钧一边继续行医，一边自学西医知识，由此对西医有了较透彻的了解，并开始在国内倡导中西医汇通之说。

1894 年，力钧应礼部召试第二次进京，为达官显贵治病。他精湛的医术使自己名声大噪。于是，京城的权贵们要留力钧在京任职，但力钧以家中母亲年老为由，推辞了这份差事。返闽之后，力钧遇上福州发生鼠疫，他专门配制了"大青汤"拯救了千百人的性命。

此后，力钧开始走出行医的圈子，扩大自己的社会活动范围。1895 年，力钧与他人共同创办银币局，并撰写《币制私议》和《全闽十产考》。1896 年，他在福州创办"苍霞英文学堂"和报社"福报馆"。1897 年，他东渡日本，对明治维新之后日本社会的方方面面做了较深入的考察，并写出《日本医学调查记》《高山蚕业记》《西京织业记》《大阪织业记》《札幌农业记》《足利藏书记》等文章。回国后，他立刻创办了东文学堂，培养通晓日文的人才，以利于向日本学习先进的事物。1899 年，他迁居于阳崎，在当地又创办了"玉屏女塾"。1900 年，力钧在莆田仙游经营盐业，同时不忘办学，再办"仙游学堂"，招收学生，传授西学。

1903 年，他接受了商部主事的官衔，举家迁居北京。进京后，他虽然名为商部主事，实为宫廷御医。他为人治病，每每是药到病除，令权贵们折服。于是，人们争相延请，这使他誉满京华，求医者中包括慈禧太后和光绪皇帝①。

1910 年，力钧奉召随驻英公使出访欧洲，先后游历了德国、法国、瑞士、奥地利、意大利、俄国。每到一地，他一定要首先考察当地的医院和医学院校。西方先进的医疗设施和医学教育设施，在他的脑海中留下极为深刻的印象。但是，他仍不以眼见为足，因此每离开一地，他总要购买大量的医学图书资料，以资日后进一步研究。

1925 年，力钧病逝于北京，享年 70 岁。

力钧一生精于临床，勤于著述，著作颇丰。以医学而论，他通医理，精本草，兼晓西医西药，倡导中西医融汇，撰有多种医案著作，尤以《崇陵病案》为后人推崇。该书记载的力钧医案包括为光绪帝诊治的病案 45 例、为慈禧太后诊治的 4 例、为王公大臣等治病的 14 例。该书对研究清代宫廷医事及光绪帝的死因均有重要的参考价值。

行医轶事

关于给慈禧太后和光绪帝诊病一事，力钧在其《崇陵病案》一书中有详细记载：

光绪三十二年（1906 年）一天，庆亲王邀请力钧到他的私人花园"承泽园"晤谈。席间，庆亲王忧心忡忡地告诉力钧：最近皇帝圣躬欠安，病势沉重。太医院御医诊断为体质虚损所致，因此开了许多补药，然而这些药方非但无效，反而增添了新的病症。庆亲王将皇帝的症状一一向力钧细述，问他有无医治良方。力钧坦言太医院御医误诊，认为皇帝的真正病因是宿食不消，积滞体内。庆亲王听了以后，告诉他这与皇帝的看法一致无二，他既然深受皇恩，应该尽力报效，命

①　林公武，黄国盛．近现代福州名人［M］．福州：福建教育出版社，1999：1-4.

力钧写下书面意见，由他转呈慈禧太后与光绪皇帝过目。

慈禧看过力钧写的意见之后，即命庆亲王将力钧带入宫里，与工部尚书陆润庠一起为皇帝治病。慈禧之所以任命陆润庠参与此事，乃是因为陆润庠先父陆懋修为晚清医界"复古学派"的一代宗师。同时，慈禧也嘱咐庆亲王，要敦促力钧务必全力以赴。

据载，第一次的会诊在颐和园的仁寿殿举行，慈禧高坐北面正中央，光绪则侍立在她的左侧。当时慈禧也身染微恙，所以陆润庠和力钧就先为她诊脉。太后把她的双手并列平放在一个"脉枕"之上，让两人同时诊脉，陆润庠诊右手，力钧诊左手，诊毕对换。诊脉完毕之后，慈禧和两人寒暄。她先问陆润庠是否曾为人诊病，陆润庠回答有看病经验，但是自从服务内廷后就停止了。慈禧说："尔家学渊源，脉理必精。"接着，她转向力钧，说她早已耳闻他的医名，希望他留心诊治光绪帝。

此时内侍也为光绪另外准备了宝座，好让他坐下接受诊脉。当时力钧眼中所看到的光绪才36岁，却早已宿疾缠身，"颜色清瘦，精神疲倦"。然而，病怏怏的光绪在自述病症时却滔滔不绝，诊脉后他向两位医生备述自己"口干、胸满、夜不成寐、别不思食、腰酸腿软"等症状，这些老毛病大多与他新近罹患的急病毫不相干。等到皇帝说够了，两位医生再度被带到慈禧的跟前，此时慈禧又"令皇上自述病因"，这次皇帝承认他长久以来深受遗精的困扰。然后慈禧问力钧打算怎么诊治皇帝，力钧回答他预备暂且先专门处理眼前的急病，长年痼疾的部分留待日后慢慢调理。慈禧对他的构想表示满意，令二人退下开方。

内侍把两人带到大殿侧边的军机处朝房，告诉他们只有在意见无法协调的情况下，才需要个别开方。两人随即在慈禧的治疗策略上取得共识，但是在光绪的病情方面却有争议。陆润庠所开的药方，仅仅是就太医院的原方略做加减而已，力钧"力执不可"，认为太医院的温补处方对龙体有害无益，坚持要另开一方。陆润庠经过些微考虑，在力钧的"疏解"处方上签上了自己的名字。

陆润庠处世的态度与力钧大相径庭。他不像力钧有强烈的主见，也毫不在意在瞬间转换立场。他的父亲陆懋修不但是位享誉一时的名医，更是旗帜鲜明的医学思想家，但是其父为信仰而奋斗的"家学渊源"，在陆润庠的身上却丝毫看不出来。在宫廷医疗中，他永远不单独站在与他人敌对的立场，所以不管成败总有人分担责任。相对于陆润庠的圆滑，力钧总是不惜据理力争。

次日，当力钧踏入宫门，立刻受到热烈的欢迎。宫中的内侍告诉他，服用了昨日的处方药后，皇帝颇见起色，急病已然"大愈"；而太后则是"大关防通畅，今早睡极酣，为数日所未有"。内侍催促他再度觐见，接受两宫的嘉许。由于当日天气阴雨，为了褒奖陆、力二人，慈禧恩赐他们"入直准头张伞"的殊荣，并且命力钧明天再度进宫，看看已经困扰她数年的老毛病。

次日，慈禧告诉力钧，她长久以来为消化不良所苦，每次吃完饭就打嗝，舌苔变厚而口渴；如果吃多了就感觉饱闷，吃少了却又会似饥非饥、嗳气、吞酸，问该服用什么药才好。力钧主张最好多吃流质食物，建议每天饮用鸡汤三次。太后随即命李莲英速速去办，而且还嘱咐不得仗势压低价钱，夺取民利，否则"小民诅咒，服亦无效"。

力钧的处方再度立竿见影，次日慈禧感觉自己的宿疾霍然消失，对力钧的医术赞不绝口。她说自己平生最怕药味，为了避免吃药，往往有病也不敢说，因为每次内侍只要一听说太后身体欠安，就会马上宣召太医院派员诊治，每次总是开数十味药材，"大熬一碗极浓苦汁"，让她光闻味道就想呕吐，入口后更是恶心老半天，肠胃也胀得满满的。而力钧则完全不同，这几天他的处方总是只有少数几味，药喝起来也舒服。而昨天更是仅凭饮用鸡汤，不用服药而病愈，真是"神妙极矣"！太后命从今起力钧每日前来诊脉一次，并"研究饮食卫生，期于身体有益"。

根据同乡好友林纾的记载，力钧在宫中"研究饮食卫生"的生活如鱼得水，慈禧对他恩宠有加，不时赏赐，内侍也对力钧十分尊敬。力钧在宫中的愉快生活持续了一年多，直到有一天他在路上巧遇光绪①。

自从一年前力钧奇迹般地治愈了慈禧和光绪的急病，慈禧一直没让光绪跟力

---

① 黄东兰. 身体·心性·权力 [M]. 杭州：浙江人民出版社，2005：215-217.

钧接触，而是独占力钧的医术，不愿光绪与其一起分享。这种讳莫如深的态度一定诱发了光绪的好奇心以及期待感，所以在光绪一旦回想起力钧的高超医术，就要紧紧抓住这颗救星，期待他能够拯救自己江河日下的身体。这次偶遇之后不久，光绪未经一般公文程序，而是通过手诏来宣召力钧。我们不知道光绪是否先跟慈禧商量过，但是，可以确定，这一方式似乎对慈禧不够尊重。

一开始，力钧给光绪帝诊病还算顺利。不过到了后来，一个略懂医术的皇帝和一个精通医术的医家，二人在诊治上发生了分歧，最后当然是医家低头认错，再加上御医们的挑拨离间，力钧深感朝不保夕，后来在同乡好友陈衍的帮助下，逃离了宫廷。

吴瑞甫

生平简介

吴瑞甫（1872—1952），名锡璜，字瑞甫，号黼堂，厦门同安县同禾里石浔村人。近代著名医家、中医教育家。

吴氏世居同安县城后炉街，祖辈七代均以行医闻名。吴瑞甫自幼力学不倦。14 岁时奉父命学医，精研历代医书，推陈出新，常有突出于前人的见解。同时勤读经书，18 岁中秀才，旋为廪生；32 岁中举人，得广西候补知县职，未就。遵父训专心行医。吴瑞甫早年参加同盟会，任同安青年自治会会长，以行医为掩护从事反清活动。辛亥后，吴瑞甫长期在厦门行医，德艺双馨，享有盛誉。

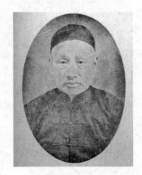

吴瑞甫

吴瑞甫一家在厦门开元路开一父子中药铺，不雇店员，自做伙计。药铺名"退补斋"，意含"退思补过"，重食物营养不重补药。他劝人不要依赖药补，要多吃鸡鸭等以补充营养。一次，一老妇胃痛求诊，他诊断为"冷胃"，开"热药"吃了就好。那老妇认为既是"冷胃"，就常吃热性食品，结果胃又痛起来。再求诊时，吴诊断为"热胃"，开"冷药"给她吃了就好。这说明了中医辨证法、对症下药的重要性。

1934 年，吴瑞甫创办"厦门国医专门学校"和"厦门中医学传习所"，自任校长、所长，还担任厦门中央国医馆馆长。先后主编《国医旬刊》《厦门医药月刊》《医粹》《医统》等，培养出许多人才。他与老中医蔡维中、叶开裳、王万鹏、翁纯玉等组织"厦门回春医学会"，被推选为会长。大家一起探讨中医学，精益求精，共同提高。厦门和闽南有不少名医是他的学生。

1938 年 5 月，厦门被日寇侵占，吴瑞甫避居鼓浪屿，被日寇探悉，派人前往威胁利诱，要他出任厦门维持会长。他连夜逃往同安，再潜往新加坡，在新加坡同安会馆行医，屡愈危症，名震一时，远近民众纷纷上门求医。在新加坡，他积极参加陈嘉庚的南侨筹赈支援祖国抗战的各项活动，带头捐款。新加坡被日军占领后，他支持三子吴树潭加入马来亚华人抗日游击队。

抗战胜利后，他在星洲创办中医学院，亲自授课，培养人才。1947 年任新加坡中医学会会长。1952 年 1 月 13 日，吴瑞甫在新加坡逝世，享年 81 岁。至今新加坡同安乡亲中仍流传着"单方一味挽沉疴"和"起死回生救危躯"等有关吴瑞甫医术的神奇传说。

医学成就

吴瑞甫一生勤于著述，主要著作有《伤寒纲要》《中西医温热串解》《册补中风论》《奇验喉症明辩》《诊断学》《内科学》等近 20 种。

吴瑞甫为近代中西医汇通名医，在中西医结合治疗方面颇有建树。他认为，学无论中西，唯其实效而已。《中西医温热串解》《四时感证讲义》等书，均旁征博引中西治热各说，取长补短，利用近代医学知识扩充了温热学说的内容。

吴氏治学，十分推崇仲景学说，谓"论伤寒而不读仲景书，犹为儒而不知孔子六经也"，且著有《伤寒论讲义》和《伤寒纲要》等研究伤寒学专著。

吴瑞甫还是福建省近代著名的中医教育家。吴氏认识到，社会上时有人稍识几味药性，略读几方歌诀，为了糊口赚钱，便滥竽充数行医，加上当时政府不重视振兴中医药事业，故乃针对当时政府和社会现象弊端，以创办中医教育事业为己任，为培养中医人才做出杰出的贡献。

包识生

生平简介

在闽西著名的客家集聚地，上杭庐丰畲族乡多小屋，其中以家族姓氏为屋名的小自然村为数不少，但是，以人杰地灵，人才辈出的名门姓氏为屋名的小自然村，却只有一个，那就是庐丰畲族乡丰济村包屋。包屋，距离庐丰圩场大约一里，虽然只有几十户人家，但是历代都十分重视教育，建有书堂，培养人才。登科者常有，不过，其中最著名的当属近代著名医家包识生。国医大师邓铁涛教授主编的《中医近代史》中，共有 29 个名医被入编、立传，其中福建籍者 1人，那就是包识生。1998 年底，广东电视台"客家风情"摄制组驱车千里，慕名寻访近代中国名医包识生和包氏中医世家。该节目播出后在全世界的客家华侨中再次产生了巨大的反响。

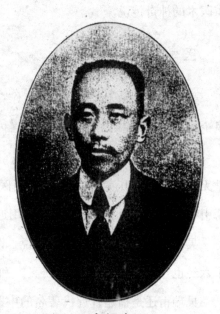

包识生

包识生（1874—1934），字德逮，名一虚。近代医家、中医教育家。福建上杭胜运里（今庐丰畲族乡包屋村）人。清同治十三年生于名医世家。其父包育华为本县名医。包育华（1847—1908），字桃初。"性嗜学，精医理"，能文，工算，然无意仕途，不为名利所困。"能文不赴试，能算不经商，能医不标名"，唯存济世活人之心，究心医学，尝谓"医必宗《神农本草》《黄帝内经》、扁鹊《难经》《仲景全书》，乃能见病知源，更宜参阅历代名医学说，以扩其识"，贯通古今，博采众家，以善治奇难杂症而远近知名。被当时的人们尊为"神医"。

包识生从小聪明过人，5岁时开始在其先祖留下的包屋"耕心堂"里接受启蒙教育，一开始就学习《三字经》，经过6年的寒窗苦读，他已经是满腹经纶。他立志长大以后也像其父一样悬壶济世，治病救人。在他的故居——"耕心堂"卧室里，抄贴有《为医自勉》："存心师范老，笃心效仓公，药尚神农法，方宗仲景风……"正是这6年的童子功夫，为他后来成为我国中医史上著名的医家，打下了扎实的基础。12岁时，他的父亲，已有"神医"之称的包育华将其带在身边学医。他白天跟在父亲身边给患者看病抄方，晚上则捧着中医经典著作《伤寒论》《黄帝内经》和《神农本草经》《本草经集注》等，孜孜不倦地学习、思索。他的父亲在身边不时地进行指点、答疑。包识生对张仲景所创六经辨证论治的理论研究尤深。经过10年临床实践，深得医治伤寒等症的精髓，写成《伤寒论章节》一书，纠正了以前一些医家的谬误，引起医学界的重视。后到潮州、汕头一带开设了"耕心堂"药店。在潮州汕头地区行医时，以儒家学说的"仁者爱人"为宗旨，从仁爱精神实践者的角度，努力做到处世正直，与人为善，自奉菲薄，豁达大度，治病济世，丹散救人。

民国元年（1912年），包识生赴上海，目睹西方帝国主义借传教、行医，对我国进行文化侵略，以及北洋政府极力摧残祖国医学的事实，立志振兴祖国的医学。1914年，北洋政府提出废止中医中药，不准成立中医、中药学校的议案，引起全国中医药界的强烈反对。包识生与神州医学会会长余伯陶等联络全国各省中医团体，组织医药救亡请愿团赴京递交呈文，坚决反对歧视中医中药政策，迫使北洋政府撤销该案。1918年神州医药专科学校创建，包氏担任教务长，但因该校经费拮据而不久停办。1928年其任教于上海中国医学院。该校曾发起组织各地中医学校共同编辑统一教材，包氏参与其中，为培养中医事业后继人才而不遗余力。1934年，包识生在上海逝世。

包识生在上海20余年，一面行医济世，一面培养造就中医人才。他所培养的学生中，有一批人后来成了著名医家，如上海浦东人秦伯未，新中国成立后曾任卫生部中医顾问；江苏镇江人章次公，新中国成立后曾任北京医院中医科主任；江西婺源人程门雪等。

在包识生近50年的临床实践中，数十年如一日，以治病救人为本。他每天应诊者多到百人，为贫病者施诊施药，从不计较报酬得失。每有夜半敲门求诊者，无论寒暑冬夏、贫富贵贱，立刻赴诊，以解病困。每遇贫弱孤寡，不但医治，而且自己亲手碾切剪杵，煎汤送药。他那高尚的医风医德，高超的医术，以人为本、乐善好施的精神，在潮汕地区，妇孺皆知，有口皆碑。至今在那些地区还流传着他的佳话。

包识生一生从事中医学术研究，著述勤奋不辍。所论多为仲景学说，早年撰《伤寒论章节》，后于执教时编有《伤寒论讲义》等。最后将其全部著述集成《包氏医宗》三集，反映出包氏对《伤寒论》的深刻研究。

其子包天白（1902—1986），名贞浮，字天白。早年从父学医。1918年入神州医药专门学校，为首届毕业生。1927年前后，在上海中医专门学校、中国医学院任教。1930年，其父任上海中国医学院院长期间，其任院长秘书。1935年，从朱小南父子创建上海新中国医学院，任首期教务长，在新中国医学院期间担任伤寒、诊断、杂病等课程的教学工作。1938年，创办"新中医研究社"。1946年偕夫人回归福建故里，一度在稳田及省立上杭中学任教，后于县内行医。1950年赴台湾，继续行医。1976年在宝岛台湾，协助创建"中国医学院"，并任副院长。令人感动的是晚年的包天白，离乡背井之后，犹有还乡之志。后因渴念家乡，虽儿子、媳妇反对，仍义无反顾地返乡。1986年途经香港时因心脏病猝发而去世。包氏医学父子相传，三世业医，可谓一门三名医，是医界楷模。

医学成就

《包氏医宗》共三集。此书是集包识生行医经验、著作经典、用药理论、学术成就之大成之作。第一集共五卷，皆为研究伤寒之论著，分别为《伤寒论章节》《伤寒表》《伤寒方法》《伤寒论讲义》《伤寒方讲义》。第二集介绍杂病的证治，亦为五卷，分别为《杂病论章节》《杂病方法》《杂病表》《杂病论讲义》《杂病方讲义》。第三集国医学粹，为各科讲义。《包氏医宗》体现了包氏严肃认真的治学精神，也反映其善学仲圣，独具匠心，在学术上自树一帜。余伯陶氏称之："为后学辟一捷径……展读一过，了如指掌，不啻迷津之宝筏，航海之南针也。"包氏神州医校主讲《伤寒论》时，乃按《伤寒》条例，逐条设问解答，编为讲义，分章列表，立言明澈，深得学者称赞。其中《伤寒论讲义》为包识生之力作，其学术思想主要体现在遵循《伤寒论》原意，对六淫引起的疾病广而用之。包氏著述该书的主要目的是对《伤寒论》条文进行解惑，并在原文释义之后与相关的条文比较异同，而总体概要其含义。所以该书原体例主要为原文、讲、义三部分。全书通过包氏的独特见解以痛斥谬误。包氏独到的见解和学术思想，也是其成为大医的重要因素。

包氏学宗仲景，崇尚经方。自幼年起即学《伤寒论》，"听诵六寒暑，研究八春秋，十余载煞费苦心"，深得长沙奥旨。包氏治伤寒学严谨，一丝不苟，主张维持伤寒本经原貌，遵循仲景旨意。认为《伤寒论》原本，章节相应，井然有序，每条文间均寓有深意，不应任意取舍更改，只有逐条细勘，句句研读，方能明其大旨。包氏注重整理和探求伤寒原本经文，以研究仲景立法制方之意。故其论著中，除订正个别字句外，绝不更改《伤寒论》条文的次序和原书的体例，保持《伤寒论》原本的系统性和完整性。

包识生对经方的研究颇为深入。临证之时，强调经方的整体效用。在长期的临证实践中，包识生认识到了经方的妙用。他说："《伤寒论》一百一十三方，其药味只八十八种，最常用者，不过十分只二三，治疗各证，不以《本草》主治为范围，而以《内经》辛甘发散为阳，酸苦通泄为阴；阴味出下窍，阳气出上窍；味厚者为阴，薄为阴之阳；气厚者为阳，薄为阳之阴；味厚则泄，薄则通，气薄则发泄，厚则发热；壮火之气衰，少火之气壮，壮火食气，气食少火，壮火散气，少火生气，寥寥百数十字，包含诸方之效能，合以本草温平寒热四气之作用，及气血脏腑攻补升降各主药，错综变化，可统治百病。若以《本草》之主治，证之经方，则不谛张冠李戴，风马牛不相及矣。故医者当知经方自有经方之妙用，散见于《伤寒杂病论》之间，万不可以《本草》之主治，强合经方之主治也。"包识生将《伤寒论》方分类研究，认为有主方、单方、偶方、复方、合方、加减方以及六经方、六淫方、阴阳表里寒热虚实方等，这对理解经方颇有启发①。

————————

① 刘德荣，邓月娥. 福建历代名医学术精华［M］. 北京：中国中医药出版社，2012：222.

林如高

生平简介

林如高（1888—1986），字光琛，福建省福州市盘屿乡人，近代著名中医骨伤科专家。

清道光年间，林如高的祖父林达年出生于盘屿，年少时拜当地少林僧人为师，练习武艺。在习武的同时，寺僧还传授正骨治伤秘法，林达年潜心学习，并通读历代骨伤经典著作，打下牢固的医学基础。林达年青年时代结识一位游方老郎中，因老郎中尤子嗣，见林达年为人忠厚老实，遂传授其丰富的伤科医疗经验，并馈赠其平生所藏的医书，使林达年的医术更加成熟、精湛。1884 年中法海战在福州马尾港爆发，林达年奔赴前线，奋勇抢救我军受伤官兵。1902 年，福建总督在福州跑马场从马背上跌下，致左大腿骨骨折，特请林达年治疗，经整复固定后，疼痛顿消，总督大悦，特备宴招待大

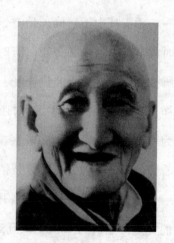

林如高

夫，须臾林达年起身告辞曰："天色已迟，城门将关，容吾出城。"总督说："不必挂虑，宴罢送你回府。"即令解除宵禁，城门敞开。此事在福州城迅速传开，一时

成为佳话，名医林达年也家喻户晓。

1888年，林如高出生。他自幼聪明好学，祖父林达年视其为掌上明珠。林如高15岁时私塾结业，遂跟随祖父林达年学习正骨技术，林如高热爱中医学，老祖父又耳提面命，悉心传教，经过几载刻苦努力，林如高深得家学真传，医道与日俱增，继承了一整套独特的正骨技术与祖传秘方、验方，成为小有名气的青年大夫。1913年祖父林达年病逝，临终时拉着小孙子的手嘱咐说："医道万千，唯德最重，救人一命，胜造七级浮屠。"并将珍藏的秘方、验方交给林如高。

林如高不仅有高尚的医德，而且对自己所取得的成绩从不满足，他说，对祖传的医术，不仅要继承，更重要的在于发展，要有自己的特点，这样才能有所作为。所以他对自己常常是严格要求，从不满足，为了准确了解人体骨架结构，他常常把自己关在屋里，对着祖父留给他的骨架图结合自己的体会反复修改、补充，一笔一画地勾勒着骨骼图像。

高盖山上，丛冢累累。每年清明、重阳，正是当地收骨移葬的黄道吉日，此时，林如高总是蹲在墓坑旁，看着拾骨的土工如何把一块块骨头拾起来装进陶瓮。墓穴深处不时散发出难闻的腐臭，林如高却看得入迷，还不时掏出他的图像作品，一一矫正其中不精确的地方，久而久之，土工也渐渐理解这个青年的举动，迁墓时常常带上这个义务工。有时，林如高下墓坑，动手拾骨，把一根根骨头从头到脚按顺序排好，再装进陶瓮，如果碰上有折断的骸骨，林如高更是像考古学者一样，仔细观察、琢磨，不时还掏出尺子比量。林如高也正是在高盖山坟场——最为人嫌恶的角落里不知观察、摩挲过多少具尸骨，才画出一张张只有他自己才能看懂的人体图像，修完复杂精深的人体解剖学。

林如高思想解放，性格开朗，他对自己所学到的知识并不保守，常常与同道们交流，他认为知识应该互通，不能故步自封，只有相互交流，技术才能长进。他除了研究骨伤科以外，还向有经验的外科、内科医师学习，以提高和丰富自己的知识。林家附近村里有一个医生，功夫不深，却自以为了不起，有一次，这位医师到某村给一个脱颏患者治疗，结果整复了好几次都无法复进去，他对患者说："我有一种药忘了带来，待回家去取。"无奈，他只好求助于如高，林如高看到他为难的样子，安慰他不要急，以后要虚心学习就是。说完就附在他耳朵旁教了他复位的方法，结果这位医生用了林如高教他的方法，很顺利地为患者复了位。原来林如高教他在患者口里灌点米醋，这样复位就容易了。后来这个医生就拜林如高为师，再也不自以为是了。

林如高对穷苦人民有一种特殊的感情，对远道来的患者，也都尽量安顿在自己小小的诊所里，望着那么多的患者无钱住进城里医院，心想要是能办个医院让这些人都住进来治疗，那该多好啊！可又哪里有钱来盖房子呢？

新中国成立后，林如高的愿望实现了。1950 年，党和政府把他安排在家乡的保健院工作，从此他成了一位国家医务工作者。虽然当时条件还比较差，但毕竟有了简陋的病床，远道来的农民患者也可以住上医院了。同时也有了较好的医疗环境，从此他认识到只有大量搜集临床资料，才能总结和提高医疗技术水平。随着年龄的增长，实践经验的丰富，他的医术与日俱增，才华和智慧日渐显露，治愈了一些被认为已无法治疗的疑难症，吸引了越来越多的骨伤患者。医术的提高，患者的增加，使得医院原来的规模已不能适应事业发展的要求，1966 年有关部门拨款新盖了卫生院，增加了骨科床位，各方面的条件有了较大的改善。为了提高临床诊断水平，提高复位成功率，他设法买了一架 30 毫安的 X 光机，学看 X 光片，并给患者透视复位。他说以前没有条件，靠学看手摸心会，而"心会"靠自己的经验，难免会有失误。X 线的应用，使林如高的医术出现了新的飞跃，无论是骨折、脱位、关节错缝、软组织损伤，还是风湿痹症等疾患的治疗都取得了较好的疗效，对骨病的诊断也有了可喜的突破。林如高临床经验丰富，几十年如一日，风里来，雨里去，足迹遍及福州及附近几个县，热心为伤病员服务，在人民群众中享有很高的威望。他治疗的患者成千上万，最小的是刚出生不久的产伤婴儿，最大的是年近百岁的老人。1975 年，罗瑞卿将军来福州请林如高治疗腿伤，罗将军简略地向林如高介绍他备受迫害的经历以及腿部残肢疼痛的症状后说："我这次来福建治疗，是总理批的假。我请您来给我治疗，只要求双腿不酸痛，挂着拐杖能走一二百米就行了，我还要为革命工作啊！"林如高当即为罗将军做检查，他伸出手，刚要触及罗将军的病体时，又赶忙缩了回来，他将双手放在自己胸口，用自己的体温暖热后才开始检查，然后进行按摩、推拿。此后，林如高每周来一次，并配合药物熏洗、内服中草药物治疗。在一年多的时间里，林如高总是风雨无阻。罗瑞卿将军的治疗小组考虑到林老年岁已大，医疗方案定下后，就由他的儿子林子顺医师代行，但林老出于对罗将军的敬仰之情和对首长高度负责的精神，总是千方百计抽出时间前往治疗。有一次，约定复诊，突然大楼停电，电梯无法使用，为了照顾林如高老中医行走不便，首长通知工作人员叫林老不要来，林老怕耽误给首长治疗，仍按时前往。电梯不能用，他徒步登上九楼，打蜡的地板一步一滑，林如高索性脱下鞋子，赤脚一步一步去登楼梯，当额头沁着细密的汗珠、两颊通红、微微喘息的林如高突然出现在罗瑞卿将军面前时，这位在炮火纷飞的战争年代都没有掉过眼泪的硬汉，也感动得眼眶湿润了。

经过林如高的精心治疗，罗瑞卿将军的腿伤有了明显的好转，拄着拐杖能走一二百米了。罗将军十分高兴和满意，对林如高的医疗技术十分赞赏，临别时，他握着林如高的手说："老先生，我没什么送您，这把拐杖留给您做个纪念，老人家多保重！"

遵照敬爱的周恩来总理关于要总结整理林如高老中医医疗经验的指示，1975年起，福建省卫生厅先后派张安桢、王和鸣、葛懋昌、陈新民医师与林子顺医师一起整理林如高的正骨经验。1977年出版了《林如高正骨经验》一书，以后又相继整理出版了《林如高骨伤验方歌诀方解》《保健练功三十六法》《林如高骨伤敷药法》《骨伤资料选编》等。在编写这些论著的过程中，林如高毫无保留地贡献了祖传秘方、验方一百多个。这些文章发表后，引起了国内外医学界的重视，国内外报刊、电台、电视台纷纷撰文、录像介绍。这些作品均先后获全国、省科学大会优秀科研成果奖。各地询病索药的信件达一万余封，慕名求医者纷沓而至。林如高晚年致力于中医骨伤科教育事业，不仅培养自己的子孙后代20余人从事医务工作，还先后举办四期福建省中医正骨进修班，为本院及海内外培养了120多名中高级骨伤科医生。

为了继承和发扬林如高的医术，表彰他对中医骨伤科事业的建树，1985年经福建省人民政府审批，福州市建立了以林如高名字为名的正骨医院。林如高正骨经验在国内外产生了巨大影响，其在学术界也享有很高声望。1986 年 3 月 18 日凌晨，这位为中医骨伤科事业做出重大贡献的一代巨匠的心脏停止了跳动①。

医学成就

身怀绝技的林如高，在中医正骨的手法、固定、用药、练功等方面，既秉承传统又不断创新发展，提出了"望、闻、问、切、摸、比"六诊合参的整体观念和动静结合、内外兼用的辨证方法，形成了独具特色的正骨理论和手法——"林如高正骨技法"。

林如高对正骨的基础——人体解剖学掌握得很牢。他说只有这样才能在临床中做到"明确诊断，准确治疗"，最大限度地减轻患者痛苦与经济负担，并主张对疑难症实施中西医结合治疗，以中医为主，尽量避免患者受开刀之苦。

林如高正骨手法独特，动作熟练，重而不滞，轻而不浮，柔中有刚，创造了触摸、拔伸、持牵、按压、提托、推挤、摇转、反折、理筋等十法；他取杉木为外固定四肢骨折的小夹板，其吸附、通透、弹塑等性能均优于其他材质；他治疗骨伤的丹、膏、丸、散及配剂配伍精当，疗效显著；他的练功三十六法，带有明显的少林拳风格，对促进断骨愈合和体力恢复，有显著疗效。他的一整套正骨理论和技艺深受国内外专家的一致好评，认为在上述几方面均有独特的研究；在内服、外敷的用药上尤其有所特长；对肥大性脊柱炎、慢性骨髓炎、风湿性痹症、腰椎间盘突出等疑难症也有比较有效的疗法。

林如高的正骨手法高超之处在于内外兼治，活血化瘀，不留后患。

（1）内治法。林如高视病情在各个不同阶段中发生、发展、变化、四季不同变化特点，采取攻下逐瘀、行气活血、清热解毒、通窍安神、接骨继损、舒筋活络、补益气血、补养肝肾等治疗方法。

（2）外治法。林如高根据长期临床实践，辨证施治外用药物。基本治法有以下几种：①敷法：用药散加水或茶、醋、蜜、油、酒等调成糊状，敷于患处，隔

---

① 林子顺，王和鸣. 中国百年百名中医临床家丛书·林如高［M］. 北京：中国中医药出版社，2003：1-4.

时换药，以达到活血祛瘀、舒筋接骨、消肿止痛之目的。②掺敷法以及贴法、捻法、摩擦、熏洗、热熨、吹法等。

行医事迹

林如高行医 80 多年，始终牢记祖父林达年的教导："医道万千，唯德最重；救人一命，胜造七级浮屠。"并将此作为他一生行医济世的座右铭。其高尚的医德事迹不胜枚举，兹举几例。

一个雷电交加的夜里，高盖山巡山老伯不幸跌入山涧，断了腿骨，其孙下山请林老急诊。身患小恙的他二话没说，即冒雨上山，诊断老伯股骨开放性骨折，伤势危重，先做临时性处理，并亲自背老伯回家续治，经两个多月而愈。

一年夏天，暴雨过后，山洪大发，江水猛涨，闽江某渡口无船，病家心急如焚，林老义无反顾，头顶药箱，冒险过江施救。当地群众感动万分，欢呼"平民医生来了"。

尚干乡民林和尚，年仅 6 岁的小女儿林莹，不慎被石头砸断小腿胫腓骨，因无钱延误了治疗，导致外露骨头变黑，创口溃烂恶臭、高热昏迷，奄奄一息。其父不忍心看女儿被伤痛折磨而死，就在夜深人静时，流着泪将女儿抱到江边打算扔掉。幸好巧遇渡口好心的艄公，劝他求助林如高救小孩一命，说："如高伯技高人善，对穷苦人很好，不收钱也会治疗。"并陪他们前往介绍病情，把已入睡的林如高唤醒了，他立即诊断后说："你女儿伤很重，属开放性粉碎性骨折，得住在我家。我替她免费治疗。现在，你先回去，过两个月来接她。"他视女孩为己出，悉心照料。两个月后，其父前往探视，女儿活蹦乱跳，喜得他连连跪地磕头叩拜，千恩万谢。林如高也连忙将他扶起说："不用谢，不用谢！救人是我的本分！"临别时，林如高还送他一只大公鸡，让他为小女补养①。

① 李靖民．杏林世家济众三馨——全国骨伤科名医林如高家族的感人事迹［J］．人物画廊，2003（5）：17．

胡友梅

生平简介

胡友梅（1889—1967），字统松，号益三（为取松竹梅岁寒三友之义），福建省仙游县人。近代福建著名医家、中医教育家。

胡氏幼年随父在乡开设中药铺，稍通医道，后为参加科举，无暇兼读方书。胡氏从母舅周承烈学文，以七年时间读完经史各书，遍及各家诗文，才思敏捷，下笔千余言。清光绪三十一年（1905 年），16 岁考取秀才。不久科举废止，父教专心学医，遂努力钻研读完《伤寒论》《金匮要略》《黄帝内经》《难经》《金鉴》等诸医书。20 岁考进兴郡中学，五年后毕业，出任小学教员，课余继续自学医书，时对中医所论生理学有所怀疑，故又到上海中西医校学习西医，三年后毕业，后归乡里行医开业，采用中西医结合的方法治疗，疗效显著，深受群众欢迎。民国二十二年（1933 年），与本县中医界同仁温敬修、洪春魁等创建仙游县国医专科学校和国医院，担任教务长并兼任教学和临床带教医师，培养中医人才。1937 年抗日战争爆发，国医院被迫停办，只得回乡执教。目睹日寇侵略，社会动乱，民生凋敝，事业挫折，他悲愤交加，不禁赋诗抒怀："不堪回首望中州，锦绣河山半壁休"，"凭谁消此一腔血，何地能容七尺身？"

解放后，胡友梅被选为仙游县人民代表，不久即调到省会福州工作。他全身心投入医学研究和教学，密切结合教学与临床实践，克服中医理论不足短处，吸取西医疗法科学之处，孜孜不倦深入系统钻研，推陈出新，为发展中医学贡献良多。从 1956 年起，他先后担任福建中医进修学校校长、福建省中医研究所所长、福建中医学院副院长；还被选为省政协委员、常委，福建省文史馆馆员等。1967年逝世，享年 79 岁。

医学成就

胡友梅治学严谨，著述甚丰，著有《八法药性赋》《中医诊疗常识》《实用中药新编》《中医医疗新编》《中西医对照医药学》《常用方剂歌括》《常用针灸治疗手册》《中医学术体系的初步探讨》《伤寒与温病诊疗表解》等不少医学论著，迄今在医教界影响颇大。

胡友梅对经典著作有精湛的造诣，尝谓学医必从经典着手，广泛涉猎，方能博采众家之长，撮甚精义，融会贯通。他尤其推崇《黄帝内经》《难经》，认为是医学之根底，学者必当精心所讨，领悟经旨，但不可墨守成规，故步自封。他对历史上矢志求实、勇于创新的李时珍、王清任等医学家尤为推崇。

胡友梅一生倡导中西医结合，并作过许多有益的尝试。他认为中西医要取长补短，共同提高，应当以"前贤经验之学说与西医学说互相证明"。他对中西医结合的前景抱乐观态度，他断言："他日学术昌明，中西医必有汇通之一日。"20 世纪 30 年代时，胡友梅即以中医古籍为基础，撷取西医之精华，"兼采中西医所长"，历数载苦心写成《中西对照医药学》等书，为沟通中西医理论做出贡献①。

胡友梅对中医教育亦有贡献，他对学生百问不厌，他常以"不经一番寒彻骨，焉得梅花扑鼻香"等古句来启迪后学要勤奋学习，不断实践，学然后知不足。他所著《中医治疗新编》和《常用汤方歌括》乃选内科最常见的疾病和最常用的方剂，以浅显的学理解释之，并编成歌括，使学者循序渐进，不至于生畏怯步，为步入中医殿堂提供门径。

---

① 张侃，赵成杰主编. 中国当代医学家荟萃·第 5 卷［M］. 长春：吉林科学技术出版社，1991：439.

陈应龙

陈应龙（1902–1993），原名今生，字运生。近代针灸名医，福建省龙海白水镇人。

陈应龙是从医治自己到医治他人的病而走上医学道路的，正是所谓久病成良医。他在集美师范学校求学时，因身体虚弱，遂广泛搜集古今中外有关养生之道的书籍，并买了一本《因是子静坐法》自学，还跟陈嘉庚的弟弟陈敬贤学气功"藤田式静坐法"。1926 年参加地下革命活动，1930 年事发被通缉，逃往印尼，在该地又学习日本的"冈田式静坐法"，钻研"灵子"显动气功，收获很大。之后，1936 年春，到上海拜中国精神研究会会长、旅日归侨鲍芳洲为师，学习、研究气功、精神感应法、催眠疗病法，接受了"灵子术"衣钵真传，逐见体健神奕。毕业后，同年 10 月，又专程赴无锡参加中国针灸学研究社，登承门，拜承淡安先生为师，潜心钻研承门针法。得承宗师亲炙至深，受承宗师之影响蒂固。其生活言行，无论医德医风医技，皆有承宗师的影子和澄江学派之针艺菁华。1936 年，友人吴氏老母患病，他匆匆赶往广东汕头大青溪乡，运用所学技术，很快治好吴母之病，被吴母留在当地行医。随后他再飘然南渡，经柬埔寨至越南，沿途就地行医。日本投降后，开设陈今声诊所于西贡，对患者施用针灸、气功之法，辅以汤药，屡见奇数。例如：有位法国人在西贡开设大医院，其夫人患 30 多年顽固性的头痛到处延医无效，而陈应龙给以治愈，对许多华侨同胞的疑难杂症都取得奇效。

在越南行医期间，陈应龙倾向革命，并在自家诊所前开设"越华书店"，专售进步书刊。1948 年 8 月被西贡反动政府驱逐出境。后到香港继续行医，以其收入帮助在越南堤岸大屠杀后逃到香港避难的革命志士。1949 年 8 月参加"中国人民解放军福建文化服务团"，任随团医生，离开香港到厦门，任华侨服务社经理，后调任厦门市第一医院针灸科主任。

中华人民共和国成立后，1951 年任厦门中医研究班针灸教师，传授针灸技术，1956 年以后他先后担任了厦门中医医院院长、名誉院长、厦门侨联副主席、市政协副主席、福建省侨联常委、省政协常委、省针灸学会会长，香港中国针灸学会顾问、中华全国中医学会气功科学研究会顾问、厦门大学中医函授学院顾问。陈应龙多次受到周恩来、邓小平等中央领导人的接见，1986 年 6 月，陈老行医 50 周年之际，卫生部部长崔月犁题词："大力培养针灸气功专家，为中国和世界人民服务。"陈应龙为继承祖国中医药学、振兴中医药事业做出了突出贡献，1984 年至1987 年，多次被邀请赴日本、菲律宾、新加坡及港台诊病及讲学，蜚声海内外，桃李满天下。

几十年来，陈应龙用针灸气功结合治疗各科疑难杂症，获得了奇迹般的疗效，人称他"一针甫下，立起沉疴"。当时，福州市一位领导干部患急性鼻窦炎，额上鼓起一个脓包，经 X 光透视，脓液已快侵入脑膜，将危及生命。经中西医会诊，决定给病人开刀动手术，但对能否成功，无多大把握。那时陈应龙因事到福州，也参加了会诊。他建议先用针灸治疗试试看。他在病人的脓包和双手的合谷穴位各进了一针。病人感觉良好，并能入睡。第二天一早，他赶到医院病房时，看到病人神智正常，额上的脓包正在消失。经 X 光检查，脓液已自动吸收了①。

鼓浪屿市场食堂有位青年工人，因小时候患病导致聋哑，已达 12 年。陈应龙为他针灸两次后，针到病除，哑巴当场开口讲话。消息传出后，聋哑病人接踵而至。陈应龙一一为他们认真诊治，前后治愈聋哑患者达四十多例。

陈应龙还运用"灵子潜动术"，即自练气功，发放外气，施治于患者的方法，

---

① 常家祐. 厦门轶闻史话实录 [M]. 厦门：厦新出（2002）内书第 090 号，2002：30.

治好了不少怪病难症。有位 12 岁的孩子，患先天性心脏瓣膜狭窄，在上海一家医院动手术后，病情恶化，三天三夜小便不通，势将诱发难治的尿中毒。病孩的父亲找到当时正在上海参加会诊的陈应龙。陈应龙考虑到病人刚动手术，不宜使用针灸，而服药已来不及。于是运用"灵子潜动术"给予治疗。只见他先运气，继之用手掌在病孩胸腹部间来回地抹，到第三下，病孩就顺利排尿了。按医学术语来说，这是运用气功，发放了外气给病孩，达到补中益气，膀胱气化的效果。

由于陈应龙治好了许多疑难怪症，解除了难以计数陷于病魔困扰的病人的痛苦，因此，人们送给他一个"陈半仙"的雅号。

在学术成就上，陈应龙先后撰写《陈应龙针灸医案》《坐式练功十二法》《气功纵横谈》等医著论文，把气功的治神养心功能同针灸的补泻手法熔为一炉，独创带气行针"子午补泻手法"，尤其擅治癫狂、瘫痪、聋哑、小儿麻痹症。据其著作《陈应龙针灸医案》载，曾经用针法治愈一法国妇女多年头痛病。患者某女，44 岁，法国人，1945 年于越南就诊。患者体质较弱，14 岁月经初潮时即发头痛。自此之后，头痛日剧，长年不息。经巴黎诸大医院，治之罔效。后邀诸名医会诊，认为头痛系因卵巢炎所引起，故切除卵巢。术后头痛不减，反而加重。医者束手无策，只得随其丈夫（越南某大医院院长）到越南西贡，易地治疗，于症无益，患者昼夜头中掣痛不止，进服止痛药、安眠药亦无济于事，如此历时三十一年之久。求医之时，见患者面色苍白，精神萎疲，自诉眼皮疲重，怕见阳光，喜静恶烦，稍有光线刺激，或微露风中，均可促使头痛加剧，故其卧室的门窗均挂黑帘，电灯也用黑纱布包裹起来，头痛严重时巅顶如有物重压，伴有眩晕失眠。检查：舌质淡，脉沉细，尺尤甚。辨证：禀赋不足，冲任血虚，肝肾阴亏，肝阳上亢，引起头痛，唯病久入络，络道血滞，故持续作疼而喜居阴处。治宜滋阴济阳，通络止痛。取穴及施术：针涌泉，行子午补法，补以九九之数；每行三九再加提插补法。针阳白、印堂，行子午泻法，泻以九六之数，灸百会、关元、足三里各三壮。疗效：第一次针灸后，头痛立止；第二次针灸后，即驱车游览西贡市。经三次针灸，三十一年顽固性头痛，遂告痊愈。

李健颐

　　李健颐（1894—1967），原名孝仁，号梦仙，福建平潭人，近代颇有影响的医家。他家三世为医，其父精于医术。他从小受其启蒙，勤读中医书籍，随父诊病。近代名医张锡纯曾在他中医巨著《医学衷中参西录》誉称："平潭友人李健熙，当世名医，深得家学渊源。"后毕业于上海中医学校，奠定中医学理论和实践的基础。民国五年，李健颐在平潭县城广德春药店任坐堂医生。民国十八年（1929 年）任平潭县医学会理事长。翌年定居涵江后，担任前街双福寿药房坐堂医生。民国三十七年（1948 年）开设徐庆堂诊所，创制"百灵丹""万应散"，药效显著。抗战期间避居莆田涵江行医。

　　李健颐为了发扬祖国医学，在繁忙的诊务之余，积极组织参加中医社会活动，成为活跃的中医社会活动家。他于 1929 年发起成立平潭医学会，声援中医界。1935 年组织平潭国医学会、国医公会、国医研究社，并担任国医公会常委、国医学会编辑主任、医学会研究社主席。悬壶莆田涵江时，又组织参加莆田涵江中医公会，主编《医药通讯录》杂志，并担任莆田中医学校、神州医社温病教师，

　　1949 年后曾担任福建省中医学院温病教研室主任、福建省中医学附属人民医院内科主任等职，著有《鼠疫治疗全书》《四诊概要》《临症医案笔记》等。

　　李健颐一生不遗余力致力于中西医汇通，他在研究中医学术同时，对现代医学的研究，亦颇精深。曾曰："中西医各有所长，各有所短，若能互相学习，取长

补短，遵循中西理论体系，充分利用现代科学技术的各种检测手段，把它纳入我中医辨证论治之中，进一步弘扬我中医所长，创立我中华新医学派，造福于人民，乃当代中医学家肩负的重任。"

李健颐临证，善治流行性疾病，尤其对于鼠疫一症，更是从事十余载之研究，将中西阐明鼠疫诸书，撷其精华，衷中参西，采中西神效之良方，乃著有《鼠疫治疗全书》，分上下两篇，计十章一百余目，六万余言，集古今之验方，中西之学理，于 1935 年 5 月由上海中医书局出版。该书系统地阐述鼠疫之病因、病理、症状、诊断、治疗、预防等内容，是一部鼠疫防治的重要著作。

李健颐在王清任《医林改错》凉血解毒汤的基础上，经过 21 次加减、验证，创立治鼠疫有效的二一解毒汤，含辛凉解毒去瘀之品而成方。并将二一解毒汤制成二一解毒注射液，进行肌内注射，用此药救活不少人。

陈慎吾

陈慎吾（1897—1972），字祖望，号绳武，福建闽侯人，近代伤寒大家、著名中医教育家。陈慎吾出身于书香门第，其伯父陈宝琛为清末大儒，其父陈嵘，亦为儒家饱学之士。陈慎吾幼承庭训，攻读经史子集，以儒而通医。后因族人患病误于庸医之手，乃发奋专攻歧黄。他在姑父、同仁堂族长乐铎的支持下，在京悬壶。为了更好地研讨中医经典及仲景学说，他于1930年拜河南儒医朱壶山老先生为师，朱老精通中医经典，尤崇尚临床实践，陈慎吾尽得其传。1935~1938年，与好友胡希恕一道在西城区

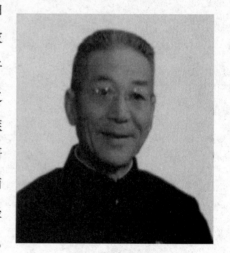

陈慎吾

灵境胡同成立"国医著者联合诊所"，由于陈慎吾精于《黄帝内经》，又擅用经方，疗效斐然。

1936年，鉴于中医事业日渐衰弱、后继乏人，陈慎吾遂于临床之余，致力中医教育，白日临诊，夜晚课徒。1938年，因陈慎吾精于《黄帝内经》，又擅用经方，由朱壶山先生推荐，受聘于北平国医学院，讲授《黄帝内经》与《伤寒论》。由于先师功底深厚，讲解清楚，使学生既明《黄帝内经》之理，又晓《伤寒论》

之用；能于《黄帝内经》中理明晰《伤寒论》辨证论治之法，又从《伤寒论》中明晰《黄帝内经》阴阳变化之旨，深受师生之好评。又因其胞姐与施今墨有同寅之谊，故与当时名医孔伯华、施今墨过往甚密，从中受益匪浅。至1940年，由于日伪政府的迫害，北平国医学院停办，陈慎吾遂在家中授徒。

抗战胜利后，陈慎吾本以为外夷战败，国运当兴，但谁知国民党政府不仅挑起内战，使民不聊生，更对中医极尽推行其消灭之政策。此举使他深恶痛绝，奋起抗争。他不顾国民党反动派的高压政策，尽自己全力，将带徒传艺变为集体授课。他一面亲自给学生讲授《伤寒论》《金匮要略》，一面带领学生临床实习，如此言传身教，不仅使学生学习了中医学术，并且懂得了维护和发扬祖国医学之重要性。陈慎吾于1948年创办了"北平中医研究所"。由于学生人数日增，乃改为分班授课。1949年改称"北京中医研究所"，并在门头沟及丰台成立分所。

中华人民共和国成立后，陈慎吾向政府申请继续办学，1950年经政府批准，"北京中医研究所"改名为"汇通中医讲习所"，其亲任所长，学制三年半。他完善教学设备，增设课程内容，聘请名老中医、专家、教授讲学，积极为培养中医人才出资出力。

1956年，北京中医学院成立，陈慎吾欣然同意调往北京中医学院，从事《伤寒论》教学工作，并出任该教研室主任。至此，他致力予中医教育事业的宿愿真正如愿以偿。此后10余年间，是他致力子中医教育事业的鼎盛时期，虽已年逾花甲，但他意气风发，老当益壮，一直是站在教学第一线忘我地工作。他自编《伤寒论讲义》《金匮要略方论讲义》《经方证治及方剂分类表》等教材，曾多次参加全国《伤寒论》教材审定会，反复指出《伤寒论》原文顺序不变，打乱归类重编，必失其辨证意义，并强调."先继承、后发扬、学以致用"的个人见解。

1962年，他与秦伯未、李重人、于道济、任应秋一起，联名给卫生部写了书面报告，对当时中医学院的教学工作提出了看法与建议，强调一定要加强中医基础理论的研究，保证教学质量的不断提高。1966年后，这个报告被康生等定性为"反党纲领"，成了闻名全国的"五老上书"事件，受到了残酷的迫害，身心俱残，终于1972年含冤病逝。

陈慎吾一生治学《伤寒论》，早年以《黄帝内经》释《伤寒论》，中年以各家之说注《伤寒论》，晚年以临床实践证《伤寒论》。他崇尚仲景学说并以其指导临床。他临证时，悉遵仲景"辨脉证并治""治病必求于本"及"保胃气、存津液"之法。善于仲景之方，《伤寒论》《金匮要略》两书中的方剂用过百分之八十以上，加上药物加减变化后可达数百方剂之多。他擅用桂枝汤类、柴胡剂、苓桂剂、泻心汤类，四逆辈等方。在临床上以治肝胆病、脾胃病、心肾病为长，在这方面积累了丰富的临床经验。对于桂枝汤、小柴胡汤加减化裁使用于临床及对两方病机的认识也有独到之处，对后学颇有影响。

陈慎吾毕生致力于中医教育事业，不仅执教于北京中医学院，还亲自试办小型中医学习班。共培养学生千余人，遍布全国各地。为强调中医基础理论研究的重要性，曾与秦伯未、李重人、于道济、任应秋一起，拟订《对修订中医学院教学计划的几点意见》并上书卫生部，提出了代表老一辈中医学者共同心愿的"要先继承好，才能有提高"的口号，一生撰有多部中医教材，如他自编《伤寒论讲义》《金匮要略方论讲义》《经方证治及方剂分类表》等教材，为近现代中医教育事业的发展，做出了突出贡献。

俞慎初

生平简介

俞慎初（1915—2002），号静修，福建福清人，当代著名中医学家，国家级中医药专家，全国首批"继承老中医药专家学术经验指导老师"，曾先后发表论文153篇，撰写医著20种，其中《中国医学简史》《中国药学史纲》《俞慎初论医集》分别获卫生部、教育部和国家中医药管理局奖励。在海内外中医界享有盛誉。

俞老出身中医世家，其父俞介庵亦为当时邑之名医，精于内、妇、儿科，尤擅治急性热病，行医数十载，医术精湛，医德高尚，深受乡人和医界所敬重。俞氏中学毕业后即随父学医，走上治病救人的岐黄之道。1930年，年仅15岁的他，就在父亲的指导下，系统攻读中医经典《黄帝内经》《难经》和仲景学说，以及历代医家名著。为了进一步

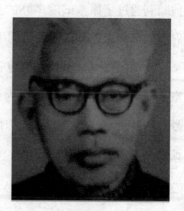

俞慎初

提高中医理论水平，俞慎初远离家乡，就读于上海中医专门学校，在上海名医秦伯未门下潜心研习医学经典。

他1933年毕业于上海中医专业学校，返回故里，悬壶济世，先后在福清城关

裕济药店和福余药行坐堂行医。同年 5 月主编《现代医药》杂志，该杂志以提倡中医现代化、维护中医国粹为宗旨，深受省内外中医界和读者的欢迎。俞氏在繁忙的医疗和编务的同时，又兼任上海《中医指导录》《中医世界》《中医科学》、北平《文医半月刊》《国医砥柱》、南京《国医公报》、杭州《医药卫生月刊》、福州《医铎》等医刊杂志的特约编辑和撰稿员，并积极参与维护中医学术的抗争活动。

为了提高古文学水平，以利于对中医经典著作的深入研究和探索，1938 年，俞氏再度赴沪，进入上海诚明文学院深造，专修国学文史专业，曾跟随一代著名经学家蒋维乔学习，历经 3 年的正规研修，全面系统地掌握了古汉语文史知识。在沪期间，俞师与名医施今墨、时逸人、张赞臣等创办上海复兴中医专科学校并担任教务主任，又参与编辑《复兴中医》杂志。1943 年后，俞师返回家乡，致力于教育事业，与热心教育之人士共同创办福清"文光中学"，被同仁和众乡友推为校长。在任期间，积极为家乡培育人才，曾不畏艰险，多次掩护地下革命同志，深受乡亲的敬重。1943~1949 年，俞师还先后担任福清县中医师公会理事长、县中医学会会长、省中医联合会理事等职，组织中医界同道，开展学术活动。1946 年，他顺利通过了原考试院举办的全国中医师资格考试，并以优异的成绩取得国民政府卫生部和福建省政府发给的中医师证书。

新中国成立后，历任福建省中医进修学校教务主任，福建中医学院医史教研室主任、教授。1989 年被评为全国优秀教师。1990 年被授予国家级中医药专家称号。1991 年国务院为表彰他对发展高等教育事业所做的突出贡献，特颁发荣誉证书①。

医学成就

俞老认为经典医著是中医专业的基石，只有悉心钻研，打下扎实理论基础，才能在学术上得以提高。因此，他特别重视对经典的学习，主张对医书的重点句

① 刘德荣，俞鼎芳．中国百年百名中医临床家丛书·俞慎初［M］．北京：中国中医药出版社，2003：1-3．

段，应做到熟读、精读和背诵，并及时记下学习心得。他常说，熟读医著在于溯本穷源，明达医理，理明才能艺精，尤其在学医之始应重在熟读明理，只有笃志躬行，积学既久，熟则生巧，自有左右逢源之妙。

俞老临证擅长治肝，强调肝在人体中的重要性，认为肝不仅能调节血液运行和气机升降，而且与其他脏腑有着互相影响、互相制约的关系。故临床对内科、妇科的多种疾病善于从肝论治，尤其从调理气机入手，使体内气机畅达、脏腑协调。他总结治肝十法，又创制加味五金汤、理气安胃汤、理气五皮饮等多个经验方应用于临床，每获良效①。

---

① 刘德荣. 俞慎初教授的学术思想及临证经验 [J]. 中华中医药杂志，2006，21（5）：282.

盛国荣

生平简介

盛国荣（1913—2003），福建南安人，当代著名中医学家，国家级名老中医。盛国荣历任全国政协第五、六届委员，福建省人大常委，福建省政协常委，福建省中医学会副会长、中华医学会福建分会理事、福建中医学院终身教授、厦门大学海外函授学院名誉院长等职。

1913年11月，盛老出生于福建省南安县码头镇（原诗山镇）仙美村一个八代中医世家。仙美村位于闽南名胜高盖山下，唐代闽南第一位进士、福建历史上优秀诗人欧阳詹即诞生于此地。盛老祖先迁居仙美村已有数百年，族人不多，祖先遗训要学艺以立身。盛国荣家族从明末开始专攻

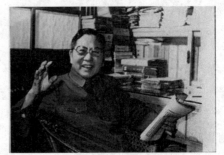

盛国荣

医术，到他已是第八代。

盛国荣之父盛如珠是乡间名医。盛国荣幼承家训，从小养成勤奋好学的精神，其父常以"勤能补拙，俭以养廉"及"学自勤中得，好书不负人"勉励他。他七岁熟背汤头歌诀，十三岁读完《黄帝内经》《神农本草经》《伤寒论》《金匮要略》

《濒湖脉诀》等岐黄名著，口诵手抄，每夜均到"三更灯火五更鸡"。

16 岁的盛国荣已是饱学之士，但未正式行医。一日，有 3 位菲律宾华侨慕盛如珠之名，千里来求诊，适逢老先生出诊他乡，来者探问盛国荣可代父诊病否，他说："我先试一试，如果不行，各位先生择日再来，请家父诊治。"经过一番望、闻、问、切，明辨病情，开出处方。来者留下 7 块大洋满意而去。他将首次得到的诊金买了一部《辞源》，这部《辞源》一直伴随着他历尽人间沧桑。后来盛国荣到上海国医学院继续深造，得到当时上海名医陆渊雷、章次公等指点，医术日荣，在 20 世纪 30 年代即负盛名，当时急性传染病流行，如天花、鼠疫等危害甚烈，他以祖代积累之经验，临证救治不少患者，并撰文发表于报刊。

抗战胜利后，他定居厦门行医，先在南安会馆边行医边帮忙抄抄写写，尽管生计维艰，但盛国荣"不为稻粱谋，唯护中医事业"，对中医事业执着追求的精神，使他萌生办班兴学之念头。厦门解放后，盛国荣的这一想法得到当时卫生部门的支持，于 1950 年创办了"中医科学研究社"，同时应陈嘉庚先生之聘到集美医院工作，为厦门市最早进入医院工作的中医。先后担任厦门市第一医院中医科主任、中医学院基础教研组主任、副院长等职。1956 年受聘厦门大学海外函授部，负责华侨中医函授工作。

盛国荣自 16 岁行医以来，历经 70 余年的临床实践，积累了极为丰富的临床经验和独特的学术见解，他遵古不泥古，治病贵在辨证施治，从不墨守成规，他尝谓后学说："为医之道，心欲细而胆欲大，智欲圆而用欲方。"盛国荣在临床实践中，每每能做到心细胆大。新中国成立后不久，盛国荣曾为部队某首长治病。首长因长期风餐露宿而罹患慢性结肠炎，终日小腹冷痛，即使炎夏盛暑也必须以毛巾裹腹，大便溏滑日十数次，经多方治疗，未能痊愈，后找到盛国荣。盛国荣经过细心诊察，认为乃脾肾虚寒重症，非重剂温补脾肾不能著效，即处予重剂附子、细辛等，其用量之重令药师目瞪，经盛国荣签字保证方给药，经三诊后，该首长多年痼疾，冰消瓦解。诸如此类，不胜枚举。又如，在 20 世纪 50 年代，盛国荣曾以片仔癀配合中药方治愈了被洋医师判为不治之症的菲律宾华侨胡先生的癌症，不仅使他多活了三四年，也因此使当时少为人知的片仔癀一时名噪国内外，被国际友人誉为"中国特效抗生素"。在 20 世纪 60 年代结合气象、运气学说指导临床，即根据运气对乙型脑炎、传染性肝炎进行治疗，收到明显疗效。他临床经验甚为丰富，救治不少危重病症，如脑溢血、急性再生障碍性贫血等。

改革开放后，尽管盛国荣已届古稀之年，仍然为了传播中医学术，不辞辛劳，先后应邀到马来西亚、新加坡、印度尼西亚等东南亚国家及香港地区访问、讲学、带徒，进行学术交流及诊病，深受当地医生、患者的欢迎。1985 年 4 月，盛国荣应新加坡医药界邀请前往新加坡考察访问，与当地中医药界人士交流学术经验，新加坡中文日报如《联合早报》《联合晚报》《新明日报》等以大量篇幅进行报道，《联合晚报》称誉盛国荣："行医半世纪，桃李满天下，在中国、在世界医学界，有盛国荣这样深厚的家学渊源的医生并不多，尤其有辉煌学术成就，并发表医学著作达 700 万字的医学家也一样罕见。"新加坡中医界以盛国荣传播中医种子于海外，赠予"跨国传经"的纪念品。他每年应中央人民广播电台台播部的邀请，用闽南方言向台湾及东南亚讲述治疗 20 多种疑难病症的验方，得到台胞和阿根廷、巴西、加拿大、美国等国患者的热烈欢迎，经常通函问病开方，有的要求到大陆求治。

盛国荣不仅是一位临床经验丰富的医学家，而且是一位教学经验丰富的医学教育家，真是：看病能医疑难顽症，上课能说会道，谆谆教诲，写文章独具匠心。盛国荣一生发表文章百余篇，编著有《内经要略》《伤寒论浅释》《中医诊断学》《温病要义》《盛国荣医案选》《中医学基础》《温病学》等书。1958 年以来，他曾多次获得国家卫生部、福建省卫生厅、福建省高教厅的奖状和奖励。

医学成就

盛国荣治学强调对中医经典著作的学习。他自己更是 13 岁起便背诵学习《黄帝内经》《难经》《伤寒论》《金匮要略》等经典著作，打下了坚实的理论基础。在 70 年的行医教学生涯中曾就《黄帝内经》《伤寒论》《温病条辨》等书进行归纳、分析、演绎，先后汇编出版了《内经要略》《伤寒论浅释》《温病条辨简解》等讲义书籍。

盛老认为，学习经典著作不下一番苦功是难以有所收获的。俗云："不经彻骨寒，哪有暗香来。"苦功之一便是背诵，特别是年轻时记忆力好，背书如石上镌字，更应珍惜每寸光阴。盛老13岁时开始背诵经典，常常是起早摸黑，朗朗上口，天天如此，寒暑不易，故在邻居中流传有"三更灯火五更鸡"的美谈。盛老认为《黄帝内经》乃中医理论之渊薮，王冰称之为"至道之宗，奉生之始"，行医不读《黄帝内经》犹如无源之水，无根之萍。所以学医者必先从此入手，才能正本清源，根固叶茂。

盛老认为，互勘与对比也是学习经典的方法之一。《黄帝内经》《难经》《伤寒论》《金匮要略》虽是四本不同的书，但其渊源相系。如《难经》系继承《黄帝内经》意旨，多所阐发；《伤寒论》和《金匮要略》原为《伤寒杂病论》，仲景原序中云"撰用素问九卷，八十一难以为伤寒杂病论"，可见其与《黄帝内经》《难经》系一脉相承。《伤寒论》《金匮要略》既原为一书，其间更是不可分割。盛老认为，应该将《伤寒论》理解为疾病的总论；《金匮要略》则为杂病部分，可视为《伤寒论》的各论，所以二书各篇章节是相互关联的，有详于《伤寒论》而略于《金匮要略》的，也有二书中条文互见的。因此，在学习这些经典时，就应该采用互勘与对比的方法，才能得到全面的理解。

学习经典的最终目的在于指导临床实践。毛泽东同志指出，"认识从实践始，经过实践得到理论的认识，还须再回到实践去"，又说"学习是为了充实实践内容，实践就会证明理论的正确性，也就是科学由于实践"。盛老善于学以致用，理论指导实践。早在20世纪50年代就应用《黄帝内经》五运六气理论来探讨指导肝病及乙脑的临床治疗，取得可喜的疗效。

赵 棻

赵棻（1911—2000），号芎远，福州市人，满族，国家级名老中医，享受国务院特殊津贴。

赵棻少时家人病笃，由前清御医后裔周良钦精心诊治而转危为安，因此矢志学医，拜周为师，孜孜 5 载，勤攻中医名典，博涉诸家，造诣殊深。1939 年，参加国民政府考试院考试，名列前茅，自设中医诊所。1952 年，任福建省卫生厅中医处科员，参与筹建省人民医院。1954 年，任省人民医院医务处主任。1958 年，任福建中医学院教务长；1978 年，任福建中医学院副院长，同年被省政府确定为全国中医首批教授。1982 年，兼任省人民医院院长。1991~1994 年被认定为全国首批 500 名老中医传带

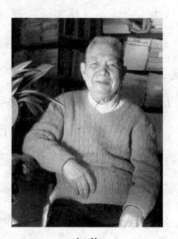

赵棻

学术继承人导师。赵棻主要学术观点是重元气，扶脾胃（有赵氏脾胃运化新诠之说），自拟"健运麦谷芽汤"，经临床实践，有明显的振奋脾胃功能和旺盛元气作用，丰富和发展脾胃学说。赵棻在治疗慢性萎缩性胃炎、胃及十二指肠溃疡、慢性肠炎等病症时，总结出一套理、法、方、药经验，自成一家之说。发表学术论文 30 多篇，出版了《中医基础学》《中医基础理论详解》《赵棻医疗经验选集》

等专著，并有 3 项成果获奖。曾获省卫生厅继承发扬祖国医学遗产奖、国务院授予的在教育中有突出贡献的教授称号。

(谭宗黄)

黄宗勖

黄宗勖（1912—2001），字勉之，著名针灸学家，以擅长针药治疗多种奇难杂症著称于世，国家级名老中医、针灸专家，享受国务院特殊津贴。

1912 年，黄宗勖出生于当地中医世家。幼承家训，入家乡小学并熟读儒书。稍长随父学医，问诊候脉，抄方书案，不避寒暑，遂渐悟岐黄之道，理、法、方、药梳理得序，《医学三字经》《本草从新》《汤头歌诀》了然于胸。1929 年肄业于南平剑津中学后，不甘落寞，于 1931 年考入福州私立协和医学院，4 年后毕业。其间勤奋攻读，博览中医诸家经典之作，尤潜心钻研《黄帝内经》《难经》《伤寒论》和《针灸甲乙经》，广采众家之长，融会贯通，学以致用。1936 年独立行医，旋为中国针灸研究社研究员。福州解放初，于福

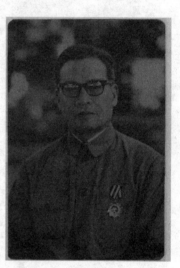

黄宗勖

建省中医进修学校第一届毕业，后留校任教。福建省中医学院成立后，任该院针灸教研室主任。曾讲授难经、现代实用中药、子午流注·灵龟八法、针灸甲乙经、黄帝内经等 8 门课程。

在几十年的临床、教学、科研实践中，黄宗勖逐渐形成了颇具个性的学术风

格。他博览广涉，触类旁通，深谙中医理论，尤其推崇唐代孙思邈"若针而不灸，灸而不针，皆非良医也；针灸而不药，药而不针灸，尤非良医也……知针知药固是良医"的观点，孜孜不倦于针药并治的探索、实践和攀登。他坚持认为，针、灸、药是中医的三项不可缺少的基本功，但在治疗时要具体问题，具体分析，有时用针治病需用药物辅佐，有时用药治病则需针灸辅助。对于疑难病症，则主张针药并举，内外夹攻，相得益彰，收奇效于瞬间。他从 20 世纪 80 年代开始潜心研究中草药外治方法，不仅全面总结、继承了前人的成果，而且独辟蹊径，结合自己的经验方，开创了别具一格的针药并治奇难杂症的新途径，主张要重视经络和辨证论治，创立一套行之有效、切合实际、简单易行的补泻手法：进针候气法、控制针感方向法、捻转飞旋法、三才补泻法、进退震颤法、一针三刺法、捻转透针法、留针括柄法、弹针法、平补平泻法、出针按摩法等，在临床治病中灵活运用。擅治内、妇、儿、外伤、五官科各种病症，把一些疑难病症，变为可治之症。对一些沉疴痼疾，如类风湿性关节炎、骨质肥大、慢性前列腺炎等治疗也取得显著疗效①。

黄宗勗一生撰写专著 12 部，合编教材 8 部，在国内外杂志发表论文 80 多篇。其代表作《针药治疗医案医活选》约 40 万字，由美籍华人卢汉立博士译成英文出版，销售于欧美各国。1991 年黄宗勗被国家定为全国老中医药专家学术经验继承工作指导老师。

由于黄宗勗擅长应用针灸治疗疑难杂症，因此被患者称为"神针"。经他小小银针治愈的患者不计其数，遍布海内外，兹特举几例：

台胞陈慕蝉女士罹患偏头痛已四十余载，每天都要发作六七次，每次都疼痛眩晕难耐，痛不欲生，全靠止痛药度日。她曾走遍台湾的各大医院，遍求名医，也曾请过蒋府的名医，但都医治无效。后来，她回福州探亲，有人向她推荐福建中医学院的黄宗勗，她一开始也不抱什么希望。黄宗勗诊断她是气血两亏，久痛必瘀，瘀阻精髓，于是在头部的关键穴位施针并配服中药。针到第九次，陈女士

① 俞昌德，林慧光.中国百年百名中医临床家丛书·盛国荣［M］.北京：中国中医药出版社，2004：4.

的偏头痛便奇迹般地消失了，她感激万分，特制"两岸同春"锦旗，燃放鞭炮，亲手赠送给黄宗勖。

有一次，在美国国际环境科技公司代表团赴武夷山考察前夕，一位团员在福州意外跌伤，无法行走，全团焦急万分。后来他特地找到黄宗勖老先生，经黄老针灸一次，该团员当即扔掉拐杖，随团赴武夷山去了。全团无不称赞黄宗勖的银针真是太神了①。

（温建恩　薛　松）

---

① 周景洛. 心桥：对外新闻报道作品集 [M] . 福州：海峡文艺出版社，1994：141.

往事如碑
——海西八闽岐黄道，茶饼神曲杏林传

　　福建中医药文化，是中华医药文明的一块瑰宝，也是中华民族多元一体文化的重要组成部分。福建中医药学的发展除依托于中华传统文化这一大树外，还借助自身"山"与"海"的优势，发展成了一个独具自身鲜明特点与自然优势的医学体系——福建地域中医药文化，包括畲族、高山族等少数民族医学。

　　往事如碑，福建中医药发展史上有许多有趣、有意义的事件和事物，它们像一颗颗闪亮的珍珠，成就了福建中医药学的辉煌，且彰显了福建地域医学的含蕴。

而串起珍珠的线索或可借用《人文中医》① 的几句点睛之语：中医的哲学之魂、中医的民俗之根、中医的经济之道、中医的艺术之境与中医的社会贡献。珍珠链的始点当是"医药文化遗存"。

① 许燕春，郑洪．人文中医 [M]．广州：羊城晚报出版社，2006.

医药文化承古越，陶器汤液契中和

中华文明绵延 5 000 年，但在文明产生前的蒙昧、野蛮阶段，医药知识即已伴随着人类的产生，以神农尝百草之"田野调查"的方式起源了。原始社会末期，随着古人对大自然由无知、恐惧到敬畏、崇拜及自我与人文意识的觉醒，自然而然地产生了自然崇拜、图腾崇拜、生殖崇拜、祖先崇拜等原始宗教形态。巫的产生，标志着社会出现了分工，中华文明进入了孕育的阶段。

福建傍依大海，气候温和，内陆丘陵起伏，河谷、盆地纵横交错，植被丰茂，虫、蛇遍地。据考古发现表明，18 万年前就生活着旧石器时代的早期人类[1]。而几乎同时，福建古闽越人的医药经验亦得以逐步展现，尽管它在理论体系架构上要晚于中原与北方地区。

蛇图腾医药文化含蕴

图腾崇拜[2]在世界各地的古文化中广泛存在。图腾或为植物，或为动物，或为臆想出来的一种生物。图腾崇拜其实常常与自然崇拜、生殖崇拜、祖先崇拜等原始宗教形式相互交融并存。现今发现的几组中原地区汉画像石[3]中，多以龟、蛙

① 刘德荣. 福建医学史略 [M]. 福州：福建科学技术出版社，2011.
② 马伯英. 中国医学文化史 [M]. 上海：上海人民出版社，1994.
③ 杨金萍. 汉画像石与中医文化 [M]. 北京：人民卫生出版社，2010.

（或蟾蜍）、鸟、鱼、蛇等作为图腾，并蕴含有或生殖崇拜，或交通天地阴阳，或期望达成神仙羽化、健康长寿，或祈求吉祥的意象，折射出了丰富的医药文化含蕴。

蛇图腾与闽之渊源

蛇图腾与中华民族文化渊源悠久。在有"中华民族最古老奇书"之称的《山海经》一书中，许多神灵被描绘成蛇身或蛇首，如《大荒北经》："北海之渚中，有神，人面鸟身，珥两青蛇，践两赤蛇。"同样，若以文化人类学的眼光研究《诗经》，这部中国最早的诗歌总集亦常可见蛇崇拜之中华神韵。《诗经·小雅》云："吉梦维何？维熊维罴，维虺维蛇……维熊维罴，男子之祥，维虺维蛇，女子之祥。"意为：什么是吉祥的梦？梦见狗熊棕熊，梦见小蛇大蛇……梦见狗熊棕熊，是生男孩的祥兆，梦见小蛇大蛇，是生女孩的祥兆。

上古以降，蛇图腾在中华各地印迹最明显的当属古代巴国（现四川省东部和重庆市一部分）与闽国。《说文》："巴，虫也。或曰食象蛇。象形。"而闽国自建制起，即与蛇图腾有不解的渊源，且由此成为闽台"文缘"之一种。

蛇图腾由"闽"字即可体现。福建古称"闽"，闽字最早出现于周朝。《山海经·海内南经》云"闽在海中"，说明福建在远古时代还是属于海浸之区。闽以后大多与蛇息息相关，闽为蛮之别种，是当时居住在福建的七个部落的总称。东汉许慎《说文解字·虫部》云："闽，东南越，蛇种，从虫，门声，武门切。""虫"为："一曰蝮，博三寸，首大如擘。"王筠《说文句读》按："蝮，大蛇也。"据说古闽人常将蛇奉于家里，闽字门是声旁，里面这个虫字念作 huǐ（虺），即蛇的意思。蛇成为了古闽人的图腾，故古闽人上报朝廷地名时，就造出了"闽"字。近年来，在厦门一带则把"虫"译为龙，在厦门岛内的白鹭州公园里还有"闽"字的大型石雕，其中就把"虫"译为"龙"，此当为与中原各民族文化交融的结果。

蛇图腾崇拜，其实还见于古代东南方百越的多个民族，尤以稻作农业文明之盛行地为甚。古闽人在春秋以后称闽越人，种族信仰与前一脉相承。宋代类书《太平御览》载："闽州越地，即古东瓯，今建州亦其地，皆蛇种。"即谓闽，为百越人的一支，历史上曾与浙南一支越人融合而称闽越人，从来都是以蛇图腾为种族信仰的。

蛇图腾崇拜拥有悠久的文化渊源。闽与蛇图腾的文化渊源有实证可寻：福建青铜时代的陶器上多有蛇形纹饰；闽越人等百越人装饰上以断发文身，以像龙子（龙为蛇之演变），可为主要与中原种族相区别的特点之一；清代施鸿保《闽杂记·卷九蛇簪》载"福州农妇多带银簪，长五寸许，作蛇昂首之状，插于髻中间，俗名蛇簪"；福建全省各地大多均有"蛇王庙"，供人祭祀，甚至南平樟湖坂镇每年七夕都要举行迎蛇赛会。

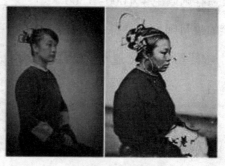

清代福州农妇蛇簪

蛇图腾的医药文化含蕴

蛇繁殖力强，水、陆两栖，肉可供食用，且大多数毒蛇可作为良药，用在风湿病痛及解毒方面，是优于植物药材的。在南方毒蛇广布的区域，人们对蛇，尤其是毒蛇又敬又怕。由此，在种族文化中，蛇信仰主要蕴含了"创生"和"避灾、兴雨"的两层意象，这既折射了远古人类重视生殖繁衍的期望，也映象出农业文明稻作文化下"兴雨丰产"的愿望。在医药文化中，建立在农业文明基础上的福建中医学，其蛇图腾（延平地区还有蛇图腾延伸下的蛙崇拜民俗）之医药文化含蕴一如中原地区的龟、蛙（或蟾蜍）、鸟、鱼等，皆无外乎交通天地阴阳、多子多孙、健康长寿等。此外，蛇与龟或蛙或鱼相对时，蛇往往为阳性的代表，故在种族文化中，蛇及以后演化成的龙，也往往在人类良好的愿望中成为了父系的祖先（有多个民族传说有蛇郎君的故事，人蛇相配繁衍种族），这与医药文化中认为的蛇搜风通络、以毒攻毒、攻力卓著的意象是相一致的。

福建的蛇图腾种族信仰亦印证了闽台自古一家人，台湾高山族以五步蛇为鼻祖。而蛇图腾在医学中的映射，则彰显出中、西方医学亦有相通之处。古代西方医学以"蛇杖"为医学的标志符，以蛇为智慧、文明的标志，这显示了东、西方人类的心愿是相通的，中、西医学的目的亦是一致的——治病救人。

中华第一（陶）灯与汤液文化

据考古发现，福建省18万年前即已生活着旧石器时代的早期人类。新石器时代遗存则以距今4 000~5 500年的福州闽侯县甘蔗镇昙石村之昙石山文化遗址最为著名。

昙石山人是新石器时代福建的原住居民、土著部族，是商周时代闽族人的直系祖先，是春秋以后发展起

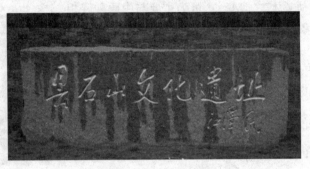

昙石山文化遗址

来的闽越文化的主要渊源。这处由蛤蜊壳、贝壳、螺壳堆积起来、有的地方厚达3米左右的"贝丘遗址"，火塘、灰坑、灰沟、公共窑场、氏族墓地俱备，出土的石锛、石刀、石斧、石镰、骨器、陶器、蚌器等生产与生活用具丰富多样，昭示了山地与海洋文化的集合体，尤其是那一盏"中华第一（陶）灯"，仿佛把人穿越回了原始社会父系时代，而相应的医药文化遗存也即将喷薄而出。

中华第一（陶）灯

在昙石山遗址的125号墓葬中，考古人员惊奇地发现，墓主人头顶放着一个造型十分奇特的陶器。陶器高28.6厘米，腹径15厘米，为泥质灰陶，表面残存黑色陶衣，下半部为壶形，上半部为圆锥形柄，柄与壶交接处有一个椭圆形孔，里面还残存着烧剩的灯芯草和烟炱。这种灯手握柄部可自由挪动，灯孔朝里可挡住一面的风，灯油倒入浅盘可自动熄灭，设计非常合理。根据日本庆应大学名誉教授江坂辉弥先生介绍，这种陶器在日本曾发现过十几件，被命名为"灯"。四五千年前的昙石山人就已经使用如此精美的陶灯，堪称"中华第一灯"。

中华第一（陶）灯堪称福建迈入文明门槛的重要标志之一——正如恩格斯所言，火在人类文明史上的意义"就世界性的解放作用而言，摩擦生火还是超过了蒸汽机，因为摩擦生火第一次使人支配了一种自然力，从而最终把人同动物界分

开";制陶离不开火，火与陶器最终导致了汤液文化的产生，从而亦孕育出了具有中华民族特色，即"和"的中医药汤剂与饮食文化。

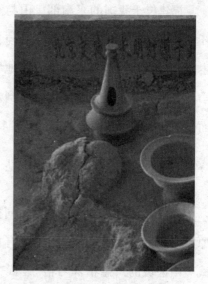

中华第一（陶）灯

汤液文化与中华民族"中和"精神

中华民族文化博大精深，中华饮食文化与中华传统医药文化皆与儒家思想渊源深厚。中华大地北方省份的"饺子饮食文化"、南方省份的"煲汤文化"皆与西方的"比萨文化"异质。中医药众多治疗方式：食养、药疗、酒剂、针刺、火灸等，最核心的仍然是根据"君臣佐使"配伍起来，通过煎煮、熬制而成的方剂（汤药）。汤液不仅体现了"和实生物，同则不继"的哲学理念，更重要的是体现了阴阳学说除对立统一之外的深层次的生命含蕴——生命的"开阖枢"之机与治疗的"开阖枢"之法。

拔牙习俗与外治法

基于昙石山人作为闽族人的直系祖先，以及昙石山文化作为新石器文化向几何印纹陶文化过渡的见证者的缘由，昙石山文化遗址的医药文化内涵同样值得挖掘。

新石器时代的砭石、刮削器等的医药文化内涵自不必述，值得瞩目的"拔牙习俗"，如同"开颅术"，尽管大多属于原始信仰仪式，具有丰富的原始宗教的社会文化色彩，但其属于医学外治法的技艺的昭彰，当是显而易见的。

拔牙习俗主要见于世界海洋地区，我国古代东部与东南部的东夷、古越及日本、朝鲜、东南亚、环太平洋海岛区民族均有此习俗。我国学者韩康信、潘其风、凌纯声及陈星灿，以及日本学者春成秀尔等，认为拔牙术作为一种世界性文化现象，归纳起来可有几种原因："氏族成丁仪式"说；"婚姻资格"说；"爱美、华饰"说；"恐妨夫家"说；"赠与入葬之父母永诀"说；"解瘴毒"说等。

福建位于我国的东南部，山与海的地理与生态环境及民众的"南方嗜酸食腐"与"东方食鱼嗜咸生内热"生活习惯，造就了福建地域与少数民族医学具有擅长用外治法的特点。如刮痧排毒，这在后面福建最大的少数民族畲族的医疗特色中展开论述。

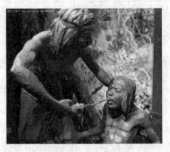

昙石山拔牙习俗

悬棺葬习俗与环境医学

如同昙石山人的拔牙习俗，同样既具有地域及原始宗教色彩，在医学文化中具有重要意义的还有武夷山区域的"悬棺葬习俗"。武夷山具有丰富的历史文化遗存。悬棺是中国南方古代少数民族的葬式之一，属崖葬中的一种。"悬棺"一词，来源于梁陈间顾野王（519—581）"地仙之宅，半崖有悬棺数千"（《太平御览》卷47）一语。古人施行悬棺葬的用意，是为了"死不落土"。

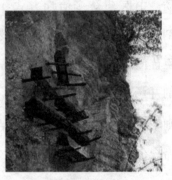

武夷山悬棺

纵观悬棺葬遗存的分布，几乎都在临江面水的

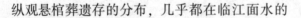

悬崖绝壁上，表现出行悬棺葬的民族都具有"水行山处"的特点，而葬具形式则以船形棺和整木挖凿的独木舟式棺材为主，如果再结合置棺方式、葬制和葬式等各种情况综合分析，悬棺葬习俗当属原始宗教中在鬼魂崇拜基础之上发展起来的祖先崇拜观念的反映。这些习于水上生活并以善于造船和用船著称的民族，笃信祖先死后，鬼魂虽然到了人鬼相隔的另一个世界，但并未离开生前所依山傍水的地理环境，仍将与自己家人和后代长相厮守，并保佑他们繁荣兴旺。所以船形棺或独木舟式棺具的主要含义，并不是有些人认为的，是普渡灵魂回归故乡或驶向彼岸世界，而在于满足祖先在幽冥中的生活需要；至于将棺木高置于陡崖绝壁，则是尽量避免人、兽或其他因素对尸骸的伤害，这样才能使祖先的灵魂得到永久的安息，并得到其在冥冥之中的赐福和保佑。

悬棺葬对于医学文化的意义在于山与水环境下的生态保护。较之古印度人恒河浴尸，往往导致伤寒、霍乱等传染病流行的习俗相比较，悬棺葬的文明与生态意识怎能不让人不肃然起敬——在儒家文化"非礼勿视、听""己所不欲，勿施于人"等教化降临前，与古印度人同样禀着"与天地合一"观念的中华先人，没有选择污染环境的浴尸水葬，真正做到了赐福于子孙后代。宗教信仰的文化遗存，若与医学文化相背离，必然也不会延续长久的。

精神内衣的宗教，医学之魂的哲学

中医学的发展深得中国传统哲学的给养，中医学的理论架构主要是浸染在战国秦汉时期的诸子百家思想中产生的。中医学中的文化哲学精神主要是儒、道、佛（释）、阴阳。这些中国传统的智慧之学成为中医学发展的基石与灵魂。

医学本身实践活动的产生即与原始宗教信仰有着同源性。原始时期由巫主持的祭献仪式，何尝未给病患提供了精神上的致幻剂和镇痛、镇静剂？

医学与宗教的关联最直接的是"医生不信教，病家不上门"（西方民谚①），最深层的联系是"精神的内衣"（为人类的奉献精神，职业图腾），在中国文化上的联系则是中医学与儒、道、佛等千丝万缕的联系。

宗教等民间信仰可成为中华传统文化的载体。文化哲学家丹瓦松（C. Dawson）云："世界各大宗教好像是神圣传统的大河，它们流过各个时代，流过它们浇灌和哺育的变化着的历史场景。"② 而中医学对中国传统文化的的推动作用，亦可以类似宗教的眼光来考量，邱鸿钟认为："在中国佛门、儒家看来，中医学同印度学或可成为一种有利于传教布道的工具。"一如中国近代史上，西方列强以西医学的医疗技术为基督教打了先锋，中医学亦可为其所承载的中华传统文化走向全世界开辟道路。

---

① 王一方. 医学人文十五讲 [M]. 北京：北京大学出版社，2006.
② 邱鸿钟. 医学与人类文化 [M]. 广州：广东高等教育出版社，2004：76.

儒道佛"修身养性"与林则徐戒鸦片烟毒

儒家哲学对医学的影响，除了形而下之"君臣佐使"等礼制对中医学体系建构的影响外，最根本的当属"仁、孝"与"中庸之道"，而上升至文化哲学层面，则当属"修身、齐家、治国、平天下"。此外，儒学在宋代发展成的理学，其倡导的"格物致知"思想亦影响了中医学的发展，如曾任北宋宰相的福建南安著名本草学家苏颂，在天文学方面做出了对后世影响深远的天文仪器"水运仪象台"，在中医药学则主持编撰出了中国第一部刻版药物图谱；南宋福建建阳宋慈的法医学专著《洗冤集录》，书中许多内容丰富了中医学，推动了中医学的发展。

道家及其后继的道教哲学，是中国本土诞生的重要思想流派。道家倡导的"道法自然"的生命哲学与贵生节欲的养生防病观，对中医学影响深远。老子《道德经》中"道生一，一生二，二生三，三生万物"对生命起源图式的描绘，与现今系统论中的"混沌论"十分契合。道家这种"生命由气聚成"的观点不仅对中医学有直接的影响，而且对整个中国传统文化如音乐、书画"重气韵略具象""以虚代实""不直不露"等审美意趣影响深远。道家对中医学最直接、最具象的影响即为主张"内修"以达"养性保命"的目的。

佛教源于印度，约于公元前2年传入中国。佛教在中国经历了2 000多年的演变，对中国的儒学、道教、音乐、绘画、建筑、文学，乃至民风习俗都有极其深远的影响，其中一支的"禅宗"，最终成为中国民族思想的一个组成部分。如敦煌壁画中流露出的饱满自信的气韵，即是中国传统文化与佛教文化融会的最佳例证。佛教哲学思想博大，思维深刻，提升了中国古代哲学的思辨能力。中医学重思辨与其不无关联。佛教的修身养性学说及其"普渡众生，救人一命胜造七级浮屠"的奉献精神，充分彰显了宗教对中医学的影响作用。对中医学而言，哲学为灵魂之思，宗教为职业图腾与"精神内衣"，两者的结合在佛教中最紧密。儒道佛之交集主要为"修身养性"，且对中医药文化影响深远，近代的鸦片文化可为例证。

儒道佛"修身养性"与戒鸦片烟毒的文化哲学反思

鸦片文化曾是中国传统文化史上的一株奇葩。鸦片作为药品与毒品，提取自罂粟。鸦片曾扮演了食品（罂粟植株与种子可入食材）、药品、毒品、商品等多种角色。鸦片吸食方式的传入及鸦片从贡品、药品至成为奢侈品，甚至成为日常消费品——连同在鸦片中掺入野山参、冬虫夏草及达官贵人与富人们斗富比阔的道具烟枪、烟床等——承载了中国特有的鸦片文化，可谓中国传统文化的糟粕。

戒烟毒始于"修身养性"。梁漱溟①云："医学不是一门纯粹的科学，而是科学技术与文化的综合体。"在当今循证医学（evidence-based medicine，EBM）提出新的医学模式（生物—心理—社会—环境—精神）下，医疗已从以前西方医学着眼的"病"，转化到具有生物与社会人文双重属性的"人"。

中医学是一门根植于中国传统文化的科学，兼具科学与传统文化之双重属性。中医药戒烟毒首务是着眼于"人"，即人的文化品性。

1. 杜绝"奢侈文化"

近代中国鸦片文化及几乎社会各个阶层皆沉溺于鸦片之状况，较之英帝同样瞄准的印度与日本，成为一道奇异的"风景线"。此除社会、政治、经济因素（清政府"闭关锁国"与失误于政治、军事与经济上的洞察；英帝急于扭转茶叶与丝绸的贸易逆差；印度与日本基本做到了政府抵制或民众的严防死守）外，文化因素占据了核心因素相当大的比重。据研究：较之日本人崇尚"极度劳动"与"修身律己、清贫节约"的民族特性，中国人富有"安土乐居、主静尚柔、知足常乐"的文化品性（较之西方人喜食大麻、可卡因类毒品带来的兴奋作用不同，鸦片的"镇静、放松、超脱"，与中国的传统文化如道家之"清虚无为"甚为合拍，成为了心灵得以短暂慰藉的灵丹妙药，但日久使人意志消沉，身心俱衰）。鸦片与烟枪、烟床等成为一种文化与奢靡的风尚，与之不无关系。

医病先治人，战国秦汉时期《黄帝内经》即已有"人与社会是统一的"整体观与因人、因时、因地三因制宜的准则。中医药较之西药戒烟毒，除中药与复方多环节、多靶点整体调治的优势外，深刻洞察本土的人文与民族特性，倡导儒家"正心、修身、齐家、治国、平天下"（《礼记·大学》）的文化品性修养，当为

① 梁漱溟. 中国文化要义［M］. 上海：上海人民出版社，2003.

中医药戒烟毒的特色之一。

2. "修身养性"深入中医药理论

改变"奢侈"文化，加强品性修养，伴随着传统文化精神，早已根植、深入进了中医学理念。

两晋南北朝时期，为中国历史上一个典型的社会与文化转型时期。人之思想放逸与文化意识的整合，为隋唐文化盛世做了铺垫。但就医学言，魏晋以来玄学盛行，"纵欲以采阴补阳"及"服石求长生"成为风尚，对中医药及社会发展带来了莫大的负面影响。隋唐大医孙思邈，针对魏晋遗风，倡导"修身寡欲""恬淡虚无"，成为中医养生学的核心理论。

"修身养性"是中医文化的重要组成部分，"静以修身"与中国传统文化之儒、道、佛倡导的理念一脉相承。但食、色，性也，凡夫俗子对"静以修身"常会产生误解而进入异化状态——近代吸食鸦片的吞云吐雾，寻求心灵的超脱，即是对"静以修身"的误解与异化。由此，道家与佛教文化最终倡导隐居修炼或遁入空门，由"静"到"空"，从根本上杜绝尘世间一如鸦片现象的异化。

林则徐戒鸦片烟毒方

林则徐（1785—1850），福建侯官（今福建福州）人。时任两广总督的林则徐最大的社会贡献即是虎门销烟，打击了帝国主义的气焰，但他用中医药戒烟的贡献却往往不被大多数人所认知。

林则徐有好友名医何其伟（号书田，1774—1837），其研究的中医药戒烟毒方主要载于《救迷良方》（1833年）中。"断瘾丸""忌酸丸""补正丸""鹊丹""四物饮"等，不仅疗效明显，且充分体现了中医学与传统文化的特点：升降相因（"断瘾丸"中升麻、柴胡与沉香）、动静结合（"忌酸丸"中木香、沉香与白术）、寒热相配（"断瘾丸"中黄连、黄芩与附子）、攻补兼施（"忌酸丸"中黄柏、黄连与人参、黄芪；"断瘾丸"中黄芩、黄连与黄芪）。

在现今西医学尚未找到除手术方法外阻断神经性成瘾的特效药物时，中医学从整体水平调节人体气机的升降出入与五藏气血的平衡，是符合哲学辩证思想的，因而亦是科学有效的。

道家丹药致"长生"还是"促命"

道家主张"无为而无所不为",而道家在加之一些仪式、迷信、组织等外衣后则成了道教。道教在采纳道家"养性延命"的内核同时,却变得积极主动地寻求道术等智慧谋略之机变,因而亦具有了一定的征服自然的科学精神。这一点与中医学是相通的。诚然,生命的本质在于道法自然,人的主观能动性决不可超乎自然规律的掌控,但人亦不必太消极对待疾病与衰老。

道教方术与中医学的关联主要表现在养性延命、符箓治病、炼丹服石、太极气功、房中术、抗衰老药食等方面。尤其是炼丹术,与医术既有区别,又联系紧密。

道教与炼丹术

炼丹术在魏晋以来的乱世非常兴盛。其实溯源直上,早在秦代,方士为迎合秦始皇"长生"的欲望,即已开始四处采药以炼仙丹。而汉代据说淮南王刘安亦是崇尚黄老之学及炼丹的名家。道家为中国千余年的服石金丹术提供了理论渊薮,如道典《巨胜尚延章第三十二》① 认为:"金性不败朽,故为万物宝,术士服食之,寿命得长久。……金砂入五内,雾散若风雨,熏蒸达四肢,颜色悦泽好,发白更生黑,齿落出旧所,老翁复丁壮,耆妪成姹女。改形免世厄,号之曰其人。"

炼丹升仙自然是不可以实现的理想,且炼丹所用矿石,如雄黄、曾青、胆矾、矾石、云母、磁石等,在中医学中与金属单质相对而言是属于性大热者,食丹药不但未长生不死,反而寿夭的在唐代就有太宗、宪宗、穆宗、武宗和宣宗。唐代服石之弊有诗为证,白居易《思旧》云:"闲日一思旧,旧游如目前,再思今何在? 零落归下泉! 退之服硫黄,一病讫不痊。微之炼秋石,未老身溘然。杜子得丹诀,终日断腥膻。崔君夸药力,经冬不衣绵。或疾或暴夭,悉不过中年。唯予不服食,老命反迟延。"此诗悼惜因"服食"致死的四位友人,据卞孝萱②考证,

---

① 邱鸿钟.医学与人类文化 [M].广州:广东高等教育出版社,2004:61.
② 卞孝萱."退之服硫黄"五说考辨 [J].东南大学学报 (社会科学版),1999,1 (4):84-88.

退之、微之、杜子、崔君盖分别为韩愈、元稹、杜元颖、崔玄亮。后世众所耳熟能详的小说《红楼梦》中的贾敬暴毙亦可为社会状况之例证。

当然，大热的丹石亦并非不可入药，只是其治病与致病的特性如同孪生兄弟如影相随。如信石（即砒石，可由雄黄加工而成，主要成分为砒霜）性大热，可少量入丸药，如紫金丹，用于寒痰哮喘久治不愈疗效好（此外，纯砒霜即三氧化二砷用于治疗急性早幼粒白血病有特效，已在医学界有共识），另民间自古亦有以少量信石入酒酿以抗寒的习俗。清代吴炽昌《客窗闲话》① 载：一大将军早年戍边时，冬天严寒无棉衣，朝夕以酒御寒，酒家以信石入酿，抗寒效佳。自升迁为大将军后，改镇守南方，无先前之劣酒，反出现眩疾及皮肤疹发如麻疹状且疹发不畅。派随从请当地医生吴某，恰其正开宴饮乐，酒醉之际，随手拿一瓶红药给来者治麻疹，事后才发现误拿了信石末，不料竟歪打正着，正合大将军之疾。吴医悟到大将军中有信石毒，心中豁然开朗，乃以滋补老年之方，参以信石作引，作成丸药，不久大将军竟霍然而愈，成为一时佳话。

丹药未能作为养生药使人长生，但炼丹却促进了制药化学的发展，从而亦可为中国古代有科学的例证之一。炼丹而成的丹药后来成为中医外科的一个亮点，如中医外科的红升丹、黄升丹、白降丹与西药敷药相比丝毫不会逊色。

此外，金属或矿物入丹药，亦可给中医药成药的配方与炼制提供借鉴。如紫雪丹的炼制必须用金铲银锅才能保证药质的纯正不变②，后来亦由此成为了胡庆余堂的著名招牌药品之一。"金丹一粒定长生"虽只是一种良好的愿望，但中医学中一些成药如"安宫牛黄丸""紫雪丹""至宝丹"等被称为中医药的"三宝"，其抢救危重病症的功效是不可抹杀的。

福建炼丹方士

尽管福建的中医药文化被中原传统医药文化浸染、开化、征服较晚，在东晋以后，直至唐末与宋，福建的中医药文明才可与中原相提并论，据刘德荣③先生考

① 张存悌. 欣赏中医 [M]. 天津：百花文艺出版社，2008：343.
② 张存悌. 欣赏中医 [M]. 天津：百花文艺出版社，2008：75.
③ 刘德荣. 福建医学史略 [M]. 福州：福建科学技术出版社，2011：14.

证，道教与炼丹术至少在西汉即有踪迹可觅：汉武帝时，有中原入闽的炼丹方士何氏九兄弟，因担心其父参与淮南王刘安谋反会殃及自身而入闽避祸，炼丹于仙游九鲤湖，后人称之为何九仙、何真人。现福州于山（亦九仙山）和九鲤湖仍保存有九仙炼丹的炼丹井、丹鼎、丹灶等遗迹。又据陈衍《福建通志·总卷四十八·福建列仙传》载，西汉时期，曾任南昌尉的江西人梅福，也曾进入福建南平及将乐县玉华洞等地从事炼丹活动。

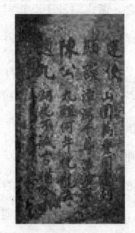

福建仙游九鲤湖摩崖石刻

魏晋南北朝时期，中原战乱不断，社会动荡不安，而福建则相对稳定，较少被战乱殃及，且闽中山水风光秀丽，中药材等物产丰茂，成为左慈、葛玄、郑思远、葛洪等人理想的的炼丹之所。

西晋闻名遐迩的著名道医葛洪，虽最终主要在广东罗浮山炼丹，但据民国《霞浦县志》记载及20世纪50年代中期考古人员多处发现葛洪炼丹遗址，均确立了道医葛洪在福建炼丹养生史上的地位。《漳浦县志》赞美曰："山寒灶冷雪满山，葛洪归去有余丹；如今此地多芳草，处处花开玉翰兰。"

保生大帝在台湾民间被称为"大道公"，宋代福建泉州府同安县白礁乡人，因其精通医术、救人无数，被尊奉为神祇。在中国东南沿海的漳州、泉州、厦门与隔海相望的台湾岛，以及东南亚一带，坐落着一座座金碧辉煌的吴夲（保生大帝）宫庙。每逢岁时年节，一座座的宫庙里总是人员辐辏，往来的信徒们满怀虔诚地在吴夲（保生大帝）神前燃上一炷香烟，口中呢喃私语，希望吴夲（保生大帝）保佑家人平安，子女向学，生意顺利，无病无灾……

吴夲是何方神圣，竟赢得如此众多善男信女的顶礼膜拜？不了解这一信仰的人们，大多会把吴夲想象成遥遥在上的神秘仙国世界里的神佛。其实，吴夲成仙以前，是一个实实在在的人，是一个生活在距今千年以前的北宋年间的医德医品极佳的民间医生。

厦门高林村西村社孙姓的第十世祖孙瑀在北宋元祐二年（1087年）撰写了

《西宫檀越记》，文中追忆了其先大父孙天锡生前与吴夲相善往来的情况。其后，在13世纪初叶，进士、广州别驾杨志与漳州守庄夏，分别撰写了《慈济宫碑》，两碑对吴夲的事迹都介绍颇详。此外，发现于龙海的《白石丁氏古谱》，其记载也从某一侧面透露出吴夲的相关信息。

根据杨志、庄夏《慈济宫碑》的记载，保生大帝名吴夲，字华基，别号云衷，为紫薇星转世投胎，父亲吴通，后被追封为协成元君，母亲黄氏为玉华大仙转世，吴夲年少时曾受昆仑山西王母传授法术，后举科举，官任御史，精通天文地理，礼乐医术，后辞官修道，行医济世，曾于山林之中施法救起遭虎咬伤的书僮，感动了书僮主人知县江仙官与张师爷，追随吴夲修练道术，施药活人。吴夲早年活动于泉州府同安县与漳州府海澄县交界的白礁与青礁一带。吴夲生于宋太宗太平兴国四年（979年）三月十五日，卒于宋仁宗景祐三年（1036年）五月初二。成神之前，吴夲乃是一个医术高明、医德高尚的民间医生。同时也是一个济世救人、心怀众生的修道之人。如杨志在《慈济宫碑》中认为吴夲“弱不好弄，不茹荤，长不娶，而以医活人。枕中肘后之方，未始不数数然也。所治之疾，不旋踵而去，远近以为神医”。可以看出，吴夲生前不吃荤、不娶妻，的确是严守戒律的修道之士；而他药到病除的高明医术，也为他本人博得神医的雅称。在庄夏的笔下，吴夲仙医的角色，愈发生动鲜明。吴夲毕生从事民间的医疗活动，在医术上颇有创获，治病效果奇佳。有时吴夲还借助一些道教的仪式，帮助患者解除病痛，效果同样显著。庄夏《慈济宫碑》称：“尝业医，以全活人为心。按病投药，如矢破的；或吸气嘘水以饮病者，虽沈痼奇恠，亦就痊愈。是以厉者、疡者、瘫疽者，扶升携持，无日不交踵其门。”可以想象，如果吴夲愿意，他所拥有的高明医术可以很容易地为他带来锦衣玉食，甚至是功名利禄。然而，生性纯朴而又慕道求仙的吴夲，并没有把他高明的医术当作追求功名富贵的工具，他的一生，都以能为民众解除病痛为矢志。对于登门求医的病人，吴夲一视同仁，“无视贵贱，悉为视疗，人人皆获所欲去，远近咸以为神”。

历代王朝为宣扬吴夲的高尚医德，对其加封不断。宋乾道二年（1166年），朝廷赐庙额“慈济”。闽南各地奉祀吴夲的慈济宫纷纷创立。宋庆元年朝廷追封吴夲为"忠显侯",嘉定年间又封为"英惠侯"。至宋理宗宝庆年间,封"康佑侯",端平年间又封"灵护侯",嘉熙年间晋封为"正佑公",翌年又封为"冲应真人"。明洪武年间,明太祖又封他为"医灵妙道真君"。明成祖封"昊天御史灵医真君",明仁宗封"恩主昊天金阙御史慈济灵医妙道真君万寿无极保生大帝"。宋明两代朝廷的推波助澜,人们在对他治病救人嘉行的追思及行为的模仿过程中,将他升华成为神医,进而推崇为医神,从而确立了闽南人对保生大帝的信仰,同时在地域上,也逐渐扩展到漳、泉、台、粤一带。

随着明代移居台湾和海外的闽南人越来越多,保生大帝信仰也随之传播到各地。明代从青礁村走出的"开台王"颜思齐,以及之后收复台湾的郑成功等都曾把保生大帝的信仰带到台湾。传入台湾后,建庙亦多,为当地医师及泉州籍移民所信奉,庙宇中心在台北。到了清代,移民台湾的闽南人越发增多,对保生大帝信仰的民众也日渐隆盛,保生大帝的香火遍布台岛,从慈济宫分灵到台湾的庙宇已达400多座,仅次于妈祖庙。两岸同宗,炉丹共香,都把遥祭慈济祖宫作为定例。

保生大帝信仰传入台湾,是因为当时跨海垦殖艰险的缘故。先民们面临着海道险阻、瘟疫和灾害等三大生存问题,首先,要横渡风浪潮汐变幻莫测的台湾海峡,由于航海技术不发达,甚至是严苛的"海禁"条件下,为避过清军水师的搜捕,又为免遭大风大浪倾覆船只而葬身鱼腹的厄运,人们需要祈求神灵的保佑。其次,要面对瘴病横行、瘟疫肆虐的恶劣环境,在医疗条件极端缺乏的情况下,人们更需要医神药王的保佑。移民们为了同疾病和恶劣环境做斗争,在很大程度上需要心理的慰藉和精神的寄托,共同的信仰使他们自觉把对医神保生大帝的信仰带到台湾。由于药方实践运用行之有效加上精神的寄托,"吴真人"真切地伴随着千千万万的开台先民熬过了漫长的缺医少药的年代。"吴真人的精神"成为维系两岸民众以及海外华人对家乡故土难以割舍的精神纽带,并由此形成特有的民族文化向心力。而这种向心力往往是以宗教寺庙为核心而凝聚形成的,他们通过宫庙集结,寄托对故土先贤和优秀历史人物追思景仰,饮水思源,不忘根本,继承和发扬中华民族文化。

与保生大帝齐名的另一位福建道教神祇,即是宋建隆年间的"海上保护神妈祖"。妈祖作为海神，受到了海内外人们的景仰，从宋代起即已由民间信祀成为国家信祀。妈祖的坚强、博爱、无私，成就了博大精深的妈祖文化与东方海洋文化。伴随着这种海洋文化的传播，福建的传统文化包括医药文化亦远播东南亚各地。

道教作为中国最本土的信仰，无论是在理念上还是具体方法上，都有部分与中医学相通之处。中医学与儒相通，又融会了道、佛，三家哲学内核造就了中医学术体系的灵魂，而其宗教外设，如同历史大河的载体与根基，伴随着中医学不断从经验、粗鄙、迷信走向精致与科学。

药签：医药知识与宗教信仰的结合

求签又称签占，占卜方法之一。至迟在宋代就有此法。一般庙宇都置有诗签，即在签筒里放着一组（廿四枚到一百余枚不等）刻数字的竹签，供问事求卜者抽取。个别庙宇置有药签，即与所抽竹签数字对应的是一帖药方，供求签者取方赎药治病。

药签的产生是医学发展到一定阶段的产物，是医学与宗教互相妥协的产物。一方面，庙祝从祖国医药宝库中汲取营养，寻找方便、简捷、有效的药方，一方面，一些医生不得不屈从于传统的势力，参与制作药签，以此作为普及医药的途径。

药签属于信仰疗法中的一种，其形式与灵签相类似，即假神意编成若干药方，把药方逐一编号，再把编号分别抄在竹签上（或把药方直接写在竹签上），放置于宫庙的签筒中，供善男信女占取。占取药签的方法与占取灵签也相同，即由患者或患者的亲人前往宫庙，虔诚地烧香礼拜和祷告一番后，捧起放置药签的签筒，不停地摇动，直至从签筒中掉出一支。再通过卜确认从签筒中掉出的竹签即是神明所赐后，持竹签到庙祝处索取药方，根据药方买药给病人治病①。

一般认为，药签上的药方基本符合药理。药方绝大多数是一些清火、滋补、强肝之类的处方，没有剧烈药方，病人服用后，即使不对症，治不好病，也不会

---

① 林国平．八仙文化与八仙文学的现代阐释：二十世纪国际八仙研究论丛［M］．哈尔滨：黑龙江人民出版社，2006：394.

伤害身体。另外，庙祝也大都深谙药性，兼通药理，配药时，又有意识地询问病情，及时调整药药量。俗信药签是在神明的恩准下求得的，患者深信药方是灵丹妙药，对药方充满信任，患者便有了战胜病魔的信心。

流传于民间的药签或冠以某神明的名字，如保生大帝药签、吕祖药签、黄大仙药签、关帝药签、观音药签、药师佛药签等；或冠以名医的名字，如华佗药签、孙思邈药签、扁鹊药签等；或冠以宫庙名字，如天仙娘娘庙药签、三平寺药签、碧云寺药签等。其中，保生大帝药签与三平寺药签是闽台地区影响较大的药签信仰。

保生大帝药签

保生大帝药签是闽台影响最大的药签。在闽台，不少保生大帝庙备有药签供信徒占卜。旧时通行的保生大帝药签有手抄版和木刻版，现大部分药签改用活印刷版。

关于保生大帝药签的来源和创始时代，民间广泛传说为吴真人所创。民间传说，吴夲生前著有《吴氏本草》与《灵宝经》两种医药学著作。《黄龙榜头吴氏家谱》记载，吴夲生前曾在泉州花桥亭定点施医，他在向民众传授草药知识时，用的教材就是其自编的《灵宝经》。此外，北宋徽宗大观年间根据当时各地民间流行的药方，曾编辑成《太平惠民和剂局方》。据说该书收录的"藿香正气散""加减平胃散""逍遥散""凉膈散"等数种处方，就是出自吴夲的《灵宝经》。这些都说明吴夲生前极有可能有过医学和药学著述，只是在后来失传了。

不过，一般认为大部分药签为后人集古代成方和民间常见验方假托真人之名而作，应是集腋成裘至明代才基本成形，并盛传于明清时期。保生大帝药签分为内科、外科、小儿科三种，其中内科药签有不少是张仲景的《伤寒杂病论》和《金匮要略》中记载的成方，有小部分来自孙思邈的《备急千金要方》。据统计，花桥慈济宫的保生大帝药签第四十签"小青龙汤"、第四十一签"越脾加半夏汤"、第四十八签"人参白虎汤"、第八十三签"葛根汤"等，均抄自《金匮要略》。第二十一签"茵陈蒿汤"、第九十六签"麻黄汤"、第九十七签"桂枝汤"，则抄自《伤寒杂病论》。第七十三签"独活寄生汤"则抄自孙思邈的《备急千金要方》。

保生大帝药签也有一些摘录自明清医家的验方。例如，内科第八十六签"玉女煎"抄自明末医家张介宾的《景岳全书》。第九签"虎潜丸"抄自清代医家汪昂的《医学集解》。第六十签"足痛丸"抄自清代程钟龄的《医学心悟》等①。

这些药签的用药颇有特点：

一方面，药味少、剂量轻。据分析，在内科处方120首中，单味4首、2味4首、3味35首、4味42首、5味24首、6味7首、7味2首、8味2首。药签用药多在5味以下，大部分

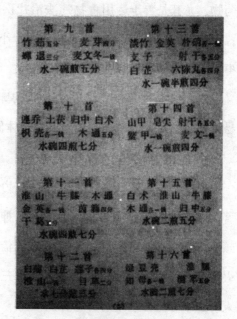

青礁慈济宫药签

是3味或4味。每味药剂量都很轻，从内科处方每味药剂量分析：一厘1味、一分3味、二分6味、三分51味、四分53味、五分48味、六分8味、七分13味、八分23味、一钱162味、一钱半20味、二钱20味、三钱7味、4钱3味、五钱3味，由此可见药签用药每味剂量多在二钱以下，大部分是几分或一钱②。

另一方面，这些药签的组方又十分契合君臣佐使的配伍之道，如从内科处方120首分析，除单方独味外，其余处方都有严格的君臣佐使配伍。如第32首治风寒呕吐方：苏叶一钱、薄荷四分、甘草四分、灶心土一钱、生姜三片、乌糖一角，该方以疏散风邪和胃的苏叶薄荷为君，以温胃止呕的灶心土为臣，以生姜乌糖温胃散寒为佐，以甘草调和诸药为使，共奏疏风散寒止呕之效，遣方用药可谓用心之巧。

再者，药签中所收载的药物，贵重药物占极少数，而不少是用民间易得的常

① 范正义. 保生大帝 吴真人信仰的由来与分灵 [M]. 北京：宗教文化出版社，2008：56.

② 厦门市海沧区政协文史资料委员会. 厦门海沧文史资料（第4辑）. 2008：124.

见药物，尤其是善于运用食物疗法治疗疾病。如用白木耳炖冰糖治肺热之呼吸不舒；旧菜干和旧茶煎服去脾湿以生津；小肠炖桑螵蛸治疗下元虚之便数；芝麻、大枣、苍术合用治胃寒脾湿、元气不调；食白蕃薯治大肠有热津液不生等。

总之，保生大帝药签体现了方药的廉简便验的特点。药物易得，方法简便，容易推广，这对人们求药治病、保障身体健康有很大的现实意义。

三平寺祖师药签

三平祖师又称广济大师，民间尊称为三平祖师公，俗名杨义中。原是唐代漳州著名高僧，圆寂后逐渐演化为佛教俗神，属民间信仰中的佛教禅师崇拜。在福建颇有影响，在台湾和海外也有众多的信仰者。他生前创建的平和三平寺，迄今香火鼎盛。每年春秋二季，从海内外来三平寺进香礼拜、求佛问药者，多达数十万人。三平寺流传至今的药签有75首。

据分析，这75首药签一共由49种中药组成，大致可归为5类（药名右方数字为方中出现次数）：

（1）健脾益气：党参（16），茯苓（55），白术（27），甘草（57），淮山（28），莲肉（16），芡实（20）。

（2）健脾理气：陈皮（26），砂仁（8），青皮（1），川朴（15），枳壳（1），香附（17），肉桂（4），山楂（15），神曲（10），半夏曲（8），元胡（1）。

（3）祛风化湿：牛膝（31），木瓜（17），薏米（11）、桂皮（7），羌活（1）、荆芥（2），独活（1），蝉蜕（3），白芷（3），防风（14），苍术（1），五加皮（6），清风藤（1）。

（4）清热利湿：泽泻（11），木通（7），赤茯（3），车前（7），桑皮（11），黄柏（4），黄芩（2），贝母（1）。

（5）补血养阴：当归（33），熟地（17），川芎（1），白芍（1），百合（4），生地（25），沙参（3），天冬（6），麦冬（6），知母（12）①。

49种药，健脾益气理气有18种，占36.7%，祛风化湿药有13种，占26.5%，

---

① 李良松，刘建忠. 中华医药文化论丛［M］. 厦门：鹭江出版社，1996：103.

符合南方气候和疾病发生的特点。三平寺祖师药签组方特点也如保生大帝药签一样，如药量轻，祖师药签其方多者 9 味，其重者不过 9g，然多在 3~6g。

总之，药签虽然带有宗教迷信色彩，但是在缺医少药的古代社会，它的存在对保障民众健康和传播医药知识，起到积极的作用，即使在今天仍然具有一定的价值。

如涂福音等人选用青礁慈济宫第 26 首签方（凤凰退、白术、枳壳、桔梗、甘草）用于治疗脾虚气滞型胃痞症，总有效率为 95.5%。涂氏等通过实践探讨其治病机理是调理脾胃、升清降浊、痞满得除，并得出结论：此方对脾虚气滞型胃痞症最为适合，为后人所宗之法。翁树林将吴真人一温通外用处方（带壳龙眼干、盐红糟、姜母，捶细，烘烧敷局部）用于治疗疮疡之症，两周后即告痊愈。翁丽丽将慈济外科方第 17 首（川连、生大黄、乳香、没药、芙蓉花心、楠香，共研成细末，调蜜涂抹患处）用于治疗痤疮，总有效率 95%。翁氏认为其作用机理是：川连、大黄清热解毒、消肿止痛，芙蓉花清热养颜，乳香没药活血化瘀、祛瘀生新，楠香起粘合作用；诸药共用从而达到清热解毒、消痤养颜的功效，等等。诸如此类的研究还有不少，都说明药签在当代仍具有治病疗疾的价值①。

泉州佛教寺院里的"金汁"与童便

佛教之哲学思想博大，思维深刻。大量博大精深、灿烂缤纷的佛教词汇充实了中国的汉语文化，佛教的辩证思维、心性修持与普渡众生的思想深刻影响了中医学。中医学与佛教关系密切，佛教对形神（心身）医学的影响大有深义，而中医学在民间无形中亦可承载起佛教普渡众生的教义，邱鸿钟认为"在中国佛门、儒家看来，中医学如同印度学可成为一种有利于传教布道的工具"。

佛教来源于印度，亦带来了印度医药文化。印度万物皆药思想，深刻地影响了汉唐及后世医学家。唐代一代苍生大医孙思邈巨著《备急千金要方》即带有印度医药思想的深刻烙印，而印度的眼科技术、穿颅术、出（放）血疗法亦随着佛

---

① 黄颖. 闽台寺庙药签研究概况 [J]. 光明中医，2009，24（1）：177.

教的传入为中医学注入了新鲜的血液。

福建泉州寺庙医学的产生

佛教僧侣基于宣扬佛法的需要，大多亦精研医术，且禀着"愿下地狱"的精神，经常出现在抗疫最前线。宣扬佛法与医药最有名的高僧当属唐代的鉴真大师，他把中国的医药文化随着佛教思想传到了日本。

福建医学与佛教结合最出名的当属"寺庙医学"。

福建泉州据乾隆年间《泉州府志·坛庙寺观》转引《名胜志》云，泉州西门外九日山延福寺"晋太康年间（280—289 年）建，去山二里许。唐大历三年（768 年），移建今所，寺额欧阳詹所书。大中五年（851 年）赐名建造寺"。这是文献记载的泉州最早的佛教寺庙建筑。泉州佛教寺庙建筑自晋产生，至唐、宋兴盛发达。在唐代，泉州被誉为"泉南佛国"。宋代因与海外贸易的繁盛，佛教事业飞速发展。延至元及明清，泉州的佛教与儒、道、各种俗信及外来基督教、印度教、伊斯兰教、摩尼教等相互融合，逐步世俗化，成为民众的精神寄托，而"寺庙医学"也自然而然地产生了。

泉州花桥宫金汁

"金汁"，此药自光绪四年（1878 年）花桥宫办泉郡施药局时便开始制作，已有百余年历史了。可以说有花桥亭便有"金汁"。《本草纲目》和《医事别录》分别称"金汁"为黄龙汤、人中黄、还元水或粪清。"味苦、性寒、无毒"，"主治时行大热狂走，解诸毒"，可大解五脏实热。

"金汁"作为中医药界的研究它仍有价值，可作为传统医学文化而保留。民间流传的偏方、秘方中，除了金汁，还有人中白、童便等。童便是良好的咸寒引经药，且具良好的滋阴降火、凉血散瘀功效。唐代杰出的文学家柳宗元两次罹患重病，急救方中均有童便。

福建佛教医院与基督福音医院

佛教徒基于普渡众生的思想，基督教为了传播"上帝的福音"，皆分别以诊所、医院为平台与先锋。宗教徒的这种奉献精神后来成了医学的"精神内衣"与职业图腾。西方有一句民谚"医生不信教，病家不上门"，即是对宗教与医学关联的最形象的概括。

福建佛教医院是福建佛教会向南洋华侨募款创办的一所综合性医院，于 1948 年落成，为现今"福州市中医院"的前身。

福建汀州福音医院，坐落于长汀卧龙山下，它是一个传奇，是第一所红军医院的前身。福建汀州福音医院，原名亚盛顿医院，由一位英国基督教徒在 1908 年以个人名义开办。1925 年，在"五卅"反帝运动冲击下，英籍医生、护士逃走，助理医师、基督徒傅连暲被推为院长。傅连暲将其改为福音医院。

傅连暲与其医院对红军将士的贡献永远彪炳史册，比较出名的如：以保守疗法结合营养疗法治好了时任营长的陈赓大将的腿骨伤，为红军官兵接种牛痘预防天花等。

源头活水民俗情，沃汤拗九闽族风

宗教信仰根植的土壤是民间各种信仰。宗教承载了中医学文化发展之流，而民俗则是中医学文化的源头活水。民俗是文化的历史积淀，任何医学在原始医药时期，大概均要走过与民俗同源的阶段。随后，医药的发展将依赖于文化的传承，是谓医俗同源与医俗共进，而最终医学科学将在民俗等文化中脱颖而出①。

民俗与医学的关联可体现在卫生习俗、人生礼俗、岁时民俗等方面，且大多体现了中医学"治未病"思想、七情调适与药食同源思想等。下面撷采几例，探讨医学与民俗之渊源。

沃汤（温泉）文化

中国的温泉文化起源已久，上可追溯至5 000年前的神农时代。温泉的大规模利用起源于秦（骊山汤）、汉（汤泉宫）而盛于唐（华清池）。温泉的治疗作用古书有载，东汉张衡《温泉赋》："有病历兮，温泉泊下焉。"唐太宗李世民亦在《温泉铭》中畅谈其泡汤体会："朕以忧劳积虑，风疾累婴，每濯患于斯源，不移时而获捐。"明代李时珍《本草纲目》明确指出了温泉的治疗作用："诸风筋骨挛缩，及肌皮顽痹，手足不遂，无眉发，疥癣诸疾，取泉断之。"

---

① 王致谱. 民俗文化与中医学 [M]. 福州：福建科学技术出版社，1996：1.

温泉为大自然赐给人类的一件礼物，它需要有自然与地理环境的优势，而福州正是这样的风水宝地之一。

福州是中国大陆东南沿海的一座古老的历史文化名城，有"海滨邹鲁"之称。福州凭借着有利的盆地地形与丰富的降水量，成为中国三大温泉区之一。福州城区泉眼丰富，滚烫的热水汩汩而出。温泉文化继榕树、寿山石之后成为福州市的城市名片与文化印记之一。

福州最早的"自然汤"澡堂，是在唐末至后梁初（约901—908年）闽王王审知建罗城、夹城时发现的，民工在汤边与树兜间发现地下自然涌出热水，遂用石垒成汤池供人洗沐，这就是古迹"古三座"温泉澡堂。

福州地处亚热带地区，气候湿热，加之地下温泉造就的地热，使夏季漫长。"夏时有痒疥疾"（《周礼·天官》），福州夏时治病养生，适合采用金代张子和倡导的广义的"汗"法排毒养颜及滋阴派的清淡养阴法。泡温泉不仅适合于夏季熏蒸祛湿排毒，亦适合于冬季温通经络，对于神经痛、风湿症、腰痛等病症实为四季皆宜的养生祛病之法。

求子习俗与临水夫人陈靖姑

求子习俗为福建重要人生礼俗之一，与中医学妇幼保健文化息息相关。在中国封建社会中，有"不孝有三，无后为大"之说，南宋即有唐婉，因三年未孕，而被陆游之母所遣（休），一对好姻缘被拆散，酿成陆游终生的遗憾与苦痛。求子习俗反映了人们生活圆满的良好心愿，也符合心身医学良好心理暗示，有利于对躯体疾患康复的认识。在中医学来说，即是符合形神学说与七情相关学说。试想，曾经有多例患不孕症的夫妇，因抱养了别人的孩子后彻底放松了心情，不久却意外怀孕的事例，就可以理解求子习俗中的神祇，曾被人们寄予了多大的厚望。神祇使求子者安神定志、一心向善，与中医学"由神治形"是一脉相承的。

临水夫人是闽台乃至东南亚地区共同敬奉的生育神。据统计，东南亚各地有大小临水宫1 800多座，信徒8 000多万人。在台湾，以临水夫人作为主神祭祀的宫观达400多座，信徒1 500多万。临水夫人，又名陈靖姑、顺懿夫人、顺天圣母，最初是福州及闽东地区信仰的一位"妇幼保护神"。陈靖姑于唐代大历年间（766—779年）出生于福州下渡，其丈夫是古田县人。相传陈靖姑曾经到闾山学法，能降妖伏魔、扶危济难，24岁时毅然施法祈雨抗旱，为民除害而献身于古田临水，死后被奉为"救产护胎佑民"的女神。

2013年3月7日上午9时30分，第六届（福州）陈靖姑民俗文化节举行的祭祀大典，在《娘奶出航》的曲乐中开始。活动中，海峡两岸38尊"临水夫人"陈靖姑金身，回到了娘家——福州市仓山区下渡的陈靖姑故居。祭祀大典后，伴随着20对汉服传统婚礼的礼成，20对新婚夫妇参与了"送子花"体验活动。"白花"属男，"红花"属女，新婚夫妇从"婆姐"手中请走一红一白的鲜花后，虔诚地跪于陈靖姑神像前，向女神"求子求女"，寓意着"男女平等，自然和谐"。

新生儿"洗三旦"人生礼俗

中医理论认为，婴儿虽然较之成人有生机蓬勃、发育迅速的特点，但毕竟形气未充，脏腑发育还未完善，中医学有"小儿肺不足、脾不足、肾不足、心肝常有余"之说，即婴儿呼吸、消化、免疫等系统及神经调节系统尚未完善，因而易出现高热或惊吓性惊厥，对婴儿要细心护养。

鉴于旧时新生儿常因破伤风而死去，福建一些地区有在婴儿断脐后即沐浴的习俗：以杉树叶和香镜（石菖蒲）煮汤为婴儿洗浴，先给婴儿"开天门"（洗双目），随后"点龙鼻"（洗鼻子），再"开龙嘴"（洗嘴巴），而后，再从头部洗到胸部、四肢、臀部等。此外，福建还有"洗三旦"习俗，沿袭已久而成为人生礼俗。

福建"洗三旦""洗三朝"及"洗三诞"等礼俗形式与中原地区类同，但所加药物有地域特点。中原地区的"洗三旦"在唐宋时期书籍即有记载。如唐代韩偓《金銮密记》载唐昭宗天复三年（902年），"大驾在歧，皇女生三日，赐洗儿果子"。宋代孟元老《东京梦华录·育子》亦云："亲朋盛集，煎香汤于盆中，下果子彩钱葱蒜等，用数丈彩绕之，名曰围盆。以钗子搅水，谓子搅盆。观者各撒钱于水中，谓之添盆。盆中有枣子直立者，妇人争食之，以为生男之征。浴儿毕，落月胎发，遍谢坐客，抱牙儿入他人房，谓之移窠。"① "洗儿"意在清除污秽，清泻胎毒②，尤其是在福建等南方湿热地区，更加重视对新生儿体内湿热蕴毒的清除与体表皮肤的护理。

福建流行的新生儿"洗三旦"的人生礼俗，除了在婴儿出生的第三天，在洗澡水中加入石榴花、柑橘叶、石菖蒲、艾叶等常用的抗菌、抗病毒中草药外，各地所用药物还各有地域特点③。例如，华安县用桂花烧成香汤，周宁人则用坑蒌（当地对"香菜"的土称）汤洗儿，上杭人用茅草、蕨叶及蛋一同煮水，漳平人则用当地一种土名"朝仔草"的草药入煎汤，漳州人则用桂花、石榴花、柑橘叶、龙眼树叶等与小儿洗浴。"洗三旦"从卫生习俗演变成人生礼俗，"洗"出了文化，亦积淀了中医药知识。

石榴皮的抗菌与收涩作用，用于小儿秋季腹泻中，轻度者效果良好。

橘树可以说全身包括枝叶都是药，能治疗肺、胃、肝等部位的疾病。橘叶疏肝、行气、化痰、消肿毒，中医学的代名词之一"橘井"即来源于"橘井泉香"的典故。《列仙传》载："苏耽，桂阳人也，汉文帝时得道……语母曰：明年天下疾疫，庭中井水橘树，患疫者与井水一升，橘叶一枚，饮之立愈。后果然，求井水远至千里，应手而愈。"橘核与荔枝核及辛香温通的茴香等配伍制成橘核丸，对于寒凝气滞所致的寒疝症，见睾丸坠胀疼痛者有殊效。

艾，又名"五月艾"，《本草纲目》认为其"生则微苦太辛，熟则微辛太苦"，明代李中梓《本草证要》指出艾叶"辛可利窍，苦可疏通"。艾叶入火灸则气下行，入药服则气上行，故可逐一切寒湿，灸治百病。福建有的地区用艾叶烧水给新生儿"洗三旦"祛胎毒，然后将艾绒少许敷在新生儿囟门和肚脐上，可预防感冒鼻塞或感染其他疾病。福建清明节还有一款特色点心——菠菠粿，即在糯米团中加入菠菠草与艾草，绿色诱人食欲，艾草则防寒食生病。

关于艾，还可引伸至艾灸保健强身与治未病。除了自古民间常灸足三里穴，

---

① 黄佐泉. 民俗中的中草药识略 [J]. 甘肃中医学院学报，2005，22（2）：54.
② 王致谱. 中医学与民俗文化 [M]. 福州：福建科学技术出版社，1996：102.
③ 张波. 福建人生礼俗中的中医药文化内涵 [D]. 福建中医药大学硕士论文（2008 届）.

以增强全身的免疫力外，现今"三伏灸""热敏灸"亦非常风靡。艾叶开窍化痰，和中辟浊，与热力作用相合，升阳散浊，激发人的生机活力，北京中日友好医院对于肿瘤化疗患者应用灸疗，可以很好地升高白细胞。

石菖蒲为中医学常用的开窍豁痰启智、理气活血、散寒除湿之药，煎汤外洗用于小儿祛风驱虫，内服常用于成人失眠、健忘等病。石菖蒲入药始载于《神农本草经》："久服轻身，不忘不迷惑，延年益心智，高志不老。"菖蒲泡酒，则可"治三十六风，一十二痹，通血脉，治骨痿，久服耳目聪明"（《本草纲目》）。菖蒲延年益寿与"辟瘟气"的功效还进入了民俗，即端午节家家门户插菖蒲、艾叶的习俗。至于石菖蒲还有一独特功效，却是从文学诗歌中挖掘出来的。《石菖蒲》诗曰："雁山菖蒲昆山石，郑叟持来慰幽寂。寸提蹙密九节瘦，一拳突兀千金值。"即是南宋诗人陆游，为感激福建莆田名医郑樵用石菖蒲和黄连研末，以酒冲服治愈唐婉"尿崩症"而作。

橘饼与"十三太保方"安胎

福建的孕妇习俗属于人生礼俗的一部分，亦具有丰富的中医药文化内涵。如"拜胎神"（认为人的精、气、神在胎儿始成时即已存在，是谓元神，是当敬畏与呵护的）礼俗及相关的规范孕妇行为举止的习俗，均是符合中医学孕期保健与注重七情调适理论的。

闽南习俗，通常在妇女怀孕6周左右时，会出现呕吐等妊娠反应，此时夫家会向娘家报喜，娘家则会送橘饼等食物为女儿健脾和胃、止咳化痰、理气宽中，以缓解或消除妊娠呕吐。对于有胎动不安，有先兆流产的孕妇，福建各地百姓常会采用药物安胎的方法。常用安胎方为出自《傅青主女科·产后篇·攤篇》的"保产无忧散"或"保产神效方"（"保产无忧散"和"保产神效方"除用药分量和用药制法不同外，药味数俱相同）。民间常称之为"十三太保中药方"或"保产十三太保方"。药物组成为：当归（钱半，酒洗）、炒黑芥穗（八分）、川芎（钱半）、艾叶（七分，炒）、面炒枳壳（六分）、炙黄芪（八分）、菟丝子（一钱四分，酒炒）、厚朴（七分，姜炒）、羌活（五分）、川贝母（一钱，去心）、白芍（一钱二分，酒炒）、甘草（五分）、姜三片。原方方后注释为："温服。右方保胎，临产热服，催生神效。治横生逆产，至数日不下，一服即下；有未足月，忽然胎动，一服即安；或临产先服一服，保护无忧，更能治胎死腹中，及小产伤胎无乳者，一服即如原体。"

"保产十三太保方"在胎动不安时可以保胎，临产时却可催生，故孕期无胎动不安者不可随意取用。中医认为先兆流产，究其病因有二，一则气血虚，冲任不固；二则孕后过度安逸，则气血欠通畅，胞脉阻滞，胎元失养。应用本方，助气养血，理气安胎，补而不滞，疏而无过。妇人以血为本，唯气顺则血和，胎安则产顺。十三太保方专为避免难产而设，服药后往往有不同程度的胎动增加现象，最适合过于安逸之人；或胎位不正，须行转之症；或临产之时产力不足而造成难产之症。中医方药的双向调节作用，往往为西医学所不理解，如《伤寒论》桂枝汤对病理性汗出与汗出不畅在病机相似时均可用之，且一般无化学药品的血药浓度一降，病况即出现波动，或药量偏大出现副作用之弊。

中医药安胎方不可任病家随意取用，需由医者辨证论治，百姓习俗只是对中药安胎方常见证型的习惯性用法，若不对症，势必造成危害。清代福建名医陈修园即曾囿于"黄芩、白术为安胎圣药"而致其夫人屡次流产而不自觉，后因去省城考试离家3个月，族人对其夫人辨证论治，施以温补之剂，终于保住了胎儿①。

福建人除用药物安胎外，有的地方如有的客家人还采用巫术的方法安胎②：一是请"先生妈"写安胎符，把符烧了与盐混合，循着触犯胎神的东西搬出的路线，沿途撒在路上；二是买来安胎符放在身上、床上或棉被下；三是把安胎符烧了撒在蚊帐上。巫术在此主要起到心理暗示、安抚孕妇情绪的作用。

桂圆干与坐月子

因于"产前一盆火，产后一盆冰"的生理与病理认识，华人大多有不为西方人所熟知的为产妇坐月子的习俗。医圣张仲景《金匮要略》有当归生姜羊肉汤温

① 张存悌. 欣赏中医 [M]. 天津：百花文艺出版社，2008：107.
② 肖林榕，林端宜. 福建民俗与中医药文化 [M]. 北京：科学出版社，2010：51.

经补血、散寒止痛，闽南则必有桂圆干与鸡肉、饴糖共炖煮的月子餐习俗。

龙眼俗称"桂圆"，又有圆眼、益智、骊珠等别称，是我国南亚热带名贵特产，历史上有南"桂圆"北"人参"之称。龙眼有壮阳益气、补益心脾、养血安神、润肤美容等多种功效，明代李时珍曾有"食品以荔枝为贵，而资益则龙眼为良"的评价。

龙眼干是健脑益智、养血安神的温补佳品，若用于产后妇女体虚乏力，或营养不良引起的贫血，食用龙眼干是不错的选择。

早春拗九粥与"孝顺节"

福建人生礼俗中蕴含有丰富的中医药学保健知识，引领着民族健康文化的方向，而在岁时民俗中的文化意蕴中，往往也同样富含中医药的防病养生知识。

福建与中原相同的岁时民俗包括：腊月"腊八粥"、元日屠苏酒、端午雄黄酒等。如屠苏酒，东汉末年即已盛行，据明代李时珍《本草纲目》和清代福州名人梁章钜《归田琐记》所载，屠苏酒中的主要药草即是菝葜。菝葜，古代方士称之为金刚鞭，可以促进体内汞从尿液中排出，是故宋代王安石《元日》诗"爆竹声中一岁除，春风送暖入屠苏，千门万户曈曈日，总把新桃换旧符"（诗中屠苏虽有房屋一义，但亦可释为"屠苏酒"），在医药保健中亦是大有深意的。

"拗九粥"岁时习俗是福建的特色。拗九粥类似于中原的"八宝粥"，用糯米杂以红枣、花生、荸荠、桂圆、莲子、红糖等煮成，唯一的不同点在于加了黑芝麻而呈黑色。"拗九粥"习俗的来源与福州人逢九犯忌观念有关，亦与送穷鬼钱财图吉利有关，清代林祖焘"闽中岁时杂咏"诗："相传拗九届芳辰，各煮饴糜杂枣榛。扫尽尘封投尽

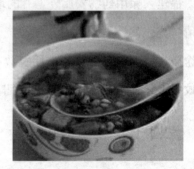

拗九粥

秽，送他穷鬼迓钱神。"然而最直接的来源则是一个儿子孝顺母亲的传说。

传说古时有一孝子目连，其母生前悍恶，29岁时死去，死后被关在阴间牢房，

目连探母，食物却每被狱卒抢走吃掉，后来目连用红枣、花生、荸荠、桂圆、红糖等煮成甜粥，盛入碗后，再撒一把黑芝麻，谓狱卒曰"拗垢粥"（福州话"九"与"垢"同音），狱卒以为粥脏而不敢吃，目连母才吃上粥。后来，福州人在正月廿九（后九）由出嫁女儿给父母送粥成为习俗，此日遂成"孝顺节"。

食粥养生的中医学意蕴在于其"极柔腻，与肠胃相得"，"畅胃气，生津液……生推陈陈致新，利膈益胃"。在正月廿九早春时节，福州地区阴雨连绵，民间有"拗九有寒抵九寒，拗九无寒节节寒"之喻，此时能喝一碗热气腾腾、香味扑鼻的拗九粥，补胃气、益精力，无疑也在人生这一享受之中融合了中医学的意蕴。但要说明的一点是：据现代医学研究，因粥较之米饭缩短了在胃中的消化时间，血糖升高较快，故食粥不利于糖尿病患者。

食粥养胃，有利于体弱与年老之人，故而拗九粥引伸出了"孝顺"的意蕴。黑色入肾，黑乎乎、热气腾腾的粥，尤具有敬重长辈和缅怀先人的意味，如同福建最大的少数民族畲族的乌饭节，采集乌稔树叶及根合大米煮"乌米饭"，既有缅怀先祖的民俗意义，亦有用乌稔树根叶防腐开脾的医学保健意义。

农历二月芥菜宣肺温中抗癌与"羹惟野苋红"

过了拗九，福州人的年就算过完了，进入了农历二月。

农历二月，在福州老读书人的记忆深处，最不能忘却的是二月的芥菜，"抽芯芥菜满村圩，日子渐长二月初，自是书生真本色，枯肠只解贮寒菹（zū，泡菜）。"

唐代以前，福州曾被人称为文化沙漠，福州的学官是在 772 年，由李椅及其后的常衮（gǔn，音同滚）振兴起来，后来即有一名晋江籍的书生欧阳詹，于 792 年在长安考中进士第二名，位在后来"文起八代之衰"的韩愈之前一名。唐代儒生主要读的是经书，但在宋代兴起了"文人知医"的风尚，此风尚席卷全国，也吹到了福建，福建四大名医（苏颂、宋慈、杨士瀛、陈修园）中有三位均出现在宋代，想必亦不是偶然的。

儒医源自儒生，在过去福建穷儒生节衣缩食、日夜苦读的日子里，他们大约皆不会忘却福州二月芥菜的滋味吧。

现今，芥菜成为福建人常食用的蔬菜，芥菜饭成为福建人喜欢的一种饭食。芥菜性温，是产妇月子餐中少有的可食用的蔬菜之一。芥菜入药，始见于南朝梁人陶弘景《名医别录》，书中认为芥菜性味辛、温，入肺、胃、肾经，功效宣肺化痰、温中利气，主治寒饮内盛、咳嗽痰滞、胸膈满闷等。现代医学研究发现，芥菜含有丰富的营养成分，具有维持人体新陈代谢功能的重要保健作用，如芥菜在日本被列为防癌蔬菜之一。芥菜的叶、根提取物可抑制大肠杆菌的生长；块根有抑制细菌、真菌和人体内某些寄生虫的作用，可以明目、通便等。

农历二月另一时令蔬菜即是"羹惟野苋红"，来源于杜甫的诗句。苋菜实际上还可以用来清炒，可清热解毒，明目利湿，还可以治疗这个时节的腮腺炎，做到药食两用。

农历二月，无论是芥菜还是苋菜，均是大自然对人类的馈赠。

夏季甜淡滋阴益气饮食文化

福建地处我国东南亚热带地区，盛产甘蔗，故在一些地区形成了甜淡饮食的习俗，尤以福州地区为典型。"荔枝肉"为闽菜的代表菜之一：猪肉小块加白糖、香醋、番茄酱或红糟而成。其中红糟色泽鲜红，具有浓郁的酒香味，具有降低胆固醇、降血压、降血糖及防癌等特殊功能，更有难能可贵的天然红色素，是珍贵的美味健康天然食品。

福州地区夏季注重滋阴，常食一些含有青蛾、花蛤、淡菜的贝壳汤或水鸭母汤，有清凉、滋阴作用。

福州人立夏之饮食习俗以平补为主，百姓家多磨米为浆，制为夏饼、鼎边糊和碗糕之类①。福州风俗竹枝词云："磨米成浆趁昨宵，艳谈立夏是今朝，鼎边糊熟煎煎饼，葱肉虾干味味调。"夏饼与煎饼均由米浆与小麦面合制而成，取健脾益气之功效。夏饼中还常佐以豆芽、韭菜。豆芽味甘性凉，有祛暑利湿、清热和胃的功能；韭菜虽性温，但有升阳散浊之效，与少量的"小暑吃羊肉，大暑吃荔枝"

---

① 肖林榕，林端宜. 福建民俗与中医药文化 [M]. 北京：科学出版社，2010：112.

均属"春夏养阳"之意，尤其是适合于虚寒体质之人，防夏季"伏阴在内"。

鼎边糊、碗糕，亦属甘平滋补之品。碗糕是由大米磨浆，经过一段时间的发酵，调糖后装入小瓷碗或酒盏，炊熟而成。《福建民国日报副刊·民俗周刊·福州岁时记》："立夏日，人人吃碗糕，并有'秤人'之举，谓可免疾病（即俗谓痛夏）。"鼎边糊，以白米调清水磨成糊状，徐徐倾入旺火沸汤之锅边，凝成薄片，其汤调入虾干、香菇、蚬子、油等。有咏鼎边糊诗云："雪片皑皑汤弥弥，一盂滋味尽称腴。"鼎边糊，真是清淡又美味。

秋季九重粿"培土生金"

福建由于中原人口的迁入亦有了重阳节习俗，一如宋代庞元英《文昌杂录》所云："唐岁时节物，九月九日则有茱萸酒，菊花糕。"但由于地域的差异，福建的重阳节仪式已有别于中原，以闽南而言，"是日各家必罗聚甘蔗、番薯、芋、柚、虎瓜豆、栗子、香蕉等，祀神后，分与家人食之，俗谓'吃鬼头'。以柚为'鬼头'，芋为'鬼发'，甘蔗为'鬼手足'，栗为'鬼腿'，番薯为'鬼腹'，香蕉为'鬼舌'，虎瓜豆为'鬼牙齿'。"[①] 柚、芋、栗、番薯等均为当季果菜。柚子圆圆，为团圆应景之果，更重要的是，柚子的"柚"和庇佑的"佑"同音，柚子即佑子，被人们认为有吉祥的含义。就医学文化含蕴言，柚子清凉甘润，有理气化痰、止咳润燥之功，用于秋季温燥性咳嗽尤为适宜。芋、栗、番薯均可暖胃健脾，亦有益于"培土生金"（健脾以养肺）。

福建的地域特色还表现在，化北方中原小麦粉制作重阳糕为由米浆制作九重粿。九重粿由米浆炊制而成，计九层，层层相连。底层为米浆的本色，中间七层为糖色，最上层的黄色是由茱萸叶磨米染色而成。各地重阳糕，无论是主料为面粉还是米粉，均既美味又有补益作用。明代李时珍《本草纲目》赞曰："九日登高米糕，亦可入药，其甘温、无毒。"是谓在秋季肺令，食用重阳糕是有健脾益肺，补气和中功效的。

---

① 肖林榕，林端宜. 福建民俗与中医药文化 [M]. 北京：科学出版社，2010：117.

冬至搓圆进补萌育元气

冬至节气自古备受重视，福建人喜欢在冬至日搓煮熟的糯米圆，互赠或上塚献祭。冬至搓圆，既丰富了民俗，亦体现了中医学时令养生的内涵。

福建人为丰富冬至养生的意趣，创作了一些民俗故事与传说，把养生理念与人的生活及向善的儒家礼教融会起来。传说冬至搓的圆，又称为孝子丸：据说从前有一大户人家，大娘子因不孕，就把妾生的儿了据为己子，并把妾逐出家门。妾后来避在深山大林中，靠偶尔外出乞讨过活。妾的儿子长大后做了大官，知道了生母的悲惨经历，悲恸不已，派人四处寻母，却无果。后遇一高人指点："搓丸煮熟串插于门处。"果不久，一妇来乞食，详询果是其生母，最终母子团圆。因之，冬至孝子节可与拗九节相媲美。

"冬至一阳生"，尽管中医界时常云"春夏养阳，秋冬养阴"，其实阴阳并补才是符合辩证法的。尤其是在冬至时节，一阳初生，温阳更有利于阴气的化生，民俗与养生同属此意，明代王应山《闽大记》云"冬至黏丸门楣间，以达阳气……"具体而言：冬至搓圆主要原料是糯米、黄豆粉和白糖。糯米，味甘性温，较之大米更能补中益气，但又非膏粱厚味，不会出现《素问·生气通天论》所谓"高粱（膏粱）之变，足生大丁（疔）"的弊端。豆粉亦甚具营养价值，明代李时珍称之"长肌肤，益颜色，填精髓，加气力，补虚能食"。

福建人除了搓圆养生外，还因时令创制了一些名菜，如"佛跳墙"。"佛跳墙"原名"福寿全"，是用坛装鸡、鸭、羊肉、猪肚、鸽蛋及海产品等10多种原、辅料，煨制而成，是冬令进补的名菜品。据说有一次，一批文人墨客来尝此菜，当福寿全上席启坛时，荤香四溢，其中一秀才心醉神迷，触发诗兴，当即漫声吟道："坛启荤香飘四邻，佛闻弃禅跳墙来。"同时因在福州话中，"福寿全"与"佛跳墙"发音亦雷同，从此人们即引用诗句意，普遍称此菜为"佛跳墙"。

荔枝肉亦是福建的一道传统名菜，由猪瘦肉与马铃薯制成，因形似荔枝而名。荔枝肉温中补虚，是冬令的一道佳肴。

闽中山海多奇药，茶饼神曲仔瘼春

福建陆地平面形状似一斜长方形，东西最大间距约 480 千米，南北最大间距约 530 千米，各地区气候差异较大，动植物品种繁多，药材资源丰富。

福建药物资源的地理分布

关于福建药材产地情况，宋代就开始有专门调查记载。宋代同安人苏颂在全国性药物资源调查的基础上，编成《本草图经》21 卷。其中，记载福建地产药材有龙眼、荔枝、茶、蓝、牛膝、牡蛎、甲香、食盐等 40 多种。其后，福建各地方志和医药书籍均有记载地产药材，但品种不全，产量、蕴藏量极少述及。清代郭柏苍经实地考察，于光绪十二年（1886 年）著《闽产录异》一书，记述福建 510 多种地产药材的产地、分布及产销情况。民国三十年（1941 年），福建省研究院动植物研究所派人对戴云山脉进行科学考察，历时三个月，采集植物标本 1 000 余件，为药材资源分布提供了资料。此后，还考察了闽西的梅花山、闽东的太姥山。

福建药材资源分布可分为两大区：即南亚热带农业气候区（雨林地带）和中亚热带农业气候区（温暖照叶林地带）。

南亚热带农业气候区位于戴云山脉东南一侧，背山面海，有天然屏障，又受到海洋暖流影响，形成高温高热的自然环境。冬暖夏长，气候温热；雨季长，雨量充沛；冬秋有短期干旱，夏季多台风，偶有短暂低温寒害。植物群落以热带雨林为主，森林组成多由桃金娘科、樟科、番荔枝科、芸香科、无患子科、紫金牛科、山毛榉科等亚热带种属组成。雨林地带伴生的野生药材品种多，蕴藏量大。该地域包括闽东北沿海、闽东南、闽南地区。

闽东北丘陵、沿海地区药材品种有：银耳、太子参、金银花、海金沙、枳壳、绿衣枳实、香橼、佛手、香附子、红花、桔梗、黄精、山药、狗脊、金樱子、肉桂等。海产有：玳瑁、海螵蛸、浮海石、昆布、海胆、海龙等。

闽东南丘陵、台地、平原、沿海地区药材品种有：麦冬、泽泻、北沙参、川芎、乌药、山药、菊花、黄栀子、姜黄、紫苏、狗脊、蔓荆子、川楝子、瓜蒌、枇杷叶、陈皮、淡竹叶、佩兰、绿衣枳实、肺风草、一见喜、乌梅、玫瑰茄、郁金、青黛等。海产有：瓦楞子、牡蛎壳、海藻、海龙、海马、玳瑁、海蛇、石花菜、鹧鸪菜等。

闽南丘陵、平原及沿海岛屿药材品种有：巴戟天、砂仁、生地黄、泽泻、菊花、一见喜、肉桂、儿茶、安息香、苏木、芦荟、八角茴香、益智、川芎、甜叶菊、排草、地鳖虫、地龙干、千张纸、蛤蚧等。海产有：石决明、海马、海蛇、海粉等。

中亚热带农业气候区位于戴云山脉西北，由于海洋暖流被山脉阻挡，又受到西北侵入寒流的影响，夏暖，冬温凉，雨量多。因距海较远，还具有大陆性气候的一些特点。北部，冬末春初山顶有积雪现象。植被为照叶林（常绿阔叶林）。以壳斗科为主，其次为樟科、山茶科、蔷薇科、木樨科等。群落结构简单，层次分明，野生中药资源品种繁多，蕴藏丰富。这一地域包括闽西北、闽中、闽西南地区。

闽西北地区药材品种有：建莲、泽泻、厚朴、杜仲、百部、使君子、延胡索、黄柏、辛夷花、木瓜、山姜子、白术、黄精、南山楂、虎杖、益母草、鱼腥草、谷精草、茯苓、白扁豆、绿心豆、骨碎补、白毛藤、桔梗、白果、蕲蛇、穿山甲等。

闽中地区药材品种有：葛根、薏苡仁、茯苓、黄连、白术、木瓜、田七、西洋参、天麻、吴茱萸、厚朴、辛夷花、杜仲、桔梗、勾藤、狗脊、云木香、十大功劳、银耳、金银花、绞股蓝、梅花鹿、白花蛇等。

闽西南地区药材品种有：巴戟天、乌梅、肉桂、射干、田七、绿升麻、乌药、杜仲、葛根、土茯苓、百部、苍耳子、陈皮、荆芥、淡竹叶、石斛、伸筋草、豨莶草、艾叶、茯苓、厚朴、紫荆皮、栀子、虎杖、草珊瑚、白茅根、金银花、鸡血藤、灵芝、寒水石等。

闽西北大山带与闽中大山带均为过渡性气候。山地本身立体气候差异明显，闽中山地海拔每升高100米，气温下降0.6℃左右。随着地势海拔逐渐升高，温度逐渐降低，风力增大，降水量增多，从而影响土壤、植被和中药资源的垂直分布。

海拔250米以下的低丘、盆谷地带，由于人为活动频繁，因而天然植被稀少。乔木中有可入药的女贞、合欢、冬青、枇杷等；草本植物有马齿苋、益母草、马鞭草、桔梗、牛膝、淡竹叶、贯众等；藤本植物有三叶木通、忍冬藤、海金沙等；栽培的药材有菊花、玄参、瓜蒌、紫苏等。

海拔250~500米的高丘地带，天然植被大都被人工针叶林所取代。药用植物以草木或小灌木居多。有绵茵陈、香薷草、上茵陈、苦参、金樱子、小金英、大青叶等；在田野或溪河岸边有鱼腥草、益母草、香附子、紫花地丁、半边莲等；藤本植物有南五味子、百部、葛根等；动物药较常见的有鳖甲、蟾蜍、夜明砂等；栽培的药材有乌梅、山药、个青、陈皮、薏苡仁等。

海拔500~800米的低山地带，植被最繁茂。有常绿阔叶林、竹林、经济林、橡胶林及部分灌木林及草丛等。林下草本药材有黄精、麦冬、草珊瑚、淫羊藿、金线莲等；乔灌木药材有南山楂、荜澄茄、十大功劳等；藤本药材有白毛藤、土茯苓、海风藤等；草本药材有伸筋草、狗脊、仙鹤草；动物药有蝉蜕、穿山甲等；栽培的药材有厚朴、杜仲、茯苓、栀子、吴茱萸、白术、葛根等。

海拔800~1865米的中山地带，植被类型较简单，大都是草甸及部分乔灌木丛。山坡草丛有藜芦、徐长卿、牛蒡子、前胡等；灌木丛下有短萼黄连、鹿蹄草、石斛等；乔灌木有卡杨梅、木荷、杜鹃、小叶黄杨等；藤本有羊角藤、野木瓜等；

药用动物有山羊、棘胸蛙等；栽培的有黄连、田七、西洋参、天麻等珍贵药材[①]。

福建道地药材

一般认为，道地药材是指具有特定的生产区域、产销历史悠久，质量优良且为传统公认的名优正品药材。中药材对生长环境如地形、地貌、土壤、水分、气候、生态等方面的要求都比较严格，地域性比较强，因而自古即形成常用中药由一地或几地生产、供应全国的局面。我国历代药学家都十分重视药材产地。在我国浩瀚的医药学文献中，关于药材产地的论述众多。早在汉代《神农本草经》中就已有记载；东汉至梁代的《名医别录》开始部分注明药材所产州郡；唐代《新修本草》《图经本草》和《证类本草》均有药材产地的专项记载；明代的官修本草《本草品汇精要》中更首次注明"道地"产区，所收载药材中有300余种有关于"道地"问题的阐述。可以说，道地药材是中药中的精华，是中药在其长期复杂的系统进化过程中所形成的最高级、最优化的物质形式。

著名道地药材

福建道地药材有泽泻、莲子、厚朴、青黛、乌梅等30多种。下面就几种闻名全国的道地药材做简单的介绍。

1. 建泽泻

泽泻别名水泻、水泽等，其生长环境为肥沃的水田，可入药的部位主要为干燥的块茎，叶及种子亦可药用，能利水渗湿，泄热通淋，主要用于治疗小便不利、水肿胀满、泄泻尿少、痰饮眩晕、热淋涩痛等症。

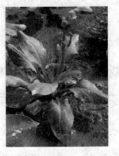

泽泻

泽泻有川、建泽泻之分：个小，多头，皮较粗糙者为"川泽泻"，产于四川。个大，外形圆而光滑，色白，质地较坚者为"建泽泻"，产于福建。福建生产泽泻具有悠久的历史，至少从明代弘治年间就已开始生产。建泽泻乃福建省道地药材，

① 孙大全. 福建省志. 医药志 [M]. 方志出版社，1997：14-15.

其中以建瓯市吉阳老产地质最佳，故建瓯有"泽泻之乡"的美称。

建瓯的泽泻，与四川、江西等别处的泽泻相比，由于栽培得法，品种优良，管理完善，加工精细，因而成品质量特别好。"建泻"具有果实大，也就是圆心粒大、双花少的显著特点。一般圆心大如蛋形，粉白鲜艳，呈现浅浅的层次分明的圆线条纹。特别大的甚至如鸭蛋、鹅蛋。两个泽泻相互敲击，其声悠扬，剖开果实，其圆心有光彩的槟榔芋花纹。研成粉末洁净均匀，无杂质，味甘甜，药效强，价格高。

长期以来，在香港的泽泻市场上，称"建泻"为"天竹"。天，代表等级之首，表示再好不过了。港市商号还以四个头、六个头、八个头甚至十六个头为500克的特大"建泻"，封上金丝纸条，加上彩带，写上产地，吊挂或以玻璃厨嵌装，作为样品，用来吸引顾客。

清代光绪中期，杭州、上海、南京、北京、福州、香港等商埠的泽泻市开盘，都要等"建泻"客到，先以"建泻"开价为标准，然后各地泽泻才能按质量，分等级、照比例、定价格。许多药商非"建泻"不要。杭州著名的胡庆余堂药行，只购十六个头500克的上等"建泻"。这家药行近百年来声誉卓著，"建泻"可以说不无功劳。

"建泻"的种植加工主要在"天时""地利""人和"六个字上下功夫。"天时"就是要掌握节气，不误农时，一定要在每年"白露"前后三天内种完。"地利"就是要选择良田，建瓯有大面积养鱼传统，池塘田土肥沃，最利于种植泽泻。"人和"是指生产加工方面讲究技术，勤施肥料，及时耕耘，防治虫害。

由于"建泻"在选种、培植、加工各方面都有自己的独到之处，因而获得了广泛的盛誉。20世纪50年代后期，全国各地生产泽泻的有关单位，纷纷派人到建瓯取经。"建泻"之花从此在全国各地盛开。

有关建泽泻引种的由来，说法不一。如《建瓯地名图鉴》载："建瓯生产的泽泻历史悠久，早在清代光绪年间，该地居民张老七当时在四川为官，他从四川带来泽泻种子，由此逐步地推广种植……他们这个专业门道世代相传。"①《建瓯文史资料第3辑》称："据老农说在200年前，即清代乾隆年间，大约18世纪中期，开始引进四川泽泻种子来栽培繁殖，先在我县吉阳镇试栽。人们传说，建瓯吉阳后街居民张之清的祖先张老七，曾在四川做官多年，回籍时从四川带回泽泻种子，并向当地农民介绍种植泽泻方法，从此逐渐推广至县城及各乡。"《八闽掌故大全·物产篇》中记载："清代乾隆年间，晋江人张志从四川引进泽泻，在吉阴（今属建阳县）试种成功，此后种植泽泻遍及闽北各地以至全省，成为福建大宗生产的地道药材。"② 上述3个文献资料中有关建泽泻的引种时间不一致，有的说是清代光绪年间，有的说是清代乾隆年间。另外，栽种地点也不一致，有的说是在吉阳（今属建瓯市）试栽，有的说在吉阴（今属建阳县）试种。

最早记载泽泻的是《神农本草经》，列为上品药。《名医别录》曰："泽泻生汝南池泽。"陶弘景《本草经集注》曰："汝南郡属豫州，今近道亦有，不堪用。惟用汉中、南郑、青州、代州者，形大而长，尾间必有两歧为好。"唐代苏恭《新修本草》谓："今汝南不复采，惟以泾州、华州者为善。"宋代苏颂《本草图经》曰："泽泻，生汝南池泽，今山东、河陕、江淮亦有之，汉中者为佳。"明代刘文泰《本草品汇精要》曰："汝南池泽，山东、河陕、江淮、南郑、邵武、青代亦有之。泾州、华州、汉中者佳。"民国时陈仁山《药物出产辨》曰："福建省建宁府为上。"本草史籍中最早出现福建生产泽泻的是明代刘文泰《本草品汇精要》，书中借《本草图经》称泽泻产地有邵武等。查《本草图经》中泽泻产地并没有邵武二字，《本草品汇精要》中泽泻产地有邵武二字是纂修者加入的。邵武地名也出现在李时珍著的《本草纲目》中："原出海南、交阯。今闽之邵武、蜀之眉州，皆栽种之，亦易生。"从以上文献可知，《本草品汇精要》泽泻产地中的邵武就是指福建邵武府。这说明明弘治十八年福建已有泽泻出产。

福建地方志最早记载泽泻的是明弘治三年（1490年）黄仲昭修纂的《八闽通志》，在《食货·土产·建宁府志》卷中载："泽泻，丛生浅水中，叶似牛舌，独

① 林竞成，曾健. 建泽泻的由来与产地考证 [J]. 海峡药学，1996，8（4）：90-91.
② 陈建才. 八闽掌故大全 [M]. 福州：福建教育出版社，1994：138.

茎而长，花白色。"明弘治六年（1493 年），刘与修、贾逻纂的《建宁府志》虽已散佚无存，但历史上留下的明嘉靖二十年（1541 年）汪佃等纂的《建宁府志》、明万历壬子年（1612 年）朱东光纂的《建宁府志》、清康熙癸酉年（1693 年）邹山、蔡登龙修纂的《建宁府志》3 个版本，特产卷药之属中均有记载："泽泻，瓯宁产。"清康熙四十三年（1705 年）陈藩撰《吉阳里志》记载："泽泻，各乡俱有，惟吉阳者佳，以其大且实也，通各省。"从福建地方志记载中，说明了明弘治三年（1490 年）福建建瓯吉阳就已出产泽泻。

从本草史籍《本草品汇精要》和福建地方志《八闽通志》《建宁府志》《吉阳里志》等文献记载中，都清楚地表明福建出产泽泻的时间比传说中的在清乾隆或光绪年间从四川引种的时间要早，建瓯吉阳生产泽泻至少已有 500 多年的历史。建泽泻在清咸丰年间引种到江西，并在江西得到发展，称"西泽泻"①。光绪年间，建瓯全县泽泻生产达到鼎盛时期，仅城关豪栋一村就种植近万亩，年产量达 150 万~200 万千克。直到今天，还保留着"万亩泽泻塘"的称呼。

2. 建青黛

青黛为双子叶植物药爵床科植物马蓝、双子叶植物药豆科植物木蓝、双子叶植物药十字花科植物菘蓝、草大青和蓼科植物蓼蓝叶中的干燥色素。主产于福建、云南、江苏、安徽等地。福建所产的品质最佳，且产量大，亦称建青黛。福建省仙游县种植马蓝加工青黛有十分悠久的历史，宋代的《仙谿志》中就有记载。

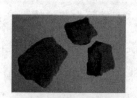
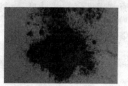

青黛

青黛始载于宋《开宝本草》："青黛从波斯国来及太原并庐陵、南康等。染淀，亦堪傅热恶肿，蛇虺螫毒。染瓮上池沫，紫碧色者，用之同青黛功。"宋代苏颂《本草图经》曰："福州有一种马蓝……土人连根采之，焙，捣下筛，酒服钱匕，治妇人败血，甚佳。"明代李时珍《本草纲目》记载："靛，石殿也，其淳澄殿在卜也。亦作淀，俗作靛。

① 黄坚航，陈明. 建泽泻小考［J］. 福建中医学院学报，2006，16（1）：54-55.

南人掘地作坑，以蓝浸水一宿，入石灰搅至千下，澄去水，则青黑色。亦可干收，用染青碧。其搅起浮沫，掠出阴干，谓之靛花，即青黛。"福建地方志关于青黛的最早记载见于宋淳熙九年（1182年）梁克家编纂的《三山志·土俗类·物产》谓："蓝淀诸邑有之。闽县洞江上下里尤多，故地有名蓝布或青布者为盛，出于此。""马蓝叶类出苦益菜，土人连采之，即《尔雅》所谓'箴，马蓝'是也，治鲩鱼毒。"宋宝佑五年（1257年）黄岩孙撰《仙谿志》载有"渍蓝为靛"，"青靛，《尔雅》云马蓝。今大叶冬蓝为靛者是也"。明弘治庚戌年（1490年）黄仲昭编纂的《八闽通志·食货·土产》载有："蓝淀，叶大丛生，茎短有节。折其茎，以土壅之，辄生。蔡襄《江南月录》云：'采以器，盛水浸，除淬梗，搅之以灰，即成'。诸县皆有，闽、侯官、长乐尤多。"明代王应山《闽大记》曰："靛出山谷……利布四方，谓之福建青。"明代王世懋《闽部疏》谓："福州西南，蓝甲天下。"明代周亮工《闽小记》记载蓝靛有"福建青"之称。清代郭柏苍《闽产录异》曰："闽诸郡多种蓝"，"迩来汀州所种多运远。"民国十八年徐友梧《霞浦县志》：（霞浦县）"西区平原之农常种靛，清乾嘉间最盛，其货能通于浙温"。

青黛原为蓝靛的副产品，蓝靛是染布用的染料。宋、明、清时期福建出产的蓝靛闻名天下，占有相当重要的地位。随着纺织业的发展，各府县均种蓝制靛。后来闽西南很多农民到闽东诸县垦荒种马蓝，蓝靛的加工益加广泛，贩运远销长江流域地区。自从鸦片战争以后，蓝靛作为印染的用途已逐渐被洋靛所取代。但青黛作为消炎的外用药，一直延续至今①。

3. 建乌梅

乌梅别名酸梅、黄仔、合汉梅、干枝梅，为蔷薇科落叶乔木植物梅的近成熟果实，经烟火熏制而成，具有敛肺，涩肠，生津，安蛔的功效。福建产的乌梅，以个大肉厚、柔软色乌、味酸后转甜、质优而驰名中外，素有"建乌梅"之美称，主产于上杭、永泰、长汀、福清等县市。

梅作药用始载于《神农本草经》，列为中品，谓："梅实味酸平，主下气，降

---

① 黄坚航. 建青黛的道地性研究 [J]. 福建中医学院学报，2006，31（4）：342-343.

热，烦满，安心，肢体痛，偏枯不仁，死肌，去青黑志，恶疾。"李时珍《本草纲目》曰："梅实采半黄者，以烟熏之为乌梅。"福建栽培梅树历史悠久。最早记载梅的地方志是宋代梁克家的《三山志》："怀安侯官乡户，园林种至十万株，盐者为白梅，焙干者为乌梅，贩至江浙。"明、

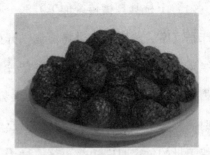

乌梅

清两代福建一些地方府志、县志也有关于梅的品种和加工记载，如明代周瑛、黄仲昭《重刊兴化府志》："今人家有一种梅杏，其实酢，非真杏也"；清代宫兆麟《兴化府莆田县志》："梅大者曰鹅梅，一花双实曰品梅"；清代韩琼《建宁县志》："百果花最先。有白梅，青如豆；有消梅，入口即消；有鹤顶梅，花红如鹤顶，其熏干之为乌梅，入药"；清代潘廷仪《上杭县志》："梅，盐晒者为白梅，焙干者为乌梅"；清代沈定均《漳州府志》："梅子，漳人置梅铜盆水中，取出以蜜渍之，其色长青，名青梅"；清代谭伦、林菁《福鼎县志》："州志有杏梅、品梅、红梅、桃梅"；清末民初的陈衍《石遗山杂录》："白花结实生曰青梅、曰青子，熟曰黄梅，盐水浸曰酸梅，糖浸晒干曰白梅，焙干曰乌梅，诸邑皆有"；民国林学增《同安县志》："梅高二三丈，初色绿，熟则黄，味酸，生津止渴，或腌或蜜渍，或为梅酱，或晒之为白梅，焙之为乌梅，均含有野梅、红梅等种，大者名鹅梅。木材紧密，可作算珠及栉"；民国郭林、丘渡《上杭县志·物产志》载："邑中梅树各乡皆有，唯附郭为盛，《齐民要术》有做白梅、乌梅法，杭则取梅浸以盐晒干后锥碎之，贮以瓮，曰白梅。又采其实去核留肉或并核捣烂，拌以黄糖，曰梅酱。又将子以火焙以使干成黑色曰乌梅，亦曰福梅。远售潮汕颇多。又以蜜渍青梅，曰蜜梅；渍甘草，曰甘草梅，味皆佳。有一种曰甜梅子，甜、香、甘、脆，为南蛇渡一带所特制，是皆用青梅者也。"民国陈阴祖《诏安县志》："梅子，盐梅和羹见于经传，今失其制，今人只以盐腌。久晒藏罐起霜，谓之白梅；以白矾草霜腌之为干，谓之乌梅，梅尚未熟，制去其酸，或以蜜拌而渍之，谓之青梅。"

福建乌梅的传统加工方法有两种：

（1）上杭县乌梅传统加工方法。将梅果铺放在竹帘上，厚约6厘米，上面盖一床稻草席，然后起火烘烤熏制。开始时用小木块烧，后加入大块的（木材要选用半干半湿的硬杂木柴片，这种柴片耐烧，火焰低，多烟，不会烧坏竹帘又能熏黑梅果）。专人看火，保持一定的火势，等烤了4小时左右，把梅果翻动一遍，8小时后，若果肉完全收缩，就可以起炕了。起炕后把其中一些不够干的拣出，放在烤下批的竹帘四周边缘再烤。烤干的标准是皮皱色黑，肉仁干燥，种仁与核多数脱离，摇晃时有响声。以皮完整不破损，肉厚者为佳。

（2）永泰县乌梅传统加工方法。青、黄梅果经水洗湿，捞起滴干后，用磨好的木炭粉撒在湿的梅果上，使梅果表面都蘸上炭粉，或把炭粉拌成浆倒入梅果堆中拌匀，然后上炕用杂木材加热烘焙熏制，第一天火力大，然后逐渐减弱，烘二至三个昼夜后起炕再闷二至三天，使表里干度均匀。

福建省自然条件优越，丘陵山地面积大，土壤肥沃，雨量充沛，适宜梅树的生长。福建又有数百年乌梅的传统栽培技术和独特的加工工艺，所产乌梅质量好。因此，"建乌梅"是享誉国内外的道地药材①。

4. 建橄榄

橄榄又称青果，具有清热、利咽、生津、解毒等功效。橄榄是福州特产，早在唐代就被列为贡品。初吃福州橄榄，只觉又苦又涩，而回味后却觉得清香、甘甜。福州橄榄产地主要分布在闽江下游两岸，以闽侯、闽清两县的产量最多。橄榄又称谏果，因初吃时味涩，久嚼后，香甜可口，余味无

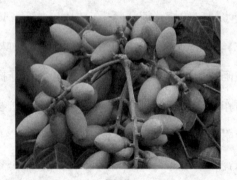

橄榄

穷。比喻忠谏之言，虽逆耳，但利民，于人健康有益。橄榄还被称为"福果"，这名是海外华侨起的。此既说明了福州历史上橄榄产量多，也表达了侨胞对乡土

① 黄坚航. 建乌梅的道地性研究［J］. 中药材，2004，27（10）：783-784.

（福州）的眷恋之情。

福州的橄榄，早在唐代就已闻名全国。在欧阳修《新唐书》上正式列入贡品的就是橄榄："江南道福州土贡橄榄"。刘昫《旧唐书·哀帝纪》："天祐二年（905 年）六月敕福建每年进橄榄子。比因奄竖，出自闽中，帝于嗜好之间，遂成贡奉之典，虽嘉忠荩，伏恐烦劳，今后只进腊茶，其进橄榄子宜停。"唐代刘恂《岭表录异》载："橄榄树身耸，枝皆高数尺，其深秋方熟，闽中尤重此味，云咀之香口，胜含鸡舌香，饮汁解消毒。"宋代陶谷《清异录》记载：在五代年间有一商人从闽越回到东汉（即北汉），把橄榄献给北汉王，北汉王第二天就把橄榄分赐给身边的大臣、禁帅，而那些大臣、禁帅却感到没有什么意思，反而喜欢那些装橄榄的精致容器。晚唐五代时期，有一种"青果船"，专门在秋季果熟之时，到福州来运载橄榄，分赴苏、杭、京、广各地贩卖。宋代张世南在《游宦纪闻》载："橄榄闽蜀俱有之，闽中丁香，一品极小，隽永，其味胜于蜀产。"

橄榄在宋、明、清时期福建地方志及有关史籍中也有较多记载：宋代梁克家修纂的《三山志》称："橄榄，木端直而高，秋实。先苦后甜，脆美者曰碧玉。"明代黄仲昭修纂的《八闽通志》："橄榄，福、泉、漳、福宁皆产。"该书同时记载：唐代福州府在列为贡品的土产中就有蕉布、橄榄之属。明代王世懋《闽部疏》："橄榄在芋原上八十里间，沿麓树之，苍郁可爱，甘蔗洲独多，土人虽担城市货之，颇不登羞。"明代何乔远《闽书》："《药性赋》云，泉州橄榄能消酒，《本草》一名谏果，谓其始涩后甘，犹逆耳忠言，然《惠安志》小者名丁香橄榄，大者名柴橄榄，小者尤香，出福州甘蔗洲。"明代陈懋仁《泉南杂志》："橄榄青涩，能消酒止渴……其俗取与子姜和核捣碎，酢拌充蔬。"明代冯梦龙《寿宁待志》亦载："十一都范家山有橄榄。"明代王象晋《群芳谱》："生岭南、闽广诸郡及沿海浦屿间皆有之……结子状如长枣，色青，两头皆尖，先生者居下，后生者渐高，深秋方熟，内有三窍……生食，煮汁饮，并生津止渴，开胃下气，治喉痛，消酒毒，住泄泻，解一切鱼蟹毒及骨鲠，闽中尤重其味。"明代王沄《闽游纪略》："橄榄初实味淡核脆，及秋乃坚，土人护以蕉叶，盛木器中，轻舠星挽，昼夜兼程，以售于四方，舟中弗饮酒，云勺酒入舟，则皆浥腐。"清代陈淏子《花镜》：

"其尖而香者，名丁香橄榄，最为珍品，圆而大者，俗名柴橄榄。"清代陆烜《梅谷偶笔》："藏橄榄法，择园林中大竹一株，去梢，通其节，以橄榄实之，用箬封固，橄榄籍竹生气，不腐烂，亦不枯瘁，欲用，则锯一节用之，仍封固如初，可藏至八九月，以点茶、香美愈常。"清代钱泳《登楼杂记》："今江南所食多出福建，新采撷者不可食，食之而无味，需在木桶中藏十余日，始香而美。"清代郭柏苍《闽产录异》记载最多："植于山麓或洲，凡风台潮汐不及之处，不可种，种之成木樬子，或变为他物。种类不一，曰檀香、曰丁香，皮肉皆淡黄，丁香特小；曰蜜果，大于檀香，皮绿肉白，志称碧玉是也，入齿清脆，产侯官之安陵溪，在溪旁潭上为极品，以蒂压几，卓立不仆，摘叶坠石上即破。檀香、丁香出侯官甘蔗洲、白龙洲，橄榄客以麻囊裹蕉叶而实于木桶，虚桶之上半，使通气，逾闽岭愈芳脆，吴越人以为茶品，其瘦长者曰长营，檀香、丁香、蜜果皆以长营接之，曰接针，肥大者曰猪母橄榄，制及盐腌，糖煮亦佳，《闽书》云'木既高峻，采难缘梯，但刻其根下方寸许，内盐于中，一夕皆落，木变无损'。按此乃误纷纷青于落红盐之说也，或言将采其实，剥树皮以姜涂之，则实尽落，今采者架竹梯三十八级，窄仅容足，欲向别枝，连梯并跃，无烦升降，诸果实后愈时或坠或烂，独橄榄匜岁仍藏叶底。"

橄榄是福建的传统特产水果，具有悠久的生产历史，产量居全国前茅。据解放前统计，1935 年种植 200.5 公顷，产量 6 008 吨；1949 年下降为 120 公顷，产量 4 808 吨。橄榄因生产多种加工产品而驰名，如橄榄咸、橄榄蜜饯、橄榄果汁、橄榄果酱和橄榄酒等。橄榄是加工蜜饯的主要原料，加工品种有大福果、桂花榄、十香果、去皮酥、爱尔香、五香橄榄、玫瑰橄榄、广酥榄、良友榄和顺榄等。而药用青果只占橄榄鲜果中的极小一部分。20 世纪 30 年代，厦门"怀德居"国药店以青果配上名贵中药制成橄榄咸作为成药出售。因药味浓厚，常人厌食，非病不买。几年后，开设"颜家春"蜜饯铺的业主颜风仪，把"怀德居"橄榄咸配以甘草等中药、糖水改制成既是食品又可当药品的甘草蜜饯，取名青津果，食后津香弥喉，消积解胀，醒酒去腻，止晕抑吐，爽身心，养脾胃，增食欲。

福建优越的地理条件和气候环境非常适宜橄榄树的生长。闽清县安仁溪所产的檀香橄榄品质优良，远销东南亚各地，倍受消费者青睐。闽侯县埕头村有一株树龄达100多年的"橄榄王"，单株占地面积0.4亩，每年产橄榄500多千克，最高年产量可达1 500多千克。橄榄既可加工蜜饯食品，又可制成药品和保健食品，极具发展前景①。

5. 建莲

建莲，产于素有中国白莲之乡美称的福建省建宁县。建莲系金铙山红花莲与白花莲的天然杂交种，为建宁世代莲农人工栽培、精心选育保存下来的优良品种，历史上建莲被誉为"莲中极品"。

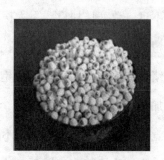

建莲

建宁种莲历史悠久，五代梁龙德初（921年），金铙山报国寺前已有白莲池（为建宁八景之一）。清代，建宁白莲已闻名遐迩，尤以产于西门外池的"西门莲"为莲之上品，自古属朝廷贡莲。在建宁民间盛传：乾隆皇帝下江南时，途中中暑发痧，适逢金铙山寺主持方丈济空和尚，用西门莲作"鸡莲肚"治好了乾隆皇帝的病，乾隆皇帝特为金铙山寺题写了寺名"报国寺"以表其功，"报国寺"三字寺名一直沿用至今。清代著名文学家、美食家曹雪芹《红楼梦》第十四回张太医为秦可卿诊病，开了处方——益气养荣补脾和肝汤，以建莲子为引②：

人参二钱，白术二钱（土炒），黄芪三钱，熟地四钱，归身三钱，白芍二钱，川芎一钱五分，香附米二钱，醋柴胡八分，淮山药二钱炒，真阿胶二钱（蛤粉炒），延胡索钱半（酒炒），炙甘草八分，引用建莲子七粒去心，大枣二枚。

民国《建宁县志》载："西门外池，一百口，种莲。池旁遍植桃李，春夏花时，游人络绎不绝。莲子岁产约千斤，为吾国第一。"

建莲外观粒大饱满，圆润洁白，色如凝脂，具有补脾、养心益肾、壮阳、固精等功效，主治脾虚泄泻、多梦遗精，崩漏带下等症，是极好的养心安神高级滋

① 黄坚航. 福建橄榄道地性研究 [J]. 亚太传统医药，2006（8）：77-78.
② 张存悌. 欣赏中医 [M]. 天津：百花文艺出版社，2008：315.

补品，驰名中外，为历届广交会热门货。此外，莲叶、莲梗也是清暑解热的常用中药，莲花、莲房、莲芯、莲须均可入药。明代李时珍在《本草纲目》中对莲的通身药用价值有很高的评价，清代末年福建医家力钧亦曾有用荷叶、神曲二味治愈光绪皇帝的美名①：

1906年夏季，光绪皇帝因跪迎慈禧太后感受暑热，后又被太后赏食粽子而消化不良，致病情加重。召太医诊治，太医不敢用清暑消导之药，且因光绪帝素有遗精之病，遂开出人参、黄芪、白术、当归、菟丝子、枸杞子等补养之品，结果光绪帝暑热壅闭，出现胸膈饱闷不适、呕吐、自汗等症状。太医又在前方的基础上加黄连、吴茱萸等止呕药，不料光绪皇帝服药后大吐一场，胃中胀满减轻，然唯觉精神疲倦、口干胸闷、不思饮食、夜不安眠、腰酸腿软。

力钧为光绪帝诊脉后，决定采用清暑涤热、消食开胃之法，药用荷叶（中国北方称"莲"为"荷"）、神曲二味煎汤给光绪皇帝服用，第二天光绪皇帝病就基本痊愈。

建莲是药食两用的产品，以前即是御膳珍馐，1984年美国总统里根访问中国，国宴上的一道甜点就是"冰糖建莲"，建莲变成了国宴佳肴。[1989年版《辞海》上册1 322页将"建莲"列为建宁名贵特产。2006年9月，国家质检总局批准对建莲实施地理标志产品保护。

常用道地药材

福建道地药材，除上述几种闻名全国外，还有一些也常用于临床医疗中。

1. 龙眼肉

龙眼肉为无患子科植物龙眼的假种皮，又名益智、蜜脾、桂圆。主产于福建、广东、广西、台湾等地。7~10月果熟时采摘，烘干或晒干，取肉去核晒至干爽不黏，因其种圆黑光泽，种脐突起呈白色，看似传说中"龙"的眼睛，以此得名。

龙眼肉是《中华人民共和国药典》的法定药物，理想的补品。中医认为，龙眼味甘、性温，入心、脾经，具有补益心脾、养血宁神、健脾止泻、利尿消肿等

---

① 张存悌. 欣赏中医 [M]. 天津：百花文艺出版社，2008：42.

功效。适用于病后体虚、血虚萎黄、气血不足、神经衰弱、心悸怔忡、健忘失眠等症状。

早在汉代，龙眼就已作为药用。李时珍说"龙眼大补"，"食品以荔枝为贵，而资益则龙眼为良"。《日用本草》："益智宁心。"《得配本草》认为：（龙眼）"益脾胃，葆心血，润五脏，治怔忡。"《泉州本草》认为：（龙眼）"壮阳益气，补脾胃"。《药品化义》曰："桂圆，大补阴血，凡上部失血之后，入归脾汤同莲肉、芡实以补脾阴，使脾旺统血归经。如神思劳倦，心经血少，以此助生地、麦冬补养心血。又筋骨过劳，肝脏空虚，以此佐熟地、当归，滋肝补血。"至今，龙眼仍然是一味补血安神的重要药物。

2. 狗脊

狗脊为蚌壳蕨科植物金毛狗脊的干燥根茎，主要分布于福建、四川、云南等地。秋、冬二季采挖，除去泥沙，干燥；或去硬根、叶柄及金黄色绒毛，切厚片，干燥，为"生狗脊片"；蒸后，晒至六七成干，为"熟狗脊片"。因其根皮上有一层金黄色柔毛，故又称金毛狗脊。

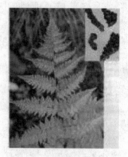

狗脊

狗脊苦温祛风除湿，甘温补肝肾、强筋骨。既有祛邪之力又具补益之功，对于腰痛脊强、不能俯仰，足膝软弱之症，无论是痹症日久还是肝肾亏虚均可应用。还可用于肾气不固致遗尿和带下。

狗脊最早见于《神农本草经》。《名医别录》："狗脊，生常山川谷。二月、八月采根，曝干。"《唐本草》描述道："此药（狗脊）苗似贯众，根长多歧，状如狗脊骨，其肉作青绿色，今京下用者是。陶所说乃有刺草，非狗脊也，今江左俗犹用之。"《本草图经》云："狗脊，今太行山、淄、温、眉州亦有。根黑色，长三、四寸，两指许大；苗头细碎，青色，高一尺已来；无花；其茎叶似贯众而细，其根长而多歧似狗脊骨，故以名之。其肉青绿。春秋采根曝干用，今方亦用金毛者。"《本草纲目》："狗脊，强膂、扶筋，以功名也。"

3. 南板蓝根

南板蓝根为爵床科植物马蓝的干燥根茎，别名大蓝根、大青根。主产于福建、四川、云南等地。夏、秋两季采挖，除去地上茎，洗净，润透，切厚片，晒干。

南板蓝根不同于板蓝根，板蓝根（北板蓝根）为十字花科植物菘蓝的干燥根。板蓝根表面淡灰黄色或淡棕黄色，质略软，

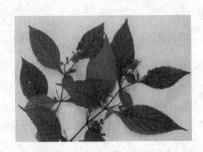

马蓝

味微甜后苦涩。南板蓝根近圆柱形，表面灰褐色，隐约可见浅蓝，质硬而脆，味略淡。两者功能、主治相似，用量不同。板蓝根清热解毒，凉血利咽，用于温毒发斑、舌绛紫暗、腮腺炎、喉痹、烂喉丹痧、丹毒、痈肿等，常用量为 9~15 克。南板蓝根能清热解毒，凉血利咽，用于温毒发斑、风热感冒、咽喉肿痛、腮腺炎、丹毒、流行性乙型脑炎、肝炎等，常用量为 10~30 克。

该品在宋代《本草图经》即载其药用，云："马蓝，连根采之，焙捣下筛，酒服钱匕，治妇人败血甚佳。"《本草衍义》："蓝实即大蓝实也。谓之蓼蓝实者，非是。《尔雅》所说是解诸药等毒，不可阙也。实与叶两用。注不解实，只解蓝叶，为未尽。《经》所说尽矣。蓝一本而有数色，刮竹青、绿云、碧青、蓝黄，岂非青出于蓝而胜于蓝者也。生叶汁解药毒，此即大叶蓝，又非蓼蓝也。"

4. 太子参

太子参为石竹科多年生草本植物异叶假繁缕的块根，又名孩儿参、童参，主要产于贵州、福建、江苏等地，其中以福建省柘荣县产的太子参最为出名，是全国闻名的道地药材，故柘荣素有"中国太子参之乡"美称。

太子参甘平、入肺健脾、养胃生津，治体虚乏力，食少倦怠，脾虚泄泻，肺虚咳嗽自汗，少气，心悸，津伤口渴，急慢性肝炎。福建省柘荣县由于特殊的地理气候，生产的太子参以色泽晶黄、块根肥大、有效成分高，含有 16 种氨基酸，其中人体必需的 8 种都有，占氨基酸总量的 40%，含有铁、铜、锰、锌、硒、钴、钼等 7 种微量元素。此外，柘荣太子参还含有少量的人参皂苷，有益气生津之效，

但又不升提，不助湿，特别对于小孩盗汗、食欲不振、成人贫血、老人体虚失眠有显著功效，是男女老少四季皆宜的清补珍品。

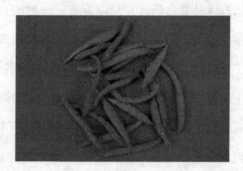

太子参

柘荣种植太子参的历史最早可追溯到清末，当时境内已有零星种植。新中国成立后，出家福鼎瑞云寺的马某带回太子参种，在楮楼老家及邻村柳洋等地试种成功。1974年，柘荣县医药公司从江西引进太子参良种试种，当年产太子参16千克。1979年，全县种植太子参面积3 540亩，总产量230吨，亩产65千克。基于太子参效能独特，入药则治病，作饮料服用则老幼皆宜，柘荣县政府把太子参列为脱贫致富重要项目进行推广。1985年，全县种太子参面积4 704亩，总产189吨。当年正式收载列入《中华人民共和国药典》。目前，柘荣全县太子参种植面积3.2万亩，年产量4 900多吨，产销量占全国三分之二。如今全国各主要中药材市场太子参价格以"柘荣太子参"价格为衡量标准，主导了国内药材市场太子参价格。

"柘荣太子参"曾获多项荣誉，1992年获得全国首届农业博览会金奖，2001年获得国家证明商标，2005年获福建省著名商标，2006年荣获中国驰名商标，2007年获国家地理标志产品保护。目前"柘荣太子参"证明商标已完成注册，成为全国仅有的2个以地名冠名药材证明商标之一，也是目前福建省内的7个以地名冠名农副产品证明商标之一。近年来，柘荣太子参独特的药理功效和保健作用不断被国内外消费者所认识，备受医药界所重视，如北京同仁堂、江中制药、娃哈哈集团和闽东制药厂等开发了"生脉饮""健胃消食片""太子乐""太子宝"等十多种系列保健产品。

关于太子参之名的由来，民间有两种不同版本的传说：

其一，相传春秋时期，郑国国王的儿子，年5岁，天资聪慧，能辨忠识奸，深得国王厚爱。但这位王子却体质娇弱，时不时生病，宫中太医屡治不效。后国王张榜遍求补益之药，并悬以重赏。一时间，各地献宝荐医者络绎不绝，但所用皆为参类补药，却并未奏效。一天，一位白发老者揭榜献药，声称非为悬赏，而实为王子贵体、国家大计着想。国王对老者说："尔诚心可鉴，然若药不灵验，怕有欺上之罪吧。"老者呵呵笑道："王子贵体稚嫩，难受峻补之药，需渐进徐图之。吾有一药，服百日必能见效。"于是，王子如法服用老者所献的这种细长条状、黄白色的草根。三个月后，果见形体丰满，病恙不染。此时，国王始信老者所言，大喜之余，晋封王子为太子，又急寻老者以封赏，但老者已行踪难觅。国王问老者所献之药何名，众皆摇头不知。近臣谏曰：药有参类之性，拯挽太子之身，就叫太子参吧。于是，"太子参"的美名就由此传开了。

其二，相传明代大医学家李时珍为出版《本草纲目》，日夜兼程赶赴金陵（今南京）后，住进一家客店。入夜后听得邻壁房间有妇女呻吟声，于是便问店小二："邻壁何人患病呻吟？"店小二回答："是贱内患病难受呻吟，已有几天了！""有病为何不去求医？"李时珍困惑不解。店小二解释说："先生有所不知，我们虽然在国都开店，但赚来的钱还不够买一家七口人的柴米油盐，哪还有……"李时珍听后十分同情，便起身随店小二进入内房。李时珍一边为店小二的妻子把脉，一边询问："近来她饮食如何？"店小二说："好几天没米下锅了，她只能吃一些番薯干，我们是靠孩子挖来野菜充饥的。"李时珍走过去，拿起篮中野菜根仔细看起来，并从其中拈了一株野菜根，放进口中。然后他对店小二说："这是一种中草药，可治你妻子的病，是从哪里采来的？"店小二说："城外，紫金山上！"李时珍忙随手掏出一锭银子说："给！天明以后去集市上买点来，把此药先煎给你妻子服用，服后便会好转的。"店小二闻言，感动得双膝跪地，连声道谢！翌日，店小二的妻子服了药，病果然痊愈。小二把李时珍带到紫金山朱元璋太子的墓地，只见那里绿茵如毯，到处都是这种草药。因为这种草药长在朱元璋太子的墓地，所以就把它取名为"太子参"。但李时珍害怕此药声张出去大家都来太子墓地采挖，触犯王法，因此没敢把"太子参"写进《本草纲目》里，此事成为他终生遗憾。

在太子参滋养下的柘荣人民，健康长寿成为一种自然生态。2013 年 4 月 27 日海峡都市报报道：经专家核查，柘荣县连续 4 年存活百岁老人占当年户籍人口比例均超过7/10万的评审标准，其中，2009年8.7/10万、2010年7.65/10万、2011年7.63/10万、2012年9.46/10万；在第六次全国人口普查时，柘荣人均预期寿命79.08岁，高出全国平均水平4.25岁，80岁以上老人3 359人，占总人口的3.2%，超过申报标准1.8%。2013年4月26日，宁德市柘荣县正式授牌，成为首个"中国长寿之乡"，太子参为城市带来了一张靓丽的名片。

5. 雷公藤

雷公藤为卫矛科植物，药用部分为雷公藤的根，又叫黄藤、黄腊藤、菜虫药、红药、水莽草，主产于福建、浙江、安徽、河南等地。原植物生于背阴多湿的山坡、山谷、溪边灌木丛中，喜较为阴凉的山坡，以偏酸性、肥沃、土层深厚的沙质土或黄壤土最宜生长。雷公藤味苦、辛，性凉，

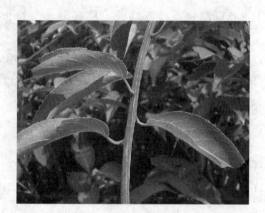
雷公藤

大毒，归肝、肾经，功效祛风除湿、通络、消肿止痛、解毒杀虫，用于湿热结节、癥瘤积毒，临床上用其治疗麻风反应、类风湿性关节炎等，现代药理研究也表明其有抗肿瘤、抗炎等作用。

福建泰宁是雷公藤道地药材的传统产地。由于泰宁特殊的气候和生态环境，这里出产的野生雷公藤有效成分高，质量好。据相关检测，泰宁雷公藤总生物碱含量达1.51%，是其他省县的2~3倍。因此，泰宁雷公藤产品远销国内各地，有部分已出口国外。自2000年开始，雷公藤种植基地建设在泰宁大面积铺开。目前，泰宁已建立雷公藤药材种植基地4.2万亩，发展种植农户4 000多户。泰宁已成为全国规模最大的雷公藤种植基地。

6. 长泰砂仁

长泰砂仁，别名泰砂，主产于福建省长泰县，属姜科豆蔻属多年生常绿草本植物，素有"名贵南药"美称，被列为国家重点发展的名贵中药之一，以品质优

良、果实大，药用价值高而著称于世。长泰砂仁属阳春砂，性喜阴凉，一般生长于南方海拔 400~800 米的深山密林。砂仁入口清凉，稍具薄荷味，有健胃、温脾、化滞、止吐、治喘咳等功效，尤其对小儿厌食、腹胀和十二指肠溃疡有特殊功效，具有很高的药用价值。

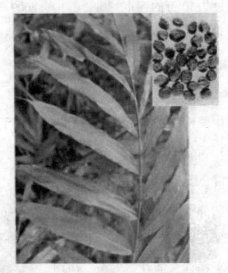

长泰砂仁

长泰县是全国 4 个砂仁重点产地之一。清乾隆《长泰县志》（1750 年）记载，该县三娘村有人从南洋带回种子进行人工栽培，后沦为野生。1960 年初长泰县又从广东阳春、阳江引进阳春砂在岩溪、水尾山创办桐君药材场种植。据统计，目前长泰县砂仁种植面积 3 000 多亩，占福建全省的三分之一，一年总产量为 20 万~30 万千克，约占全省的 70%。

7. 使君子

使君子，别名留求子、史君子等，为古今中外著名的驱虫药，用于治疗小儿病患已有 1 600 年的历史。我国的四川、福建等地均有出产，质量唯以福建邵武产为上等。其果实紫黑色，具有光泽，外壳薄，种仁饱满色黄、味香甜而带油性，疗效好。使君子形似栀子，具 5 纵棱，棱角一般为 5 个，邵武产使君子部分可达 8 个棱，为佳中之佳。

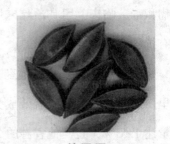

使君子

《本草纲目》第十八卷："使君子原出海南、交阯。今闽之邵武，蜀之眉州，皆栽种之。其仁味如椰子。"《邵武府志》记载："使君子为本地特产，东区龙潭最佳。"邵武产使君子在明清时期便远销东南亚。新中国成立后，使君子因量少质优，一直是国家的定购药材。当年李时珍考察、采集并记录下的使君子，原产地就在邵武重镇拿口的庄上村（龙潭）。该村坐落在 316 国道旁，依偎在闽江支流富屯溪岸边，使君子就生长在这片冲积绿洲上，已有 800 多年的历史。

关于使君子之名的由来，民间有不同版本的传说。

民间传说一：相传三国时，刘备的儿子刘禅得了一种怪病：面色萎黄，四肢枯瘦，浑身无力，肚子胀得像面鼓，一叩"嘭嘭"直响。刘禅还经常哭闹，要吃黄土、生米一类的东西。一天风和日丽，刘禅要去野外玩耍，刘备便派两名士兵带他去附近玩玩。谁知，回家后刘禅突然又吐又泻，两手捧着肚子直是喊疼。当刘备向两个士兵问明情况时，两士兵瞧见刘禅又哭又叫，裹腹而滚，吓得跪在地上，不敢起身。刘备忙问他们刘禅到底在外边吃了什么，其中一个士兵战战兢兢地跪拜道："小公子看见一种野果，哭喊着要采摘。小的们劝他不住，就让他摘几颗拿着玩。谁知……"刘备一听，认为刘禅是吃野果中毒，立刻让这两个士兵去找医生。

谁知那两个士兵出门后不多时，刘禅便拉下了许多蛔虫和蛋花样东西，而后就不哭不闹，安静了许多，还嚷着说肚子饿。刘禅喝了半碗稀粥，又拉了些蛔虫，然后便独自玩了起来。等医生赶到时，刘禅早就安安静静地睡熟了。日后，刘禅的肚子软了，黄土、生米一类的东西也不再吃了。

刘备眼看着儿子的身体日渐好起来，兴奋不已，暗自思想，定是那种野果治好了儿子的怪病。他便急切地又命那两个士兵带了十几个人，到野外采集那种不知其名的野果。采后把它晾干，碾成粉末，散于民间，医治像刘禅一样的怪病，果真有效。于是，百姓便抬着猪羊，敲锣打鼓，喜笑颜开地来到刘备军中致谢。刘备拿出状似橄榄，有棱有角的野果问大家这叫什么名字，百姓却摇头不知。这时，只见一书生模样的人挤入人群，大声言说："既然这野果不知其名，而最先品尝此果的人是刘使君的公子。就不妨称它'使君子'吧！"众人一听，连连击掌称好！

民间传说二：相传北宋年间，潘洲一带有一位叫郭使君的郎中，他精通医道，而且乐于救助穷苦百姓，深受乡邻的尊敬。一天，他上山采药，被一种结在蘑状植物上的果实所吸引。这种果实形状很像中药山栀，又有些像中药诃子。他将果实的外壳剥去尝了尝，发现其味道甘淡，却有芳香之气，于是摘了一些带回家。因采回的果实尚未干透，他担心药物放久了会变质发霉，便将果实放在锅中炙炒。不一会儿，锅里溢出一股芳香之气，馋得年幼的孙子嚷着要吃。郭使君无奈之下，只得拣出炒熟的四五枚给孙子吃。谁知道，第二天早晨孙子在大便时竟然排出几条蛔虫。郭使君左思右想不得其解，于是又取出十余枚果实让孙儿吃了。不料未到一个时辰，孙儿一个劲地打嗝、呕吐，郭使君忙用生姜、陈皮、甘草等药来解毒。几天后，他又试着减半量给孙子服用，这次孙子又顺利地排出几条蛔虫。从此，郭使君凡遇到虫积、疳积的患儿，就酌量使用这种果实去医治，多获良效。人们为了纪念这位医生，就给这种药起了一个美丽的名字"使君子"。

8. 薏苡仁

薏苡仁，别名苡米、苡仁、薏米、起实、草珠珠、回回米、米仁、六谷子等，是常用的中药，又是常吃的食物，性味甘淡微寒，有利水消肿、健脾祛湿、舒筋除痹、清热排脓等功效，为常用的利水渗湿药，主产于福建省蒲城县。

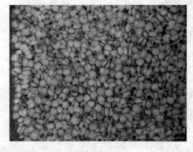

薏苡仁

关于薏苡仁种植的由来，在蒲城民间流传着这样一个神话般的美丽传说：

相传在上古时期，沧海横流，纵贯浦城的柘水（浦城南浦溪别名）环山绕川，川流不息。沿河水草丰美，鱼游虾跃，浦城地面呈现在一派水乡泽国的美丽风光。人们择水而居，以鱼肉为食，鱼皮为衣，生活得很是惬意！

有一天，一条修炼了千年的乌溜鱼精突然闯进了这片平静的水域，从此，这里再也得不到安宁。乌溜鱼精想占水为王，便向水里吐出大量污水，搅得浦城地面污水泛滥，鱼虾都被赶跑了。人们顿时失去了生活的依靠，民不聊生，怨声载道。

此事终于惊动了天庭，玉皇大帝降下旨意，派天狗下到凡间彻查此事。天狗来到柘水之滨，发现是乌溜鱼精在此作祟，于是对着乌溜鱼精狂吠三声。天狗的吠声犹如雷霆电擎震得乌溜鱼精丢了三魂，立即拿出溜的本领，调头就溜。天狗见状，随即"扑通"一声窜入水中，一下就将乌溜鱼精叼起，装入净瓶，带回天庭向玉皇大帝复命。虽然乌溜鱼精被天狗降伏了，但是，它的恶行却永远留在人们的心底，挥之不去。久而久之，乌溜鱼就成了这一带人们对做坏事的人的代称。直到现在，浦城还有用"一塘鱼就被这条乌溜鱼所害"来指责破坏社会安定的那种人。对某些投机钻营，拨弄是非的人更是以"乌溜鱼"呼之。

再说柘水沿岸的百姓，自从吃了乌溜鱼精吐出的污泥浊水，毒汁流遍全身，个个都患上了"塞鼓胀"（大小便不通）的病，手脚浮肿，腹胀如鼓。由于无药可救，人们只能坐以待毙。一时间，柘水两岸百姓病死无数，尸横遍野。

见此惨状，天狗十分懊悔受命时走得太匆忙，来不及向玉皇大帝讨取仙丹圣水拯救这些黎民百姓。情急之下，便在柘水岸边的山坡上屙了好大一堆带有仙气的天狗屎，留给这里的百姓。

转瞬之间，就从这堆带有仙气的天狗屎中长出了一株鲜嫩的仙草。一眨眼的工夫，这一株仙草就变成了二株，二株变四株、八株……顿时长满了整个山坡，绿油油的一片。仙草承接阳光雨露，长出了沉甸甸的果实，在微风中摇曳。只要有人经过，果实随着风声就会发出"医命""医命"的声音。

有位患了"塞鼓胀"的病人路过此地，听到从果实中发出的声音就想："莫非是告诉我这种果实能治好我的病？"于是试着从枝上剥了一粒果实放入口中。刚到嘴里，果仁带着芳香立即化为一股甘露窜入心田，流遍全身，鼓胀的肚子顿时咕咕作响，就想排便，随之竟禁不住喷泻而出，一直屙了三天三夜，又黏又臭。排泄完大便，全身不再肿胀了，有股说不出的轻松。这时，他又剥了第二粒放进嘴里，就觉得自己神气大增。再服一粒，更加神采奕奕，气力无比。

人们不知道从天狗的屎中长出的是什么仙果，听说"医命"的声音是从仙果中传出来的，所以就把这种仙果称为"医命"果。"医命"果能治"塞鼓胀"的消息不胫而走，很快一传十，十传百，传遍了柘水沿岸。吃了"医命"果，人们的病很快被治好了，浦城地面又恢复了往日的生机。

　　古代人们向来把"立志"与"充饥"视为人之根本。意可立志，米可充饥，故将"医命"改为谐音的"意米"。又因"意"与"薏"为同一个字。从此，"薏米"就成了这种仙果的正式名称沿用至今。

　　浦城先民自从得到"薏米"这一珍宝，世代都把种植薏米列为传世农事，勤耕不断。他们永远铭记天狗送宝的恩德，从没忘却。直到今天，当地农民还把生长在山间的野生薏米称为"狗屎种"。

　　传说归传说，毕竟不可考证。据《浦城县物产志》记载，早在4 000多年前的新石器时代晚期，浦城县先民聚居在南浦溪沿岸就已开始栽培薏米，《八闽古邑浦城》和《浦城文史资料》均有"薏苡是浦城传统土特名产，俗称"米仁"的记载。早在东汉年间，浦城薏米就闻名天下。东汉的马援见浦城薏米实大，便载了一车，想引到北方种植。他去世后，有人诬陷他载的是一车明珠牛犀，因此，后人称蒙冤为"薏苡明珠"。从此，浦城薏米也有了"薏苡明珠"的美誉。南宋著名文学家江淹在浦城任县令时，称赞浦城"叶饶冬荣、花有夏色""结茎叶秀，数千余类"，说的就是浦城薏米等物产。

　　浦城薏米粒大色白、饱满浑圆，被称为"珍珠米"，有"薏苡明珠"之美称；它具有"糯、甘、稠"的品质和富含人体所需的多种营养物质，被誉为"生命健康之禾"；是公认的中药之上品，特称"浦米仁"。

　　伴随浦城薏米悠久的种植历史和"糯、甘、稠"的品质，浦城人民创造了以浦城薏米为原料的特有的饮食文化。如：①薏米汤（薏米粥）：以浦城特产薏米、桂花和白砂糖为原料熬成粥，是宴席上常见的醒酒类汤点、冷饮，也是炎夏最受青睐的消暑饮料。②八宝粥（八宝饭）：用浦城产的糯米、薏米、莲子、花生仁、朱砂（豆）、桂花和红枣、桂圆、白砂糖为原料，熬成粥或蒸成饭，亦是宴席上必备的点心，具有健脾胃、补血养心的功效。③薏米麻糍：将薏米碾成浆、滤去水，制成薏米团，放入开水中煮熟后外面粘上熟芝麻、白糖即可食用，春夏之交雨水频发，食之可去水湿、健脾胃。也可以将熟芝麻和白糖包进薏米团中，再蒸或煮熟食用。④薏米莲子汤：以薏米、莲子、桂花、白糖为原料制作而成。常饮具有滋补心脾的效用。⑤薏米酸枣糕：以薏米和浦城野生酸枣、桂花、白砂糖精制而成，食之具有化痰止咳、润肺、健脾、除痹的效果。⑥猪脚薏米煲：以猪的前脚、薏米、当归为原料，加水用文火焖制而成。最好不加调味品，若加少量盐或冰糖也无大碍，食之可消治关节炎，脚气水肿。此外，用薏米焖猪心，用薏米炖猪肺都是当地人用来除风湿、平哮喘的药膳。

浦城薏米曾荣获多项荣誉。以浦城名土特产品参加 1940 年福建省工商品展览会展出和 20 世纪 50 年代广交会展销，均受到好评和欢迎。1964 年，福建省对外贸易局下发〔64〕外贸字第 239 号文件称：浦城薏米"深得国外客户赞许"，其"售价之高，列居全国第一"，而"客户向外地销售期货的品质标准，均以浦城薏米马首是瞻"。1987 年，浦城薏米被编入《中国土特产辞典》。1991 年，浦城薏米收录入"福建省食物营养成分表"为薏米项的唯一标样。2008 年，浦城薏米被国家质量监督检验检疫总局列入国家地理标志产品进行保护。2009 年，浦城薏米福建省地方标准通过专家评审，填补了国内同行空白。2011 年，"浦城薏米"地理标志证明商标经国家工商总局商标局正式核准注册，成为浦城县第一枚地理标志证明商标，标志着浦城薏米特色产品获得国家法律保护，成为全国首例薏米保护产品。

9. 甘蔗与枇杷

甘蔗在历史上是福建名产，元明两代，闽南是中国乃至世界上最重的制糖中心之一。马可·波罗在游记里亦有记载其所踏足的尤溪城，"那里出产极多的糖。大可汗（指元世祖忽必烈）朝廷里所消耗的糖都是由该城取得"。明万历《闽大纪》亦明确记载："糖产诸郡，泉、漳为盛，有红有白及冰糖。商贩四方货卖……种蔗皆漳南人，遍山谷。"

甘蔗不仅与福建腊月廿四祭灶习俗，期望"节节高""金榜题名"有关，在中医学家清代王士雄《随息居饮食谱》中，甘蔗实乃"天生复脉汤"。明代李时珍《本草纲目》亦云："蔗，脾之果也，其浆甘寒，能泻火热。"蔗浆有非常好的清热作用，唐代著名诗人王维《敕赐百官樱桃》有这样的诗句："饱食不须愁内热，大官还有蔗浆寒"，即是为皇帝过年赏赐官员樱桃，但易使人体产生内热，提供了解决方法。

甘蔗为最方便易得的清暑热、清内热的药食两用之品，具有良好的经济研发的潜能。同样，作为福建物产水果之一的枇杷，亦全身都是宝。《本草纲目》记载"枇杷能润五脏，滋心肺"，适当食之可预防四时感冒。枇杷叶为肺科一味常用中药，有清热润肺、止咳化痰、和胃降逆之效。枇杷花主治头风，可与辛夷配伍主治头风、头痛、鼻流清涕。枇杷核煎汤，如同橘核可治疝气，只不过性平，寒疝须配伍茴香等性热之品。枇杷可制成止咳膏、止咳露等，具有良好的经济效益与社会效益。

福建中药炮制概况

福建中药炮炙历史悠久。东晋时，葛洪曾到霞浦县四十一都炼丹。他在名著《肘后方》中有炮制丹药品种和方法的记述。南宋淳熙年间（1174—1189年），长乐朱端章著《卫生家宝方》6卷。此书卷首载药物修制总例，记载300余种药物炮炙之法。嘉定元年（1208年），武夷（今武夷山市）许洪编纂《和剂指南总论》（一名《药石炮炙总论》），是流传较广的制药专著。宋代还有泉州李迅著的《集验背疽方》、永春刘明编纂的《活人事证方》20卷及其续集《活人事证方后集》30卷，均有药物配制方法的记述。自宋以来，福建医药名家辈出，如明代的熊宗立、清代的陈修园等，都对中药研究有过许多贡献。自鸦片战争以后的百余年间，中医中药受到严重歧视和摧残，得不到发展，炮制操作技术分散在药工人员手中，他们的丰富经验多靠师傅口传心授。因此，在学术发展和经验交流方面受到影响，也造成各地炮制方法不统一。福建中药的加工炮制，由于地域、气候和传统习惯的不同，形成闽东、闽南、闽西北、福州、莆仙等5个流派。

在饮片加工炮制中，福建各流派对药理、性味功能的认识是一致的，只是在工艺、操作和某些品种炮制配料上有所不同。闽西、闽北流派，汲取江西樟树、南城的技艺，并与当地传统工艺相结合，切片精湛，被誉为"天麻蝴蝶片，甘草柳叶片。白芍薄如纸，枳实鹦鹉眼。半夏飞上天，槟榔不见边"，饮片美观易煎，便于充分发挥药效。闽东流派把杭州、福州的炮制方法与本地传统工艺融为一体，有些品种炮制具有独到之处。如为适应当地水土气候，采取姜法炙竹茹，以减低凉性，增强温胃止呕作用；对砒石、甘草、牛黄等品种，也有特殊的炮制工艺。福州流派历史悠久，技术考究，品种多，规格全，如妇科用药有"四制附子"等。其他如鳖血柴胡、鳖血丹参、苏子制霜等品种都有特色。闽南流派也是历史悠久，对一些品种炮制尤为讲究。如夜明砂，除筛净灰屑杂质外，还用甘草汤浸泡，淘去沙土；蛇蜕用甘草渍洗，并以黄酒除腥。闽南与福州在炮制配料上有所不同，如制陈皮，福州以陈皮加酒、醋、盐水拌匀，闷半天吸干后，用大火蒸透至上气为度，再晒干；厦门则以陈皮加盐、姜汁、醋浸15分钟，蒸至有香味时，停火闷1天，使色转黑后晒干。两者配料的数量比例亦有差异。莆仙流派采用福州、闽南的某些技艺，并与本地传统工艺融为一体，对制炭类、制霜类特别讲究。如乌梅制炭，增强收敛、止汗、生津、抑虫的作用；蜂房用甘草汤浸洗，消除毒性等。各地炮制方法都有自己的特色。历史上形成的饮片炮制"各地各法，一药数法"，这一方面反映炮制的内容丰富多样，另一方面也给炮制研究和制订炮制规范带来困难。

福建产常见中成药介绍

福建最早制作中成药见于《福建通志·列仙传》载："容成先生，黄帝时人，尝栖太姥山炼药……太姥，相传尧时人，以练蓝为业。有道士求浆，姥饮以醪，道士奇之，授以九转丹砂之法。"

福建开发的著名中成药有：唐代的蜡面茶，宋代的龙凤团茶饼、莲花峰茶丸，明代的片仔癀、六味地黄丸、乌鸡白凤丸、灵源万应茶饼，清代的老范志万应神曲、周公百岁酒、保婴丹、惊风化痰丸等。

新中国成立前，福建中成药生产多以"前店后场"手工作坊形式进行，著名药店有福州回春药店、厦门正和号药铺、泉州老范志万应神曲铺、漳州天益寿药局等。这些药店设备简陋，以手工操作为主，剂型只有丸、散、丹、膏、茶、曲、酒等，产量少、品种少。同时，中医治病，辨证施治，用药因人而异，不提倡使用中成药。因此，中成药生产发展缓慢。

1930年，闽西苏区上杭、长汀等县成立药材合作社，自制部分丹、膏、丸、散等中成药，解决苏区因国民党"围剿"和经济封锁而造成的药物匮乏的困难。1932 年至 1935 年，长汀县四都红军医院卫生材料厂、上杭中国工农红军福建省军区制药厂经常组织人员上山采集中草药，自制拔毒膏、红丹、八卦丹等中成药。

福建中成药传统剂型常见的有丸、散、丹、膏、茶、酒、曲、糖浆剂等。

茶剂

茶剂是指以茶为主药制成的各种制剂。

唐宋时期，福建著名茶剂有蜡面茶、龙凤团茶、蜜云龙、莲花峰茶丸等。《唐书·地理志》载："福州贡蜡面茶。"《演繁露》说："建茶名蜡茶，为其乳泛汤面，与熔蜡相似故名。"《画墁录》说：唐"贞元中（785—805 年），常衮为建州刺史，始蒸培而研之，谓研膏茶。其后稍为饼样"。宋初，丁谓为福建转运使时，开始制凤团茶，后又制龙团茶，皆茶饼。贡四十饼，八饼重 500 克，称大团茶。庆历年间（1041—1048 年），蔡襄为福建路转运使，制造小片龙茶，二十饼重 500 克，称小团茶。蔡襄著《茶录》说："茶色贵白，而饼茶多以珍膏油其面，故有青、黄、紫、黑之异。""茶有清香，面入贡者微以龙脑和膏，欲助其香。建安民间试茶，皆不入香，恐夺其香"。熙宁年间（1068—1077 年），神宗有旨建州制蜜云龙茶，其品佳于小团茶。

泉州"灵源万应茶饼"，历史悠久，据传为元代安海灵源寺僧释大迦所创制，距今已有 600 多年了。

元至正二十三年（1363 年），社会矛盾尖锐，元末农民起义军将领之一的张定边（原名释大迦，1318—1417），因起义失败，不愿做朱元璋的降将，遂于洪武元年（1368 年）戊甲孟秋，遁入泉南灵源山隐居，为避前嫌，削发为僧，自号沐讲禅师。他发愿自己后半生要救苦济世，为民解除病痛，于是天天起早摸黑，踏遍青山，采集了望红茶、鬼针、青蒿、飞扬草、爵床、野甘草、墨旱莲等 17 种灵源独特的草药和中药材，加入色、香、味俱全的上等茶叶，混合炮制成"菩提丸"，以供患病僧徒煎服及善男信女取用。因此药茶对中暑痢疾、感冒发热、腹痛吐泻等四时不适之症的疗效显著，民间口碑相传，求药者络绎不绝。数百年来，寺中和尚皆视其为"寺中一宝"。

年复一年，代代相传，药茶的草药种类不断增加，如加入了木香、丁香、小茴香、肉桂、甘松、广藿香等59种，制作方法不断改进。1951年，灵源寺僧王广雨将"菩提丸"改制为"灵源万应茶饼"，使之疏风解表、调胃健脾的功效更为显著。1958年，灵源寺和尚被迫返俗，此药茶秘方的制作技艺传授给了曾林、灵水两村的村民，村民分别创办起了两家茶饼厂。1982年，两厂合并为一厂，厂址设在曾林村，名为"晋江灵源茶饼厂"，开始批量生产，行销国内外。"灵源万应茶饼"，许多海外华侨返乡都喜欢携带它出国，作为居家良药或馈赠亲友的礼品。

丹剂

丹剂，主要是古代道家开发的剂型。汉末，道家著名人士左慈、葛玄、郑思远相继到宁德霍童山采药炼丹。东晋葛洪曾到霞浦县洪山采药炼丹。南宋丹祖白玉蟾，原名葛长庚，闽清人，早年隐居武夷山，精通丹术，著有《太乙金丹》《丹术济世》等书。清代，泉州怀德居保婴丹、红升丹、白降丹等闻名遐迩。清同治年间（1862—1874年），泉州黄仕看以童便制秋石丹，主治劳伤过度、郁逆吐血等症。清末民初，泉州老源兴药店的秋石丹、程家药店的三仙丹较为著名。福州名产有回春药店的神犀丹、至宝丹、回春丹、梅花点舌丹及回春药店和广芝林药店的紫雪丹等。

紫雪丹原产北京。20世纪30年代，福州回春药店自行炮制，不用沉浸法，将配方中十多种药材碾为细末，制成紫雪丹，保全药材有效成分，提高了疗效。

丸剂

丸剂，是中成药的常用剂型，可分为大蜜丸、小蜜丸、水泛丸等。福建产的丸剂主要品种有：

1. 六味地黄丸

明末，厦门正和号药铺在宋代钱乙的六味地黄丸处方基础上，改进制作技术和工艺，生产六味地黄丸。其所制的六味地黄丸药丸乌黑光亮，质硬气香，密闭存放十几年不霉变。若用开水泡服，所泡药液是红茶色，澄清而不浊。饮后可继续冲泡数次，至药液色淡为止。弃渣前药丸虽胀大，而外形仍保持完好。

2. 惊风化痰丸

明末清初，原明太医曾德宏在长汀县华严寺出家，创制惊风化痰丸。该药选用牛黄、麝香、珍珠、全蝎、蝉蜕等名贵药材精制而成，具有镇惊化痰功能，为小儿科良药。

3. 炎尝丸

清康熙年间，泉州林乔生研制的小儿科良药炎尝丸，主治小儿脐风，曾风靡一时。

糖浆剂

宋代，糖浆剂的制作方法由波斯传入泉州，然后传入广州、浙江。《三山志》载，宋代福建贡品有荔枝煎、丁香荔枝煎，这是以时鲜水果制作的糖浆剂。元代称"舍里别""舍里八""砂里别"等，这是波斯语 SHERBET 的音译，意即糖浆。《广州图经志》说："里木即宜母子，一名黎檬子，状如，味酸。大德三年（1299年），泉州路煎糖官呈，用里木榨水，煎造舍里别。"

明代称之为"渴水"，已不限于时鲜水果，有以五味子、木瓜、白豆蔻、官桂、丁香、缩砂仁等药材配制的各种渴水。清代，中药糖浆剂少见。民国期间，西药糖浆剂使用日广，中药因提取浓缩等设备工艺问题，糖浆剂未见产品应市。

曲剂

曲剂是指中草药经过发酵后制成的固体制剂。明万历年间，泉州开元寺秋水祖师创办"秋水轩药铺"，制"百草神曲"，可截疟、开脾、消积、通便。明、清两代，泉州生产神曲的有种德堂、述济堂、紫华斋等数家药铺，各家神曲的配方和制作工艺都不一样。漳州有采芸居神曲、存恒神曲等，福州有存仁堂神曲、振兴神曲等。福建产的曲剂以片仔癀、范志万应神曲最有名。

1. 片仔癀

在中华医药宝库中早有"北有同仁堂，南有片仔癀"的美誉。与同仁堂齐名的片仔癀历史更为悠久。片仔癀具有消炎、清凉解毒、消肿止痛等功能，可治疗跌打损伤及各种炎症引起的疼痛、发热等症。

据传，"片仔癀"的创制者乃一位御医。相传明嘉靖年间（1522—1566年），这位御医不满朝政，携带一剂宫廷秘方逃离皇宫。他一路辗转迁徙，最后隐姓埋名在福建漳州璞山岩寺出家为僧。

当时寺僧多有练武习拳，舞刀弄枪，难免身伤骨损等。这位御医出身的寺僧按照带来的宫廷秘方，采用上等麝香、天然牛黄、田七、蛇胆等名贵中药，炼制成药锭。专治热毒肿痛、跌打损伤，疗效显著，口服外敷均可，无副作用。附近百姓有伤病，寺僧也广为施治，无不药到病除，逐渐在社会上享有盛誉，并因"一片即可退癀"（"仔"为闽南方言中语气词，"癀"为热毒肿痛）得名"片仔癀"。由于片仔癀乃宫廷秘方，对跌打刀伤有特效，遂成该寺传世珍宝，秘不外泄。这一宫廷方剂通过师传徒的形式流传了下来。由此，片仔癀被誉为佛门圣药。

民国初期，得此嫡传的延侯和尚（俗名黄拢）还俗，娶漳州馨苑茶铺李珠为妻，自此"馨苑茶庄"兼制售"僧帽牌片仔癀"应市，片仔癀才从佛门传到民间。当时，年产仅数百粒，每粒重一钱，售价5银元。

新中国成立后，漳州"馨苑茶庄"划入医药行业。1956年对私营工商业进行社会主义改造，馨苑茶庄与同善堂等药店组建公私合营同善堂联合制药厂。1957年12月，同善堂联合制药厂与公私合营存恒联合神曲厂合并，改名为公私合营漳州制药厂，片仔癀遂成为漳州制药厂主要产品之一。1993年，以漳州制药厂为核心企业成立漳州片仔癀集团公司。1999年年底，漳州片仔癀集团公司为主要发起人，联合其他法人单位共同设立漳州片仔癀药业股份有限公司。2003年，漳州片仔癀药业股份有限公司在上海证券交易所上市，股票名称为"片仔癀"，是国家批准生产销售"片仔癀"的独家药企。

在中国目前众多名贵中成药中，能独家生产的仅漳州片仔癀一种产品。片仔癀不仅是中国独家生产，同时也是世界独家生产，具有很强的竞争力和不可替代性，是国家允许使用天然麝香的五家企业四个品种之一。我国《药品法》《商标法》规定：药品名与商品名不能作为商标名注册。片仔癀是药品名称，1989年又经国家工商局商标局特批注册为商标名称。片仔癀牌片仔癀，药品名称与商标名称一致，这在全国所有医药产品中是唯一特例。

片仔癀的处方、工艺均属国家绝密，1965年被国家中药管理局和国家保密局列为绝密的国家重点保护中药制剂，2002年片仔癀系列药品被国家质量监督检验检疫总局认定为原产地标记保护产品。今后中药保护若取消，片仔癀因绝密将更显珍贵。2005 年 6 月，国家卫生部、药监局、林业部、工商总局等组成专家小组，从国内 280 多种含麝香中成药中，经层层遴选，最终只允许片仔癀在内的四个品种使用天然麝香，其他中成药一律不得使用天然麝香，成为国家特别行政保护品种。

片仔癀因疗效显著，极受民间欢迎，闽南旧时风俗奉之为"镇宅之宝"，当地人拜访长辈亲戚素有送片仔癀的习惯。早年在闽南一带，很多人由于生计所迫，漂洋过海到南洋谋生，他们把片仔癀当作护身之宝带了过去，在所到之地广为流传和使用。在海外华人眼里，片仔癀是消炎止痛、清火败毒、祛除疥疮的神药。许多老华侨把片仔癀看成"神药"，临死之前一定要吃片仔癀，否则死不瞑目，也是子孙不孝。

关于片仔癀的神奇疗效，今天仍有许多故事在流传。

据说，1960 年越战期间，因片仔癀对使用抗生素疗效不高的枪伤刀创、恶疮虫毒能药到病除，令西方人大感惊异，美军大量采购片仔癀作为士兵在丛林中作战的军需，从此片仔癀在西方国家名声大振，据说这也是当时中国有关方面曾严禁片仔癀出口的原因。

1972 年中日建交，片仔癀曾被当作"国礼"送给日本田中首相。由此，引起日本民众对片仔癀的热情。由于当时两国民众交往尚未正常，许多日本民众纷纷前往或委托他人在香港购买，于是在当时的香港就出现排队购片仔癀的轰动场面。

1988 年，上海及其相邻省市爆发急性甲肝流行，片仔癀因疗效快、治愈率高而在上海被抢购一空，片仔癀名声大振。

如今，片仔癀的使用范围在实际应用过程中不断扩大，许多功效还在不断地被挖掘出来，对于许多疑难病症能够"异病同治"，被誉为"国宝名药""百病克星"。

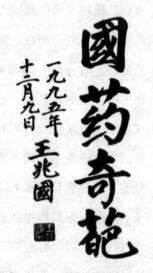

王兆国的题词

时至今日，当年的宫廷秘方、镇寺之宝，已成为蝉联国家金质奖、列为中药一级保护品种、首批通过原产地标记认证的著名中成药之一，多年来位居我国中成药单品种出口创汇首位，在海内外市场享誉斐然，畅销不衰。可以说，有华人的地方就有片仔癀。片仔癀不愧为中国医药宝库中的一朵奇葩！改革开放以来，曾有多位党和国家领导人来片仔癀药业公司视察，并欣然题词，盛赞片仔癀是国宝神药、国药奇葩、良药济世。中华瑰宝片仔癀惠泽四海，历久弥新，散发出熠熠光彩。

2. 老范志万应神曲

本药由晋江人吴毓振（字亦飞）所创。清乾隆二十二年（1757年），吴亦飞汲取泉州"百草神曲"等制作经验，研制出"老范志万应神曲"。由砂仁、芡实、木香等52种中草药经发酵加工制成。《本草纲目拾遗》载："福建泉州府城内范志吴亦飞驰名万应神曲，气味中和，清香甘淡，能搜风解表，开胸快膈，调胃健脾，消积进食，和中解酒，止泻利水，治四时不正之气，感冒发热，头眩咳嗽及伤食腹痛，痞满气痛，呕吐泄泻痢疾，饮食不进等症。治疗痘疹初发，用托邪毒。又治不服水土，瘴气疟痢。外出远行，尤宜常服。大人每服三钱，水一汤碗，煎七分；小儿每服一钱半，或一钱，水一大茶钟，煎七分。每钱破作五六块，外感发热头眩咳嗽疟疾呕吐，俱加生姜同煎；泄泻加乌梅同煎。唯痢疾一症，须加倍用。大人每用五钱，小儿二三钱，加好箔茶心同煎。"

吴亦飞鉴于诸家生产的神曲体圆且大、每块重500克或数两，服用、存放不便，遂将范志万应神曲制成长方体，每块重50克，每500克16块。老范志万应神曲的制作工艺与其他神曲制作工艺不同。该药需经3次发酵，长出黄霉菌丝，取出晒干，然后文火烘烤，储藏几个月，发出清香气味后，才予出售。其子吴淡亭继承父业，对老范志万应神曲制作方法深入研究，药料精选，炮制认真，舂蒸细腻，萌晒有时，使老范志万应神曲制作工艺日趋成熟，并立规范，200多年来相延成习，质量有了保证。该药"色黄褐，质坚实"，有"真者煎之不化碧色"。陈修园在《神农本草经读》一书中说：神曲"唯范志字号药品精，制法妙。余与吴先生孙条光同年（吴条光系吴亦飞孙），因知其详。可恨市中多假其字号，宜细辨之"。

宣统二年（1910 年），老范志万应神曲获南洋勤业展览会金牌奖。民国七年（1918 年）在吕宋嘉莲花会博览会上，又被评为"世界有效良药"。民国期间，范志药铺每年生产老范志万应神曲 1 万多盒，产品远销东南亚一带。

酒剂

北宋，同安人苏颂著《本草图经》，载有小金牙酒、茵芋酒等 12 种药酒。清道光年间（1821—1850 年），厦门国术师郭信春以名贵药材和高粱酿制"春生药酒"，该酒可祛风湿、补筋骨。民国九年（1920 年）起，销往新加坡、马来西亚、印度尼西亚等地。清末武举翁朝客集数十年实践经验，融汇古方，研制出"松筠堂酒"，该药酒有行血补气、舒筋活络之功效。福建产酒剂当以周公百岁酒最为闻名。

清道光年间，长乐梁章钜在甘肃任职时，得到周公百岁酒处方，"谓可治聋明目，黑头发驻颜"。经多人验证，确为良方。梁章钜任广西巡抚（1840 年前后）期间，由其侄儿传至福州（见梁章钜著《归田琐记》卷七）。福州据此方生产周公百岁酒的，有回春药店、咸康药店、广芝林药店、元昌药店等，以回春药店酿制的周公百岁酒最为出名。该店监制严格，选用上等药材酿制周公百岁酒，成品上坛时，用生漆标封 3 年才能上市。20 世纪初，回春药店推荐用周公百岁酒戒鸦片。戒烟时，先用周公百岁酒冲服鸦片泡，逐步将烟泡量减少，可达到断瘾的效果。由此，该店酿制的周公百岁酒销路大增，闻名遐迩，成为名牌产品。民国二十三年（1934 年），获福建省物产竞赛会特别奖，并申请金象注册商标，这是福建省中成药的第一个注册商标。

散剂

福建生产的散剂中较为著名的有永春养脾散。永春养脾散，原名"元和堂养脾散"，是清朝咸丰年间（1851—1861 年）永春达埔七代世医的李齐轩研制的。养脾散主要成分有：莲子、淮山药、白术、砂仁、金橘、茯苓、苦菜、香菇、肉桂、党参、丁香、金线莲等。养脾散具有养脾健胃、开郁消积的功效，用于脾胃虚弱、水土不服引起的消化不良、饮食积滞、脘腹胀满、腹泻下利、食欲不振、面黄肌瘦等症的治疗，受到了国内外用药者的好评。1968 年起，养脾散改名为"永春参桂养脾散"。近几年来，养脾散产量大增，质量稳定，成为驰名国内外的中成药。目前"永春"年产量近万千克，产值人民币 100 多万元。

油膏剂

福建人胡文虎、胡文豹两兄弟创制的"虎标万金油"，享誉海外华人华侨界。

胡文虎（1882—1954），福建省龙岩市永定县金丰里中川乡（今永定下洋中川村），客家人，著名的爱国华侨企业家、报业家、慈善家，人称"万金油大王"。

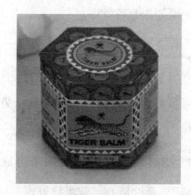

虎标万金油

胡文虎、胡文豹兄弟的父亲胡子钦，于 1861 年左右只身赴缅甸谋生，以开设永安堂国药行及悬壶济世为生。胡子钦早年行医时，曾用一种国内带去的中成药"玉树神散"（功能是清神解暑）给人治病，颇受欢迎。胡子钦去世后，胡文虎兄弟子承父业。从 1909 年起，胡文虎学习制作成药，将"玉树神散"改良成为既能外抹又能内服、携带方便、价钱便宜的万金油；同时，吸收中国传统膏丹丸散的优点，研制成八卦丹、头痛粉、止痛散、清快水等成药。永安堂"虎标良药"从此畅销于整个西太平洋和印度洋的广大地域。

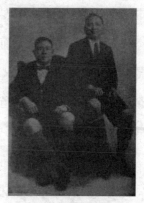

胡文虎与胡文豹

"虎标良药"功效卓著，应用方便，胡文虎因此而致巨富。胡文虎抱着"以社会之财，还诸社会"之心，积极兴办教育和医疗慈善事业，兴资较大的如 1931 年胡文虎捐款 37.5 万元兴建南京中央医院，1933 年捐款 60 万元兴建福建省立医院、汕头医院和扩建厦门中山医院（每所医院各 20 万元）。1927 年夏季，漳州地区水灾，胡文虎捐赠大批虎标药品支援灾区。1938 年，"华侨钜子胡文虎先生为救助抗战伤亡将士，决定再捐 200 万元，筹办抗战残废疗养院……并捐了不少的救护药品和救护车。"①

福建茶文化与养生保健

元曲《玉壶者》曰："开门七件事，油盐柴米酱醋茶；文人七件宝，琴棋书画诗酒茶。"自古以来，上至达官显贵，中有骚人墨客，及至普通百姓，人们无不对茶情有独钟，正像北宋文学家欧阳修在《茶歌》中体悟的那样："吾年向老世味薄，所好未衰唯饮茶。"

据文献记载，茶最初被当作一种药材，后来在医药实践中，人们才认识到茶不但可以治病，而且可以清热解渴，味道也清香扑鼻，是一种很好的饮料。关于茶可清心有一掌故：据说三国时期诸葛孔明带兵至云南励海，士兵因多日劳顿伤及气阴，加之水土不服而害眼疾（气阴两虚，虚火上炎于目），孔明遂命士兵采茶叶煮水饮用，不日即愈。后来当地人民为了怀念孔明，即把当地茶树名之为"孔明树"。茶叶清心，效堪比凉血首席药犀角。时至今日，茶不仅是中国人民生活的必需品，而且它与咖啡、可可竞长争高，成为世界三大饮品之一。

连绵中国茶文化历史，福建茶文化凝聚着地理灵性，茶在福建已有上千年之久，茶类的创制要数福建最多，品茶的技艺也数福建最奇。福建产茶的文字记载，最早见诸于南安县丰州古镇的莲花峰石上的摩崖石刻"莲花茶襟"（376 年）。这比陆羽《茶经》记载的要早三百余年。

建茶因产于建溪流域而得名。建茶有文字记载的是在南北朝时期，到唐开元天宝年间（713—755 年）《开元天宝遗事》记载："逸人王休，居太白山下（今陕西省宝鸡市南部）日与僧道异人往还，每至冬时，即溪敲其冰（以）精壶煮建茗，共宾客饮之。"表明建茶历史悠久。北宋林逋在《建茶》中写道："石碾清飞瑟瑟尘，乳香烹出建溪春。世间绝品人难识，闲对茶经忆古人。"

唐代冯贽撰的《记事珠》称"建人谓斗茶为茗战"，说明闽人斗茶习俗始于唐。时至宋代，福建以北苑贡茶和斗茶活动闻名于世，开创了一代斗茶比艺的茗

① 十日要闻. 福建与华侨：第一卷［M］. 1938（民国二十七年）.

饮之风，并风靡全国。可谓龙飞凤舞倾朝庭，斗茶比艺创时兴。北宋丁谓《咏茶》、北宋范仲淹《和章岷从事斗茶歌》、宋代蔡襄撰《茶录》、宋代宋子安撰《东溪试茶录》、宋代黄儒撰《品茶要录》、宋代徽宗赵佶撰《大观茶论》等详尽记载和研究了当时福建的栽茶、制茶、品茶技术及饮茶风习。

宋、元两代福建出现了以"龙凤盛世""茗战成风"为特征的宫廷茶文化与文人茶文化的鼎盛时期，九曲溪孕育而成的中国皇家茶园——御茶园不仅代表着武夷茶的辉煌历史，而且象征闽茶在中国茶叶的特殊地位。

当斗茶之兴渐减，明清时期的福建茶进入了创新时期，创制了多种茶类。这是继宋代贡茶和斗茶之后的又一次辉煌。

明末清初福建创制了乌龙茶，清代陆廷灿（1734年）《续茶经》引的《王草堂茶说》、清代董天工（1751年）编《武夷山志》等记载了乌龙茶的制作技术。乌龙茶问世后就受到人们的喜爱并出现了适于乌龙茶的独特品饮方式，俗称功夫茶。清代彭光斗《闽琐记》、袁枚撰《随园食单》、梁章钜撰《归田琐记》、施鸿保（1857年）《闽杂记》等都有记载。此间，乌龙茶也传入了台湾。

福建生产功夫红茶，相传清咸丰、同治年间（1851—1874年）在福安坦洋村试制成功，经广州运销欧洲，很受欢迎。此后大批茶商接踵而来，入山求市，开设茶行，周边茶叶云集坦洋，"坦洋功夫"的名声也不胫而走。在福建境内，还有白琳功夫、政和功夫，通常称为福建三大功夫红茶。

在福建茶叶品种中，武夷茶最为世界推崇。在相当长一段时期，武夷茶（Bohea）成了中国茶的代称。宋代苏轼咏茶诗则特意提及了福建的武夷山："武夷溪边粟粒芽，前丁后蔡相宠加；争新买宠各出意，今年斗品充贡茶。吾君所乏岂此物，致养口体何陋耶？洛阳相君忠孝家，可怜亦进姚黄花。"

武夷茶文化有一千多年的悠久历史，元代始成为皇室贡品，并在武夷创办御茶园，茶文化遗址遍布武夷山中。有唐至民国古茶园、宋遇林亭窑址、元大德至明嘉靖御茶园、明大红袍名丛、清庞公吃茶处、明至民国古茶厂、清茶政告示石刻等。武夷山是儒、释、道三教同山之处。1962年冬，郭沫若游武夷诗云："九曲清流绕武夷，棹歌首唱自朱熹，幽兰生谷香生径，方竹满山绿满溪。六六三三疑道语，崖崖壑壑竞仙姿，清波轻筏觞飞羽，不会题诗也会题。"茶与三教有不解之缘，茶中蕴和，茶中寓静，茶的"和"与"静"的禀性乃三教所追求的境界，三教思想之精华也丰富了武夷茶文化的内涵。

武夷山大红袍和安溪铁观音可以说是福建茶叶的翘楚。

关于大红袍之名的由来，有个民间传说。1385 年，即明朝洪武十八年，举子丁显上京赴考，路过武夷山时突然得病，腹痛难忍，巧遇天心永乐禅寺一和尚，和尚取其所藏茶叶泡与他喝，病痛即止。考中状元之后，前来感谢和尚，问及茶叶出处，得知后脱下大红袍绕茶丛三圈，将其披在茶树上，故得"大红袍"之名。状元用锡罐装取大红袍带回京城。状元回朝后，恰遇皇后得病，百医无效，便取出那罐茶叶献上，皇后饮后身体渐康，皇上大喜，赐红袍一件，命状元亲自前往九龙窠披在茶树上以示龙恩，同时派人看管，采制茶叶悉数进贡，不得私匿。从此，武夷岩茶大红袍就成为专供皇家享受的贡茶，大红袍的盛名也被世人传开。传说每年朝廷派来的官吏身穿大红袍，解袍挂在贡茶的树上，因此被称为大红袍。

现今亦证实真品大红袍确实对胃寒等型的胃病作用不同凡响，被称为"茶中之王"。基于大红袍的声名及其母树每年产量仅几百克的缘故，大红袍又被誉为"国之瑰宝"，价逾黄金，这有一历史典故可资说明：1972 年，美国总统尼克松访华，临别毛泽东主席赠送他四两大红袍母株茶叶，由于尼克松总统不知大红袍母株产量少而极为珍贵，曾私下抱怨毛泽东主席小器，周恩来总理后来为此对尼克松解释说："主席已经将'半壁江山'奉送了。"

大红袍优雅高贵，自是普通人不能时常享用到的，但具有"七泡余香溪月露，满心喜乐岭云涛"的铁观音则是福建人家常最喜见的饮品。闽南有句俗语"宁可百日无肉，不可一日无茶"；闽北山民亦说："宁可三日无粮，不可一日无茶。"产于福建泉州安溪的半发酵的铁观音茶，冲泡后不仅汤色金黄浓艳似琥珀，有天然馥郁的兰花香，滋味醇厚甘鲜，回味悠久，具"清香雅韵"，而且"沐日月之精，收山峦之气，得烟霞之华，食之能治百病"。常饮铁观音茶，有益于祛病保健、养生长寿，犹如观音菩萨保佑一般，加之其茶叶有独特的乌润砂绿铁色，故名"铁观音"。

中国的茶文化，是能恰合代表文以载医与医能实文的中医药文化之一种。而福建的大红袍与铁观音则为福建的茶文化注入了鲜活的生气与清致的雅韵。

海上香料之路

我国用香的历史源远流长，如宋人丁谓所说的："香之为用，从上古矣。"人类之所以好香缘于天性，香之特性，食之有味，闻之养性，既能祀先敬佛，邀天集灵，又能驱疫致洁，养生疗疾。故两千多年来的上层社会始终对香推崇有加，大量甚至奢侈地使用。帝王将相如此。随之，文人墨客、僧道大德，乃至市井百姓，也争相效仿普遍使用，对古代的社会生活产生不小的影响。由于我国古代对香料需求量大，加之我国自古海上贸易发达，因此很早的时候就与域外进行香料贸易，并形成了"海上香料之路"。

"海上香料之路"在宋元时期形成，与隋唐时期大宗货物主要是丝绸的"海上丝绸之路"为同一路线，起点是福建泉州。泉州刺桐港，在唐代即是中国四大外贸港口之一，在宋元时期与埃及亚历山大港齐名，被誉为东方第一大港，地位已超过了隋唐时期的广州港。据史

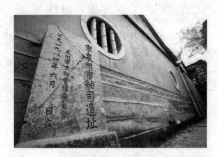

宋泉州市舶司遗址

料记载宋代泉州港，每年香料进口量都已在 10 万千克以上。据《宋会要辑稿》记载：占城蒲端（今越南南方）在宋代传入香料达到 7 万千克以上，其中绍兴二十五年（1132 年）从泉州港进口的沉香等香料，有 31500 余千克。另外大食国还控诉占城国夺取他们的乳香、沉香等香料达 5 万多千克，足见泉州港进口的香料数量惊人。经泉州进入中国的香料品种多达几十种，如胡椒、胡荽、胡葱、胡麻、胡蒜等，乳香、苏合香、安息香、檀香、芫荽、薰陆香、青木香、荜拨、郁金、阿薛那香、芸胶、龙脑、沉香、豆蔻、丁香等。

福建泉州在"海上香料之路"的地位除了文献佐证以外，还有实物可资验证。1973 年 8 月，福建泉州湾发掘了一艘宋代海船，船舱中发现了大量的外来香料，

其中可辨认的有香料木、胡椒、槟榔、乳香、龙涎香、朱砂、水银、玳瑁、降真香、檀香、沉香等。未经完全脱水的总重量达2 350多千克，降真香最多，檀香次之。其中龙涎香来源有趣，香味独特。

龙涎香，又称灰琥珀，是一种外貌阴灰或黑色的固态腊状可燃物质。由于抹香鲸的基本食物是枪鲗鱼类，在消化的过程中枪鲗鱼的尖嘴会扎伤鲸的肠道，从而刺激其肠道分泌龙涎香物质，以医治其伤口。龙涎香通过鲸呕吐或排泄入海中，浅黑色的龙涎香在海水作用下，渐渐地变为灰色、浅灰色，经过百年以上最后可成为白色，为龙涎香中的上品。

龙涎香有其独特的香味，历史上主要用来当作香水的定香剂，价值很高。2012年8月，英国男孩捡到一个罕见龙涎香，价值高达4万英镑。

龙涎香作为药物，具有行气活血，散结止痛，利水通淋之效，可用于咳喘气逆，气结症积，心腹疼痛，淋病等。

香料，因具芳香行气之功而具良好的医药价值。福州屏山制药厂生产的"麝香正骨酊"，主要成分是麝香，具有祛风止痛、舒筋活血之效，广泛用于跌打损伤，伤筋骨折，风湿痹痛，骨刺等，效果良好。

刚柔相济畲医药，合璧回医隅高山

福建现有少数民族 53 个（缺基诺族、赫哲族），人口近 60 万人，占全省总人口的 1.71%，主要分布于闽东地区和罗源、连江、漳浦、华安、漳平、长汀、邵武等地，是祖国大陆畲族人口最多和高山族人口较多的省份，也是回族发祥地之一。居住在山区的福建少数民族同胞，在充满艰难险阻的自然环境和长期被封建华夷秩序边缘化的境遇下，乐天知命，自强不息，在丰厚的山地农耕文化积淀中，积累了独特的民族医药文化。

畲族医药文化

畲族民众主要居住在福建闽东地区，部分散居于广东、浙江、安徽、江西等省。福建闽东是在隋唐时期即已存在的历史悠久的畲族聚居地，现有畲族人口 18 万人，占福建省畲族人口的二分之一，全国的四分之一，分布在宁德、福安、罗源、霞浦、福鼎、福州北峰等 20 多个县市的山区村落。

畲族民族与医药文化史概说

畲族为中华大地上一支古老民族，其宗族来源现今大多为"中原说"。费孝通、潘光旦等学者认为汉代以前畲族、瑶族、苗族同源，同属"五溪蛮"（武陵蛮），这在汉以后历史上畲亦称"徭"、古代畲语隶属汉藏语系苗瑶语族及畲族、瑶族、苗族具共同的始祖盘瓠信仰可为佐证。畲族形成于隋唐之际，史载唐早期陈元光率军曾与粤东潮州畲民发生过战争。宋代时畲族作为"盘、蓝、雷、钟四姓徭"与瑶族的"十二姓徭"分离开来。由于封建统治阶级的民族压迫，畲民大多进入了深山密林之中，历史上主要在闽、浙、赣、粤东、皖南、黔、湘、鄂八个省（区）以"大分散、小聚居"之势，过着"刀耕火种"，结合狩猎、辅以蓝靛（染布）与采薪易物的生活。深山密林瘴气弥漫，生活困苦，造就了畲医学与瑶医学、苗医学较相似，与中（汉）医学同中有异的医学文化，即畲、瑶、苗医学文化皆地域特点明显，为先进中原文化与南蛮文化结合的中间体；因与水稻文化、宗教文化、巫鬼文化等的相似性，畲、瑶、苗的医药文化亦具相似性；畲、瑶、苗与中（汉）医学文化相比较，四者皆擅形象思维、重整体的统一与和谐、讲求实用，但前三者更重粗犷与刚柔相济的外治法（如刮痧、放血与挑斑珠等）、以症统病，理论框架不如中（汉）医学完善。

福建畲医学重视外治法，无论是疾病适应范围，还是手法的形式多样，均大大超越了中（汉）医学的常规。这一方面与其有由蒙昧、野蛮向文明过渡过程中尚处在经验医学早期的状态有关；另一方面亦与其因大多居住在福建东部、南部山区，气候湿热，痧瘴虫蛇蛊毒泛滥，产生毒素较多而重排毒的意识有关；此外还可能与其高山闭塞、游耕与狩猎、没有文字，医疗时重视简便与强调技艺有关。

畲族原无族的名称，有些地方自称为"山哈"，意即居住在山里的客人。隋唐之际，畲族先民被归入闽粤赣交界区少数民族的泛称——"蛮僚"或"峒蛮"之内。直至13世纪南宋末年，汉文史书上才开始出现畲族名称——"畲民"。畲，主要为"刀耕火种"之意。

畲族没有文字，畲族医药"治法皆以前人的实践经验为依据"及非常重视"药—症"相应的经验性与实证性。畲族医药在理论框架方面，虽不如中医学完善，但在思维方式、价值观念与审美情趣等方面亦与中国传统文化一脉相承。如亦重视阴阳学说、"气血精神""筋脉"与药物性味归经理论，但基本未见完整应用五行学说的踪影。总而言之，畲族医药虽尚未形成完整的民族医药理论体系，但与中医药理论体系相比较，两者在自然观、生命观、疾病观、治疗观、预防观等方面有许多共通之处。

畲族医药理论

1. 气血精为人体生命活动的基本物质

畲医认为人体有皮肤、肌肉、筋脉、骨骼、脏腑、九窍、三元（天、地、人三元，或上、中、下三焦）。人体生命活动基本物质的气、血、精及其生命现象，均受三元中的内脏所支配；人体的气、血、精，循环往复灌注于全身，以维持人体的生命活动。人体气血旺盛，筋脉顺畅，生命活动正常；若气血不足，筋脉不畅，身体虚羸；若气血不调或衰敝，筋脉阻滞或邪疫侵蚀则生病；若气血枯竭，筋痉脉止，则生命活动停止。

2. 六神主宰人体生命活动

畲医认为，人的生命是由心、肝、肺、脾、肾、胆六脏的"神"来主宰的。六神按时辰各司其职，统领人体十二条血路、二十八脉，是人体生命活动力。六神正常，生命方能生生不息，心、肝、脾、肺、肾、胆六个脏腑发挥正常功能，血脉畅通，身体健康；六神病，即六脏腑受损，具体有伤心、伤肺、伤肝、伤肾、伤脾、伤胆的不同表现。临床上应根据六神病的不同时辰、不同部位、不同症状而辨证论治，及时采用"六神"方药治疗。

3. 筋脉运载气血精濡养躯体

筋脉包括筋和脉两部分。筋由肝血濡养，其功能由肝神所主宰，肝的精气盛衰与筋力的强弱有密切关系。脉，通常指脉管，脉中气血为心气所推动，脉由心神所主宰。筋脉遍布于人体各个部位，是沟通和联系人体上下、内外、表里的独特系统。

畲医诊疗特色

畲族医药，具有丰富多彩的临床诊治经验和具有鲜明民族与区域特色的民间技艺。

1. 药膳调补，预防疾病

畲族居住地区气候大多湿热，加之体力劳动繁重，耗气伤阴，患病多虚实错杂。对此，畲医将药攻与食补结合起来，提出"九药不如一（食）补"，把调理体质、预防疾病的岁时习俗与治病的理念统一起来。如春天挖积雪草炖猪肚食用以

236

防夏季暑气；春夏之交，梅雨肆虐，湿邪为患，畲族民众常以山苍子（荜澄茄）、臭牡丹、盐肤木等青草药与老鸭母炖服，健脾化湿，强壮身体；端午节当日采集鱼腥草、积雪草、石菖蒲、艾叶、紫苏叶、山薄荷、仙人对坐、枫叶嫩芯等中草药洗净切碎阴干，置锅中略炒，然后加少许食盐再炒片刻后，取出封置瓮中作为长年保健的备用药材，主要用于防治中暑、感冒、小儿消化不良等疾病；夏暑水煎鱼腥草或山鸡椒、车前草、仙鹤草、夏枯草、淡竹叶、败酱草等清热解毒、消暑利尿，间配以水鸭母炖罐滋阴消暑。此外，农忙季节，畲族民众多用鸡、鸭、兔、羊等与白牛胆、勾儿茶、黄花远志、盐肤木等滋补草药同炖制作药膳，既可增强体力，又能预防疾病。

2. 病名形象，具民族民间医学特色

畲医把疾病分为风、寒、气、血、杂症五大类，每类又根据具体症状详分为72 种。畲医的疾病命名方法折射出了畲族医学的病因病理观：风、寒与邪疫侵袭，导致气血淤滞，因而治疗多为排毒与泄邪。畲族医学的病名多具世俗化与形象化特点，如犁架弯（腘窝脓肿）、缠身蛇（带状疱疹）、红云（荨麻疹）、坠肠痧（腹股沟斜疝）、日出日落（锁喉风，发病危急，早发夕死）、钻心痧（心绞痛）、金钟悬梁（悬雍垂突发血疱）、瓮里莲花（咽喉痛肿，肿如莲花）、横弖（腹股沟淋巴结炎）等，具有浓郁的民族民间医学的况味。

3. 以寒热标识阴阳

畲医十分重视"寒热辨证"，犹如在中医学阴阳表里寒热虚实八纲中，以寒热标识阴阳总纲。畲医的"寒热"理念"以凉治热，以热纠寒"，贯穿了其诊断、用药及至加工炮制与煎煮方法的各个方面。如食一次油炸食品即面上生"痘痘"者，体质多属热性，而饭食稍凉胃肠即不适或腹泻者，体质多属寒性。胃脘冷痛要用性热的羊肉炖药，热痛要用性平的猪肚或猪五花肉炖药。治寒性病用的热性药，大多采自长在朝阳的山坡上；治疗火亢盛、炎症的阴药（凉性药），则生长在阴山沟里；不寒、不热、不温、不凉之药称"和"药，大多生长于低山谷中，具有平衡和滋补功能。寒凉药物用文火炒黄或酒炒，可缓和寒凉之性；或加入药引兔肉、鸡蛋等炒熟；或加入生姜、红糖等温热食物。在煎煮方法上，热性体质者用水炖，寒性体质者用水煎。畲医的"寒热"理念,最终达到的目的是协调药物或体质的阴阳寒热平衡。

4. 综合治验,专科专法

(1) 内外兼治,多管齐下:畲医治疗疾病,采取食养、药疗、酒剂、针刺、火灸、刮痧、挑斑珠等,内外兼治、多管齐下,提高疗效。如新产乳腺炎以鲜芙蓉根、鸟耀头、江南香皮共捣烂炒醋糟贴敷,同时内服公英、山甲等活血解毒透脓之剂,比抗生素疗效要好;治毒蛇咬伤,除了用腰带上方结扎、火灼伤口解毒外,还可用鲜木芙蓉叶、蕺菜、三叶鬼刺草各适量,另加雄黄、食盐各少许,捣烂外敷,同时用鲜木芙蓉叶、刺针草各250克或大量鲜品半边莲或白花蛇舌草煎汤内服;治瘰疬(淋巴结核)以消瘰汤(元参、牡蛎、川贝)为方底进行辨证加减,同时配合灯芯草灸,或敷贴膏药(冰片、松香、黄蜡炼成),或敷贴丹药(月石、明矾、水银、芒硝、碱等药炼成);治肝病以针刺舌下静脉(金津、玉液)和指(趾)甲根,再以山葡萄、一枝黄花等煎汤内服。内外兼治,可加速病愈。

(2) 祖传秘技,专科专法:畲族医药绝大多数是祖传技艺,通过本家的口传身授,代代相传,传男不传女(可传媳妇),不收外姓徒。畲医诊病以望诊(看神色、形态,察舌、眼、指甲、手掌、小儿指纹等,尤以眼部分区及看巩膜斑点为特色)、问诊为主,偶有切脉(快慢强弱为主)。畲医亦农亦医,多有一技之长,分科按各自擅长而定,大致分为内(伤寒)、外(仅指在人体表皮上的疾病)、妇、儿、喉、眼、骨伤、针灸、按摩、气功、祝由等科。

闽东畲医专科包括:霞浦县盐田雷春宝接骨,城关钟敏树治疗伤寒,雷秀兴治妇女病;福鼎市城郊钟文镰治小儿疳积,佳阳雷大孙的中草药与祝由科;宁德市霍童小坑里蓝银莲专治眼疾,七都高山村雷石济草药治寒湿,飞鸾小东岗雷明池治"鼻渊",以及罗源县松山八井村畲医治伤等。

畲医擅用纯天然药物组成的单验方或独特疗法治专科专病,如女性不孕症,因病因复杂,治疗方法纷繁,疗效各异。闽东福安市坂中畲族乡白岩下畲族村畲医钟石秋,应用祖传百余年秘方治疗女性不孕症,对于中西药治疗皆无效的女性不孕症患者,常也有部分有效受孕者,在方圆百余里的闽东一带颇有名声。钟氏认为女性不孕是因气血不调、精血不通、胞脉失养所致，其治则以调节人体平衡为主，所用草药多以活血养血、壮阳补肾之品，并遵循辨证论治法则，药分1、2、3号方。

对于先天肾气不足、冲任脉虚、胞脉失养而久婚不孕者，采用1号方：十组根、龙骨刺、女仙丹、警草头、连珠藤、白鸡肸柴、白乌花、猴子柑、提子藤、八锦凤、土杜仲、白组花12味草药，总重为180克。

对于体质肥胖、痰湿内生、气机不畅、胞脉受阻而致不孕者，采用2号方：钝叶樟、七里香、十姐根、鸡金子、银对重、五叶仔、鹰抓刺、红菱、猴提银、红细丹、金豆、仙人桥12味草药，总重为180克。

3号方为配方，由五倍子、千人拔、蕨头刺、嫩竹仔、黄足仔、土杞子、地埝根、瓮子刺、山白桃9味草药，总重量为190克。

钟氏秘方服法也较特殊，但深究之是意在符合"阳升阴长与阴阳互根"的规律。在月经来潮前10~12天（排卵期后调理体质）始服1号或2号方，日一剂，每剂炖2次，药液混合后，上午10点前服一半（阳升阴长），晚上临睡前服一半（阴中求阳），连服10剂。月经干净后第三天服用3号方（滋养卵泡），药煎两次去渣，将药液炖小母鸡（体质热者，可换性平的田鸭或猪排骨），肉汤同服，一天内食完，为1个疗程。一般可连续服用3~10个疗程，无论最终得孕否，均不会出现不良反应，而且有增进食欲、促进睡眠和增强体质的效果。见效最快者仅1个疗程，但一般需6个疗程才见疗效。

畲医也有自制特殊医疗器械，如特制喉科吹药用铜管，产科碎解死胎的特制小银刀，刮背用自制竹刮刀，治疝用特别护疝袋，治骨折特制竹夹条等。

（3）精简廉验，医技验方：畲族医药具有简便廉验的特点。畲医用药精简，药味少，许多组方为单味药或二、三味药，最大的组方也不超过二十味药。临证治疗方法也十分简易，如徒手刮痧、抓筋（抓腋窝胸侧肌腱，治疗脘腹痛效果特别显著），缝衣针挑痧，碎碗放血等。畲族医药有许多效验的偏方，值得挖掘，如：治疗急性黄疸性肝炎，无论是用"放屁辣草、龙胆草、五味子""狗牙齿、山栀子根、铜钱草、黄芩、五味子"，还是"山栀根、山楂根、狗牙齿、芭楂根、五味子"，皆提示着五味子在黄疸性肝炎治疗中有特殊作用，现代研究亦已证实五味子对降转氨酶有良好的效果。

还如水痘，用腊梅花、连翘、金银花、板蓝根煎汁治疗；急性肺炎用肺风草、鲜麦斛、玉叶金花、白茅根、白花蛇舌草、薄荷叶、阴石蕨、秋鼠曲草、虎杖根。

用白颈蚯蚓去内脏烘干研末调醋外涂治丹毒；以红跳鱼（石鳞）熬油调米饭食用治疗小儿疳积；以铁菱角根治带状疱疹；以柿丸去核捣烂加冰片、粉儿茶调匀敷治外伤性伤口感染糜烂；用使君子、乌梅、苦楝皮、香附子、金刚刺根、马蹄香、槟榔、油桐树根治胆道蛔虫等。

畲医药还有一些与中医药融合后产生的效方，如（福鼎李贵山）以三叶青、玉米蕊等量合麻杏石甘汤治疗小儿热喘，用花蜘蛛剖腹焙灰冲小青龙汤治寒喘，用理中汤加适量樟树子治寒性脘腹疼痛等均有独到之功。

（4）血肉有情，以脏治脏：畲族医药重视就地取材，采用食物疗法，尤其是动物食材（鸡、鸭、羊、鸽等）为"血肉有情之品"，亦食材亦药材，制成药膳，较一般草药更具平和地滋补阴精气血的效果。如以三七黄、白木桑根、羊圈藤、金橘根、白鸡胗、胡毛党炖母鸡治胎动腹痛；用青葙子一两煎二枚鸡蛋食用治白带过多；用莲子草炖田鸡（青蛙）治疳积；以野鸽子与肉桂煎煮同食（鸽桂饮）防治小儿哮喘发作等。

畲族医药亦如中医学主张以脏补脏，如用白毛桃、瓜蒌根炖猪大肠头一节治子宫脱垂；以金耳坠根皮（枸杞根皮）炖猪小肚（膀胱）治小儿淋浊（尿道炎），治四肢关节病痛加猪蹄（猪七寸），治头风痛配用猪（羊）脑炖药，治胃脘痛加猪肚，治咳嗽配用猪肺连心；治夜盲症用八楞风、冰糖加猪肝等。

畲医之食疗还非常重视药引的作用，如认为糖能补虚调和、行血化淤，而非具调味作用；酒能通血脉、行药势；童尿能走血去火，对于跌打损伤或出血性疾患，畲医强调要加童尿，这与中医学认为的童尿咸寒入血分是相似的。

（5）痧针折伤，特殊疗法：畲医治病有某些特殊方法，常有手到病除、立竿见影之功。如"放邪（气）"治痧、针刺调理气血、手法加草药接骨、依时辰治伤等。至于用祝由法治疗皮癣、顽固性失眠、头痛等疾患，虽有迷信色彩，但部分也应归入心理学暗示疗法或精神疗法的范畴。

1）治痧排毒：畲医把中暑、感冒及周身不适等都称为"发痧"，常以清水或茶水、米醋、黄酒、油等作为润滑剂，治以捏痧、抓筋、挑痧、刮痧等不同手法，且重部位，不讲究穴位，效果显著。此类似现代医学的充血疗法，意在排毒、给邪气以出路。

2）针刺放血：畲医认为人体生病是由于体内气血不调所致，多用针刺疗法调其气血，放掉瘀血。畲医用针多用三棱针，且多注重病痛部位而不讲究穴位，进行轻挑或重挑出血丝或挤出血珠，意在祛除瘀血，使血脉流通。畲医有特色的针刺疗法是前后心的"八卦针"，亦有用现代针灸针法者，但多为强刺激，不留针，极少数病情严重的才留针。

3）手法加草药接骨：畲医治骨如同中医骨伤，治骨折采取手法复位，小竹片夹住固定，并外敷草药：如用鲜杉木二重皮捣烂外敷，或配用糯米饭、茶油、蛋清调敷，且后期（一般4~6周后）才加黄酒；或用去核黑枣或鸡汁，甚至用活小鸡捣烂外敷。初期强调静，即要相对固定，促进骨的愈合，三五天后出现"皮肤痒"，表示气血已行，可以适当"动"，以防肌肉萎缩影响功能。配合内服药者，可用麝香、熊胆子、乳香、没药、红花等；亦有用蟑螂、水蛭、蜈蚣、坑蟹、鹰爪、山羊血、狗骨等。畲医接骨和中医接骨之功能恢复往往较单纯石膏固定要好，"动静结合"的共识，昭示了畲医与中医均是与中国传统文化一脉相承的。

4）时辰治伤：无论是皮肤外伤，还是脏腑的气血不畅，畲医皆谓之伤，细分为：内伤、血伤和穴伤，分属十二个时辰。畲医的时间医学：胆（子时）、肝（丑时）、肺（寅时）、大肠（卯时）、脾（辰时）、胃（巳时）、心（午时）、小肠（未时）、膀胱（申时）、肾（酉时）、心包（戌时）、三焦（亥时），这与中医学的认识是基本一致的。

畲医治伤态度谨慎，检查诊断除常规四诊外，还重视观指甲、看眼睛及药物试探等方法，以确保新伤、旧伤的判断准确及按时辰处方用药。若难以确定哪个时辰受伤时，可采用十二时辰通用方。

畲族青草药

闽东山区青草药资源丰富，畲族民众治病多用青草药，常用的有200多种。畲医临床应用的草药多数是随采随用的原生药，也有按季节采集，经粗加工后备用；少数将草药烧灰存性或蜜炙备用。畲医用药讲究新鲜，超过百日不用，也有以一年为期者。青草药多用全草，也有只用叶、茎、花、果、根、皮或某一部分。多用草本植物，也用木本、藤本、蕨类、菌类等，少用海产品入药，却采用溪流山谷田间的小动物入药。

畲医用青草药剂量都比较大，如用白关门草根干品 150 克（常用量 9 ~ 15 克）炖公鸡一只治疗糖尿病；以犬尾鸡冠花干全草 100 克（常用量 9 ~ 15 克）炖水鸡（青蛙）200 克治男子下消；用播田刺滕鲜根 2 500 克（常用量 6 ~ 15 克）煎汤取汁 2 500 毫升炖老母鸡一只治疗冷痹（风湿性关节痛）；用金腰带鲜根 100 克（常用量 6 ~ 9 克）加母鸡、红酒炖食治胃脘痛等。但毒性大的青草药，剂量还应从小量用起，不得随意加大剂量。

畲医用青草药绝大多数水煎服，加工成丸、散、膏、丹者少。常用效验方如生"天蛇"（手指、脚趾瘭疽）用金鸡舌鲜草捣烂敷之；烂肠痧（类似阑尾炎）用鲜鬼针草煎汤代茶饮有特效。

畲族有许多濒临失传的祖传草药，如《生草性底》载"白山茶根……止血去瘀生新"；"黄枧叶……去头风火"；"铁钓干，性温入心，定心魂、止小便"；"红花仔，性温入心肾，去寒活血、截疟发散"；"叶下红，性热入肝，活血祛寒、发散止崩"等。

为了抢救、保护濒临失传的畲族祖传草药，宁德市 10 多位畲族医学专家创建了闽东畲族草药育苗基地，专门培育"熊猫级"的畲族祖传草药，目前已培育出了"水里藏兵""白牛奶子""十大功臣"等 200 种。

具有民族特色的畲族医药，是祖国传统医药学宝库的重要组成部分，值得深入挖掘与研究。

回族医药文化

回族是中国少数民族中散居全国、分布最广的民族，历史上的回族人主要由中国国内及国外的多种民族组成，主要信奉伊斯兰教，以汉语作为本民族的语言，并保留了一些阿拉伯语和波斯语的词汇。福建省的邵武，自明代洪武始，即是福建省回民的主要聚居地之一。

回民信奉伊斯兰教，邵武的回民依然保持良好的卫生习俗与清洁、淡雅的饮食与服饰文化。饮食清淡，注重以食养性，不吃自死及相互争斗而死的动物，不食动物血液，不酗酒。为防食物供品腐烂变质，祭祖时不设酒菜，不焚纸钱，唯设香花。回民的卫生习俗对预防疾病的发生和传播有一定的意义。回族医药文化是中国传统医学与阿拉伯-伊斯兰医学"东西合璧"的产物。

回族医药理论

1. 天人浑同的整体观与阴阳辩证观

回族医学融会中国传统文化的天人合一的自然观、元气论、阴阳辩证思想等，形成了"真一——元气——阴阳"四元（水、火、气、土：天地定位）——三子（金、木、活：万物始生）——人（思维与存在的统一体）"的理论体系。

2. 四体液说

回族医学借鉴古希腊四体液说，形成了"人身是由黑液、红液、黄液、白液组成的小世界"的体液说，并将其纳入元气、四象理论中加以运用。此外又将"冷热干湿"说改造为"温际、冷际、湿际、热际"说，并与四元配合作为病因病理学的组成部分。

独特的医疗方法

中国回族在一千多年与疾病做斗争的过程中，形成了独特的民间疗法。其中把外科治疗技术变通地用于治疗内伤杂病，为回族医学的特色之一。

1. 外治法

（1）推拿按摩：用于外伤与内伤杂病，如头痛推上星、挟印堂、按太阳、拿风池和合谷；腰痛摩夹脊、推肾俞、拿腘边、按鱼肚；腹胀摩胸脘；癃闭按关元、气海等。

（2）针刺放血：伊斯兰教认为血中易藏病邪毒气，故多治以放血疗法治疗发热、头痛、乳蛾、腰痛、肢体痛、小儿客忤惊风、妇人癔症等。

（3）烧烙灸法：灸法分艾灸、药灸、烙灸，以阿拉伯医学的烙灸法最具特色。

烙灸法适应于内科、外科、眼科、伤科、皮肤科等多种疾病，其病因多与体内恶液有关，具体方法是采用多种器械、烧烙皮肤，令其破损、溃烂、流脓，而不能早用生肌收口之药，必令其脓外流，则体内之恶液因之排出，然后施用生肌收口的药，使之平复。

（4）挑羊毛疗：羊毛疗相当于急性胃痉挛、急性胆囊炎等急性腹痛症状。方法是先在患者背部两侧刮痧，待出现轻度瘀血征象，则用缝衣针针孔端在背上点，若发现异样小点，则用针尖挑起皮肤及皮下筋膜，亦有用小刀割之的。主治急性胃炎、急性胃痉挛、急性胆绞痛等急性腹痛症。

（5）吹杜尔精神疗法（宗教名称）：用一洁净盖碗由阿訇（宗教人士）在碗壁上写上经字（阿文），放入茶叶（或相应的用中药加工的茶叶）冲入开水，由阿訇诵读经文及吹气入碗让患者饮用。主治一些精神性病患。

（6）捏脊：在骶脊与肩胛之间分三等份，揪起皮肤由下部向上部捻捏，每至一份处，向上提三下，反复三次，用双手搓5~10分钟。用于小儿疳积、消瘦食少、面色萎黄等证。

（7）熏法：包括醋熏法及药熏法两种。醋熏法为红炭火入老陈醋碗中，使醋熏发之气味，冲入患者鼻内，主治昏厥、癔症气厥；药熏法为用白矾、花椒熏洗阴部，治阴部寒湿病等。

（8）敷法：有热敷法及冷敷法。用醋糟加入小茴香或用清盐在锅内炒热，装入布袋热敷腹部，治疗小腹寒痛、寒疝（俗称偏坠），或用砖或布鞋底烤热做热敷。冷敷法在鼻出血、高热时用冷毛巾敷头额。

（9）点咽滴鼻洗眼法：回族民间治疗咽部炎症、悬雍垂水肿，可用筷子蘸烧盐（即青盐火煅）点于咽部；用鸡蛋黄油点鼻治疗鼻黏膜干燥症，用苍耳油点鼻治鼻炎；用柳叶、金银花、白菊花煎水点洗眼，治急性结膜炎等。

（10）涂抹法：是抹药结合药敷的一种治疗方法。常用的有以下几种：用五月端午节蟾蜍一只，将墨锭一支由蟾蜍口装入腹中，阴干备用，用时涂于患病处，对急性炎症红肿，有止痛消肿作用；用花粉、白芷、绿豆共为细末，冷水调成糊状，敷于患处，常用于面部炎症、青年痤疮等；用鲜蒲公英一两捣成糊状，掺入蛋清调敷患处，用于治疗急性乳腺炎。

2. 回药应用

中国回族医药学大型综合性典籍《回回药方》是一部包括内、外、妇、儿、骨伤、皮肤等科，内容丰富的中国回族医学方书，全书所载方达6 000~7 000首之多。书中回回药物与传统中药并用。据统计《回回药方》使用海药为113种，占残卷全部用药的43.6%。《回回药方》所载方剂，无明显君、臣、佐、使之配伍；药物剂型既有中国式的丸、散、膏、汤，又保存有阿拉伯式的芳香挥发药、滴鼻剂、露酒剂、油剂、糖浆剂；有些医方的临床应用如菖蒲煎剂治疗中风等，又是借鉴了中国传统医学经验并和回回医药相结合的一种用法。

食疗与养生保健

回民民间喜好"药食同疗""寓药于食"。如以羊心、朱砂同用治疗心血不足之失眠、心悸、震颤；用砖茶、山楂、红糖共同炒焦冲水饮用，治疗急性痢疾、腹寒腹痛；羯羊脖子、黄芪用于病后气虚；雏鸽、汉三七用于产后或手术后补气血与化瘀生新。

回族保健与日常生活习俗密切相关，如常饮盖碗茶（茶叶配枸杞子、大枣、桂圆、核桃仁、葡萄干、果干、冰糖、芝麻）与油茶（羊肉切碎，加油脂炒熟，加面炒黄，加入葱花、盐末拌匀而成）有保健强体之功。

高山族医药文化

高山族主要居住在台湾省，包括阿美、泰雅、排湾、鲁凯、卑南、雅美、赛夏及曹、邵等10多个族群。通过对台湾与大陆的新石器时代文物考证，认为两者关系密切，颇有渊源。高山族世代相承的传统习俗，如巢居、舟楫、断发文身、凿齿、穿耳、生食海产、崖葬、蛇崇拜等，都是古越人典型的文化特质，印证了高山族与古越人：同气共俗，源出一脉。

中国大陆的高山族人，主要为台湾的移民。明代郑成功驱逐荷夷，收复台湾后，高山族与闽南移民之间的往来日臻亲密，福建省成为大陆高山族人口最多的省份，余部分主要散居在浙江等沿海地区。居住在福建的高山族，主要聚居在漳州、南平、三明等地，尤以漳州华安县为主要聚居地。聚居的高山族至今仍保留着自己民族的生活习惯和卫生习俗，形成了独具特色的民族医药文化。

卫生习俗

高山族的卫生保健在婚姻及妊娠、分娩民俗中表现最明显。高山族各族群禁忌近亲通婚，有的连同姓之间也禁忌通婚。孕妇在分娩前为了防止流产，用腹带（腹卷）来保护胎儿，但认为适当劳动有利分娩。妊娠期间及产后饮食亦有特点：妊娠期间不得食烧焦的食物，禁食死动物的肉、内脏；产后有食子衣（胎盘）的习俗，"妇人产乳，必食子衣，产后以火自炙，令汗出，五日便平复"；产后必先进姜汤（姜与郑和下西洋带来姜有关，药食两用），然后进糜粥，几日进食鸡、鱼等营养品，与大陆其他民族相似。

高山族医药经验

高山族民众在实践中积累了颇有特色的医药经验：

1. 中草药治病

高山族民众用青草药治病疗伤，外敷或饮用，药用植物达 300 种，治疗头痛、眼病、牙痛、胸痛、腹痛、中毒、痢疾、驱虫、感冒、喉咙痛、气喘、疟疾、肿疮、皮肤病、毒虫咬伤、梅毒、外伤、足痛、毒蛇咬伤、关节炎等多种疾病及生育与传染病预防等。

2. 特殊疗法

砭筋是高山族的特殊疗法之一，用新石敲断，取其锋利面砭划皮肤，挤出血液，如治小儿惊搐，直砭足后跟上，忌横砭；目赤，砭耳翼后粗血管出血。另有摔打疗法，不论是内科或是风伤，经诊断后，确定施以摔打疗法，先令患者俯于长椅上，加以捆绑，露出背部或患肢，覆盖一种极薄的并浸入栀子、姜黄汁的黄连纸，用烧酒或药汁喷湿，然后将用麻油或茶油浸过的桃、柳枝点上火，使之燃烧，用燃烧有火焰的部分抽打盖黄连纸的背部或患肢治疗疾病。

3. 高山族的巫医

高山族的宗教文化包括原始宗教、大陆传入的佛教与西方的基督教和天主教等。在高山族原居民医术开化之前，医疗与除疫主要靠巫医，包括男巫与女巫。

高山族还有医药神：保生大帝吴夲与神农大帝，此皆与中国传统医学有关。

民族医学与中医学的文化相通性，昭示了各民族医学虽各具特质但又是与中国传统文化一脉相承的。

抗疫学传闽翘楚，众多第一比中原

中医药学是世界医学的重要组成部分，在近代西方医学传入中国之前，中华民族的生存繁衍主要是依赖于中国传统医学的。福建省自从由蒙昧、野蛮进入文明社会以来，福建 54 个民族的繁衍昌盛亦得益于中医学与各少数民族医学的保驾护航。少数民族的医药经验值得挖掘，历史上福建中医学对社会的贡献值得梳理与表彰。

福建中医对疫病的贡献

传染病在人类疾病史上占有重要的地位。1918 年爆发的大流感，最终造成全球 10 亿人感染，死亡逾 4 000 万。现今虽随着疾病谱的变化，恶性肿瘤与心、脑血管疾病已成为致死的最主要病种，但传染病之于人类的梦魇，始终未被抹去，SARS、甲流、禽流感的肆虐，时刻提醒人类疫病的不可忽视，而中医学对疫病的贡献，在现今提倡中西医结合的时代，尤为值得深入挖掘与发展。

福建地区疫病主要包括：天花、麻疹、疟疾、鼠疫、菌痢、霍乱、白喉、猩红热、结核病、麻风等。福建古代的疫病文献，非如中原医学，如《黄帝内经》《伤寒论》等那么卓著，但明清以来，由于人口增多、湿热的地理环境及港口的对外开放，福建疫病大量涌现，同时也造就了一批著名的福建治疫医家。

陈修园

作为福建四大名医之一的陈修园，不仅医名显赫，用药常能力起沉疴，且一如扁鹊的"随俗为变"，在瘟疫经常流行的时代注重疫病的研究。陈氏精选治疫时方 108 首，写入《时方歌括》《时方妙用》等，教当地医生依法施治。

陈修园对疫病的诊治颇有心得，如《时方妙用》中对痨证既反对"以苦寒为戒"，又不同意"滋阴一法，最为妥当"①，谓："服寒凉之药必死，愚以为不尽然，火盛抽薪正不可无权宜之计，火平即舍去，亦何害哉。""人皆曰阴虚则火动，吾曰独阴盛则火动。""胸中之阳宣布如日月一出，烛火无光。"陈氏对某些痨证发热辨证使用滋阴或温阳，师仲景法而不泥其方，如以宣肺阳作为退热大法时列有保元汤、补中益气汤等八方，以宣心阳为退热另一大法时，则列有附子理中汤、近效术附汤等十方。

邓旒

邓旒为福建嘉庆年间的儿科名医，其对疫病防治最大的贡献在于：约 1805 年时，偕黄梅园同往广东，与两粤之邱熹（浩川）、汪崇德诸贤学习英国医生真纳（又译琴纳、咕哪）的牛痘接种术，回闽后于家乡邵武邓家祠堂设牛痘房种痘，为防治天花做出了贡献。

邓旒于其《保赤指南车》一书中，记载了牛痘接种术的来历、接种牛痘的方法及接种牛痘后的护理等内容。邓旒对牛痘术的认识和诠释，融会了中医学经络理论与中国传统文化元素，尽管阐释中有些不科学的成分，但却为牛痘在中国的传播扫清了理论与心理障碍，使人们更快地接受了西洋传来的新兴事物。

如对牛痘术的来历，邓旒在书中描述为仙人赐给梦中的琴纳（书中译为"咕哪"）的，如同中国古代最早的外科与伤科专著——《刘涓子鬼遗方》与《仙授理伤续断秘方》，仙授奇术虽属无稽之谈，但确实符合中国的传统文化，使人们乐于相信其医术而前来求诊。

中国传统的人痘术是将人痘接种于鼻内，而西医的牛痘术可以接种于任何部位的表皮上，接种于手臂只是由于比较方便，但当时的中国人并不理解这一点，为便于众人接受，邓旒用中医学经络理论加以解释，认为要按穴位施种，且男左

---

① 刘友梁. 陈修园《时方妙用》之特点 [J]. 河北中医，1986 (6)：5-6.

女右，接种于手少阳三焦经的消泺、清冷渊二穴上，并服引经丸（《保赤指南车》卷四所书十三太保散与无敌散）。此因符合中国人的"要通过经络发挥作用"的理念，在心理良好的暗示作用下，而产生良好的接种效果；尽管接种者主要为孩童，并不懂得经络，但家长的言语、表情，同样也会对小儿产生积极的作用。

邓旒对种牛痘后的护理及种痘后诸症的相应调治方法，则更反映了邓氏观察的精详与丰富的中医药辨治经验：脾经毒甚，要用红妙柳清洗并甘草、金银花熬汁内服；正气不足，出痘不显者，急进健脾益气化湿之品，如参苓白术散类，以促进抗体的形成；而种痘失败的表象观察，则得益于中医学的形象思维，"不若珍珠带宝华，此痘务必是假"。

邓旒为牛痘术在福建的传播与应用做出了重大贡献。

郑奋扬

郑奋扬为近代福州擅长鼠疫、霍乱、麻疹等疫病诊治，且颇有社会责任感的一位著名医家。郑奋扬具有强烈的时代创新意识和实践反哺理论的理念，每当一种疫病流行于社会之际，总能及时将前人的诊治经验结合实际加以提升，以应社会对于急性疫病医疗的需求。

如对热霍乱的防治，郑氏精选及补充了清末医家王孟英的《随息居重定霍乱论》，著成《热霍乱辑要》，书中收录的 20 个经验方，皆属简、便、验之类，便于百姓应用。

郑氏的活用方药及外治法，突出表现在对霍乱的治疗。霍乱大多数为热霍乱，其主治方剂为栀子豉汤。古方中栀子生用能涌吐，改为炒黑用，则立意完全不同，正如郑奋扬在其《热霍乱辑要》书中引用王孟英的观点说："今炒黑用之，则不复吐，徐灵胎谓其涤热除烦之性故在也，而余之治热霍乱，独推为主方。"另外，栀子豉汤还可加味推广变化为黄芩定乱汤、燃照汤、连朴饮、驾轻汤等。外治法则有：伐毛（拔去红色发丝和胸背部长毛发）、取嚏开塞（用皂角末、痧药、通关散，重症用飞龙夺命丹、灵宝妙应丹、八宝红灵丹等吹鼻取嚏泄浊与开通肺气）、刮法（自上而下刮痧，宣通营卫气机，且"屡试屡验，为救急之捷法"）、刺法（刺少商，甚至刺舌下静脉放血少许，可"真有起死回生之力"，但寒霍乱忌针刺)、揾洗（用于霍乱转筋，生大蒜泥与吴茱萸研磨和入盐卤涂两足心；辣蓼草杵烂加入木瓜和老酒水煎液中，乘热洗手足转筋麻木之处）、急救霍乱嚼乾嘉以上铜钱法（无科学依据，应摒弃）。

郑氏对于热霍乱病因的提升是基于中医学经典理论的。《素问·至真要大论》"病机十九条"中"诸转反戾，水液混浊，皆属于热……诸呕吐酸，暴注下迫，皆属于热"，而"辨热霍乱当以口渴、苔黄、便臭、溺赤为主要依据。即便证见肢厥脉伏，亦不可竞投热药"①，且深刻地认识到霍乱吐泻，是由于暑湿积恶于肺胃，导致清阳不升，浊邪不降，穷踞中枢，故热霍乱的调护应注意：热霍乱患者忌喝米汤，"一口米汤下咽，则胀逆不可救者"。

同理，湿热浸淫脾胃型鼠疫，亦应禁粥饭米泔，只食绿豆、薏苡仁、番薯，以防清浊相乱，升降失常。这一点与东汉张仲景《伤寒论》倡导的药后啜热稀粥及有时伴食索饼（面条）以固护胃气与助药力不同，盖疾病类型、病因不同，南北地域差异较大所致，为医者不可不重视郑奋扬的此点提示。

近年来，在 SARS、禽流感等传染病、流行病又肆虐着人类健康的时候，回顾郑氏对鼠疫从文献梳理、卫生防疫、病因病机、辨证方法、药物治疗等方面的贡献，郑氏的思想意识在现今仍然有着重要的指导意义。

（1）文献梳理方面：郑奋扬将罗芝园的《鼠疫汇编》重新编次，删减去繁，同时原书药品用方言、别名、俗字者，恐其为后人误解，将其更正；部分粤东生草，福州考究未确恐被误采误用，割爱不录。郑氏对福州医者和百姓更重要的贡献还在于②：①在药名之下注记福州方言名称；②说明所述外用药物在城台西药房有售；③作为当时的全闽医学会会长，积极将治疫经验传授给同道中人。

（2）卫生防疫方面：一方面注意环境卫生，烧熏药物如硫黄、银朱等份，放在新瓦片上，用药物的气味灭鼠蚤以切断鼠疫耶尔森菌的传染中介；亦有用复方烧熏者，如用苍术、雄黄、丹参、桔梗、白术、川芎、白芷、藜芦、菖蒲、皂角、川乌、粉草、薄荷、细辛、辛夷等。另一方面注意个人卫生，除通常的勤洗手、

---

① 刘德荣. 福建医学史略［M］. 福州：福建科学技术出版社，2011.
② 常亚利. 清末福建医家郑奋扬疫病文献研究［D］. 福建中医药大学 2010 届硕士论文.

勤通风、"人人穿鞋以隔地气"外，还可内服避疫方：白菊花、连翘、绿豆、银花、甘草各三文，黄土五钱，白矾少许，煎汤全家合用。外佩戴香囊，肚脐用芥菜子末填入隔布熨烫，汗出而邪散。还可用千金雄黄散"涂五心额鼻人中及耳门"以避瘟气。

（3）郑氏对鼠疫病因病机的认识亦有突破。他认为鼠疫是由天地阴阳愆伏而作，或中血、中气而起，即各种成因导致热毒入血，迫血成瘀而致种种恶证，不必拘于前人的"疫气由口鼻而入，或由皮毛入"。

（4）郑氏对鼠疫的辨证方法是采用了吴鞠通的三焦辨证，且"以寸关尺三部分上中下三焦，何部脉大则证属何焦。"①

（5）郑氏针对鼠疫热毒迫血成瘀的病理机制，活用罗芝园的解毒活血汤，据患者体质加减应用，并且采用日夜连追法等煎服法，效专力宏，颇有疗效。郑氏的"重剂起沉疴"的典型例证是应用大剂量的桃仁、红花治疗鼠疫热毒入血且瘀阻血络的毒血症，桃仁总量达到七八两，红花四五两，"屡试不爽"，效果良好。郑氏还善于活学活用，治疗鼠疫善用叶天士治疗外感热病所用的神犀丹，以活血行瘀、解毒清热。同时，郑氏还不故步自封，海纳百川，接受西药碘质水治疗鼠疫结核（淋巴结炎）溃烂后，用以消毒预防感染的方法，值得保守派学习。

（6）郑氏对麻疹诊治的贡献见于《疹证宝筏》：认为麻疹病因不能只说瘟疫不论胎毒；主张辨证应与辨小儿指纹相结合；疹证的顺逆表现为"痘喜稀疏，疹宜稠密，虽如漆疮通红一片亦不足虑"。

总之，郑奋扬治疫病，融百家治法于一体，同时又有独特创新之处，为当时福州传播有效治疗疫病的方法做出了贡献。

力钧

力钧，为福建清末除陈宝琛（曾热心于福建铁路实业及开拓了福建现代教育事业的末代帝师）外的又一在京的名人。力钧曾任清末宫廷御医，名震八闽和京城。力钧为慈禧太后与光绪帝治病的医案主要收载于《崇陵病案》。力钧对于防治

---

① 常亚利. 清末福建医家郑奋扬疫病文献研究 [D]. 福建中医药大学 2010 届硕士论文.

疫病的贡献主要为1894年辞任京官返故里后，适逢福州发生鼠疫，遂以大青汤治愈千百人（《永泰县志·卷三十五》）。

大青汤的组成有多个版本，但基本方药大致相同：大青叶、知母、石膏、生地黄、玄参、地骨皮、木通、荆芥、甘草。此方以清热解毒、凉血养阴为法，用于治疗斑疹热毒、温毒发斑。

力钧医学功底深厚，又注重临床实践，在家乡发生疫病时出手救治，且疗效可观是必然的。

福建中医史上众多"第一"

福建虽位于祖国大陆东南一隅，但自唐宋以来，即已受到中原文明的泽被，在中医学发展领域，亦拥有许多"第一"。为人耳熟能详的，远如鉴真通过福建东渡日本，带去佛法、医药与建筑学成就，近代如陈嘉庚兴资助学，名播海内外。余者"第一"，当如一粒粒明珠，等待梳理与展现。

苏颂与《本草图经》

北宋泉州南安的苏颂，既是福建历史上杰出的政治家、科学家，又是著名的医药学家。苏颂官至宰相，却设计制造出了对后世影响深远的天文学仪器——"水运仪象台"，还主持编撰了中医药史上的第一部版刻药物图谱——《本草图经》。英国著名的科技史专家李约瑟博士评价此书曰："这是附有木刻标本说明图的药物史上的杰作之一。在欧洲，把野外可能采集到的动、植物标本加以如此精细地木刻并印刷出来，是15世纪才出现的大事。"

郑樵与《通志》

南宋著名史学家、药物学家郑樵，把平生所学写成了600多万字，200卷的《通志》。该书历时三十年，十年为经旨之学，三年为礼乐之学，三年为文字之学，五六年为天文地理之学、草木虫鱼之学，八九年为讨论之学、图谱之学。《通志》"总天下之大学问而条其纲目，其中《氏族略》《六书略》《七音略》《郡邑略》《昆虫草木略》等五略都是郑樵的首创"（《莆田市志·卷四十四·第一章》）。《通志》是继《史记》后的又一部通史巨著。

宋慈与《洗冤集录》

宋慈，南宋伟大的法医学家，其所著的《洗冤集录》是世界上最早的法医学专著，比意大利人菲德里于 1602 年所写的《法医学专书》早了 350 余年。《洗冤集录》一直被宋、元、明、清时期刑狱官吏奉为听讼决狱的圭臬及"官司检验"的"金科玉律"，先后被译成朝、法、英、荷、日、德、俄等 7 国文字。《中国古代科学技术史纲·医学卷》① 对《洗冤集录》有很高的评价："《洗冤集录》已不是零散地记述检验经验，而是能够运用有关的科学知识，创立出不同于这些知识的科学体系，因而可以将其视为我国古代司法检验中，标志体系形成的奠基之作。"

熊宗立建阳刻书业

明代福建建阳的熊宗立，为一位著名的出版医学书籍的刻书家和医学家。兴发于宋元之时的熊氏家族的刻书业在建阳图书刻印业中占有十分重要的地位。据现存有关文献记载，熊氏从事医学研究 37 年，编著、点校的中医著作至少 24 种，自撰医书 6 种，内容涉及《黄帝内经》《难经》《伤寒论》及脉学、药性、临床各科，为福建历史上自编自刻医书最多的人。

熊宗立以"鳌峰熊宗立""熊氏种德堂"等名号刻印的 20 多种医书，其中不少医籍为中医经典名著，流传广泛，被各地区、国家大量翻刻，对我国中医药文化的继承发展做出了巨大贡献。

日本翻刻的第一部中医典籍——《名方类证医书大全》②，是在建阳熊宗立《医方大成》诸书的基础上进一步分类编辑而成的，刊刻出版后，广为流传，在日本医学界和中国周边国家医学领域均产生了重要影响。

陈梦雷与《古今图书集成·医部全录》

清代福建侯官（今福州）的陈梦雷，为著名的学者、中医文献学家，其主持编撰的《古今图书集成》，是我国清代现存的一部规模最大、内容丰富、分类精详、体例完备的类书。《古今图书集成》卷帙虽不及明代的《永乐大典》（已散

---

① 廖育群. 中国古代科学技术史纲·医学卷 [M]. 沈阳：辽宁教育出版社，1996.

② 方彦寿. 福建古书之最 [M]. 北京：中国社会出版社，2004：67-68.

佚）一半，但编撰资料的严密性、分类的科学性、检索的方便性均高出《永乐大典》。《四库及续修四库医书总目》评价曰："综核全书，虽未能盖惬人意，然所据内府秘籍，间有民间罕见之本，究为医说渊薮。"

李健颐与《鼠疫治疗全书》

原籍福建省晋江县池店村的李健颐（1893—1967），是近现代医学史上一位颇有建树的中医学家。尽管中国第一部中医防治鼠疫的专著，当推清代广东吴川县吴宣崇的《治鼠疫法》，但《治鼠疫法》理论论述不多，有明显的局限性。

李健颐《鼠疫治疗全书》是近代后期中医治疗鼠疫的集大成著作，李健颐根据自己多年诊治鼠疫经验，创立了治疗鼠疫的有效方剂——二一解毒汤和二一解毒注射液，后者是近代中医学术上的一个重大创新。

《鼠疫治疗全书》中的大部分内容，散见于 20 世纪 30 年代的《中医世界》和《医药卫生月刊》等中医杂志中。1935 年，李健颐对之进行增订，结集，经中医专家俞慎初校正后，于 1935 年 5 月，由上海中医书局出版，由现代医药学社发行。谢利恒为该书题写书名，当时的许多著名医家都纷纷为该书题词。如张锡纯的题词为"功侔和缓"，时逸人的题词为"疫证津梁"，《台湾皇汉医报》主编辑、台湾药学讲习会讲师苏锦全题词"济世良方"等①，足见此书在当时影响之大。

---

① 吴文清. 李健颐《鼠疫治疗全书》学术特点与成就 [J]. 83–88.

结　语

梁启超引用并赞同黑格尔所言"水性使人通，山性使人塞，水势使人合"①，在福建这片三面环山一面临海的土地上，闽之传统医学既传承了中原医学的精髓，又有自身地域医学的特色，且因于闽台同为有山又有海的地形及"五缘"之谊，福建的传统医学文化在闽台文化的交流中扮演着重要的角色。

福建的传统医学文化，不完全等同于中原儒家思想影响下"逐土而生"的农耕文明下的传统医学文化，亦不同于完全"逐水草而居"扩张式的海洋文明下的传统医学文化。福建的传统医学，既禀承中原传统医学理念，又具有类似荆蛮游耕文明②下"逐山而生"刀耕火种的原生态医学品况，且不乏海洋文明下对东南亚等海外的辐射。闽台传统医学文化，为中华传统医学文化在东南沿海生态模式下的产物，且为中国传统医学走向世界的最主要的窗口之一。

在这片崇尚蛇图腾的土地上，儒、道、佛等哲学思想赋予了闽之传统医学的"灵魂之思"，民俗使其具有社会文化的张力，宗教则成为医学的"精神内衣"而使其具奉献精神，但最终福建的文化历史土壤承载了其医学的发展。

人文是传统医学的渊薮，潘光旦认为：医学汇通了自然、社会与人文精神，具有多元文化的福建传统医学，既具有向海外辐射的地理优势，又具"杂交稻优

① 郭大卫. 浅谈闽台民间信仰之因缘关系 [C]. （会议录）闽台文化研究，2006. 10. 30.
② 吴文章. 畲族与瑶苗比较研究 [M]. 福州：福建人民出版社，2002.

势"的品况。在过去、现在与未来，福建的传统医学皆能得到良好的发展，从而亦成为福建的"整个传统文化和社会历史推进的舵桨"。

（金　丽　薛　松　邹占亿）

百年沉浮

——百年岐黄几沉浮，八闽国手齐争辉

  1840 年鸦片战争以后，中国逐步沦为半殖民地、半封建社会。当时福建医学正处在一个特殊的发展阶段，一方面西洋医学开始传入，并得到发展壮大；另一方面中医学在极其困难的条件下继续发展。在西医学传入、冲击且执政当局出令废止的威胁下，闽医学界群起抗争，并涌现一批衷中参西，力图革新中医理论使之符合当时科学标准的汇通派医家，如力均、吴瑞甫、温静修、李健颐等。他们或借鉴西医学解剖、生理知识，融会贯通，阐释中医医理，或吸收当时西医新的治法，创新中医临床治疗手段和剂型，如吴瑞甫著《中西温热串解》采用"血清疗法"配合汤药治疗白喉，李健颐创制治鼠疫有效的"二一解毒汤"，制成"二一解毒注射液"，救活不少鼠疫患者；一批医家仿西学教育体制，摸索创办近代中医

教育，如陈登恺、王德蕃、高润生、蔡人奇、吴瑞甫、温敬修、张琴等中医教育家，先后在福建各地筹资办校，他们自筹经费，组织教师，自编教材讲义，并投资医院以作为学生实习之所，虽维持时短，但对人才培养和学术活动开展起到了积极的作用，为八闽大地撒下许多国医种子；同时，八闽各地也有不少中医人士组织成立"中医师公会""国医分馆""国医支馆"等中医学术团体，创办中医药刊物，如1902年福州成立福建省最早的中医学术团体——福州中医师公会，1933年，俞慎初创办《现代医药》、蔡人奇创办《医铎》，1934年，吴瑞甫创办《国医旬刊》等。与此同时，近代福建还有许多世代医学专科流派较好地坚持了原有的学术传承和临床技艺，如福州就有陈氏儿科、孙氏妇科、林氏骨科、萧氏外科等世代传承的著名专科。此外，临床方面福建医家尚有许多名术和名方传世，如黄庭翼"浅针术"、李子光"飞针术"、陈应龙独创带气行针的"子午补泻手法"、林扶东创"烘绑疗法"治橡皮腿，以及漳州片仔癀、泉州赛霉安、永春养脾散等。

中国共产党一向重视中医药工作，在革命战争时期，就提出中西医团结合作。毛泽东在《井冈山的斗争》一文中指出："要用中西医两法治疗。"中华人民共和国成立后，中医药事业受到中国共产党和人民政府的高度重视，制定一系列保护和发展中医药的方针政策来恢复和发展中医药事业。包括福建省在内的全国各地中医药迎来了新的发展时期。

殖民侵略，西医传入

开放口岸，经济巨变

1840 年，鸦片战争爆发，中国被迫向列强开放国门，被迫开放的五个口岸里，福建就有福州、厦门两个，这在全国是唯一的。门户的大开放，加速了外国殖民者的入侵，从而使福建人民所遭受的剥削和压迫更为深重。光绪二十年（1894 年）中日甲午战争后，帝国主义列强利用《马关条约》获得的特权，通过设工厂、投资铁路、设立银行和政治贷款，以及强占"租界"和划分"势力范围"等方式，进一步加强对福建的侵略。19 世纪下半叶至 20 世纪初年，福建的社会经济与鸦片战争前相比，发生了重大变化，手工业、棉纺织业逐步解体，造船、榨油、冶铁等手工业受到严重破坏，福建的地方经济处于风雨飘摇之中。

民国时期，福建仍然战乱不断，从北洋军阀统治、日寇侵华战争到国民党发动的反革命内战，加速福建省国民经济的崩溃，民族工商业大量倒闭，城乡经济凋敝，广大劳动大众的生活日益恶化。因此，福建省不断爆发广大民众争民主、求生存的爱国民主运动。经过长期不懈地斗争，福建人民终于在中国共产党的领导下，于 1949 年获得解放，取得了新民主主义革命的伟大胜利。伴随着西方列强的侵略和西方医学的涌入，福建医学的发展也发生巨大的变化。

西医入闽，借医传教

19 世纪初，英国医生皮尔逊随鸦片商船把牛痘接种术传到广东后，各地纷纷前往学习。根据《邵武县志》载，清嘉庆年间（1796—1820 年），邵武邓旒往粤学习牛痘术后，在闽推广应用，这是近代福建

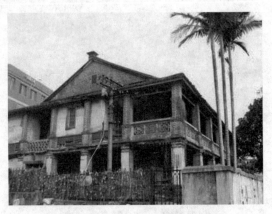

基督教会创办的同安医院旧址

医家接触西医学的较早记载。鸦片战争失败后，由于帝国主义列强进行文化侵略的需要和传教士来闽，西方医学开始在福建广泛传播。外国侵略者以传教、办医院为手段，配合军事入侵，随着一系列不平等条约的签订，医学传教士一步步地向福建及我国其他沿海地区扩张，并逐渐发展到全国各地。从教会医院的发展过程中可以清楚地看出，西方医学的传入是与帝国主义侵略密切相关的，西方传教士曾指出："如果要中国真正地开放，那就要靠传教士小心地、明智地经营……在一切有助于传教的事业中，最有价值的是医药知识……但医药都会使那些最闭塞而有成见的中国人的宅第之门敞开，医传教与行医……两者应当并行不悖，开放中国的美好工作才有效果①。"

自 1844 年美国传教士在厦门创办第一所医院至 20 世纪 20 年代，外国教会又在福建的 20 多个主要府（市）、县先后开办医院（医馆）和医学校，初步形成以教会医院为主体的医疗和医学教育网络。

医院林立，闽地为最

19 世纪中叶，外国教会在厦门、福州创办早期医院后，很快向全省各地扩展。不仅在泉州、兴化（莆田）、漳州、延平（南平）、福宁（霞浦）、汀州、建宁

---

① 福建师范大学历史系. 鸦片战争在闽台史料选编［M］. 福州：福建人民出版社. 1982：162.

（建瓯）等主要地区先后兴办医院（医馆），而且延伸到许多县，甚至有些偏僻的乡镇，也开设教会医院或诊所。例如，19世纪40~80年代外国教会在闽创办的医院有厦门教会医院、福州圣教妇孺医院、福州塔亭医院、福宁博济医馆、福宁博爱医馆、建瓯普济医院、泉州

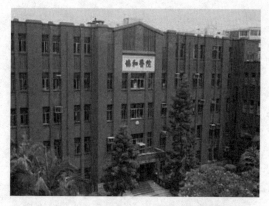

福州基督教协和医院（今福建省协和医院）

惠世医院、厦门保赤医院、邵武圣教医院、平和小溪救世医院等10所。20世纪初，教会医院又有进一步发展。1901年福建教会医院计有24所，分布于15个市、县。至1949年见于史书记载的教会医院已达到67所，分布于福建省的36个市、县。据有关资料统计，当时福建的教会医院数量，在沿海各省中居首位，所拥有教会医生、护士数，也是各省中较多的①。

福建省教会创办的医院，经过清末的一个发展高潮后，在20世纪20~30年代又有较大发展。到解放前夕，教会医院遍布我省大部分县、市，其中以福州、厦门、泉州、莆田、宁德等几个地区更为突出。至20世纪40年代，几乎达到每县都有教会医院。

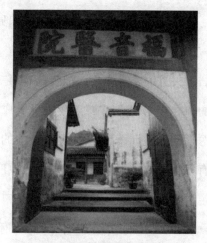

龙岩汀州福音医院

---

① 赵洪钧. 近代中西医论争史［M］. 合肥：安徽科学技术出版社，1989：32.

存亡抗争，闽医齐心

废医提案，参与请愿

鸦片战争后的旧中国，中医倍受歧视和摧残。民国初年，北洋军阀政府就提出废除中医的主张，但遭到中医界的强烈反对，当时消灭中医的反动政策虽未得逞，但是歧视、排斥传统医药学的偏见并未改变。

1927 年 4 月，南京国民政府成立。1929 年 2 月 23 日，国民政府在南京召开第一届中央卫生委员会。参加会议有第一届中央卫生委员会的 14 个委员加上卫生部门的领导共 17 人。中央卫生委员会成员，大多数有出国留学的经历，受过近代西方医学的严格训练，常以西方医学的标准来评判中医。中央卫生委员会的组成，没有一人有中医背景，体现了当时政府的卫生组织机构中，中医根本无立足之地，制定卫生政策时中医被排除在外。

1929 年 2 月 23～26 日，国民政府卫生部在南京召开第一届中央卫生委员会，会议通过余岩（云岫）等人提出的"废止旧医以扫除医事卫生之障碍"案，并制订一系列限制中医的措施。2 月 25 日，上海《新闻报》披露会议内容后，立即引起全国中医从业人员的极大愤慨和强烈反对。全国各地中医团体代表聚集上海，于同年 3 月 17 日，由上海市中医协会牵头，召开全国医药团体代表大会。全国医药团体代表大会共有 15 个省 132 个团体 262 名代表参加会议，会上通过 3 项决议：

一是定 3 月 17 日为"国医节";二是组织全国永久机关,名为"全国医药团体总联合会";三是组织赴京请愿团①。福建中医界推派的代表也参加了以谢利恒为代表的赴京请愿和抗议活动。当时,福建中医界推派福州林趋愚、柯寿昌,建瓯方修甫、刘春波等和厦门神州医学分会、福建建宁医士公会学术团体为代表②③,参加在上海组织的一系列抗争活动,在沪的闽籍中医人士包识生也参加了大会。

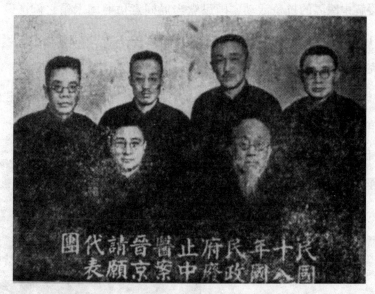

1929 年"废止中医"案中医界晋京请愿代表团

20 世纪 30 年代,在全国中医界与国民党当局废止中医政策斗争潮流的影响下,福建中医界人士纷纷发表文章,反对国民党当局歧视中医的政策。如福清俞慎初在医刊杂志上连续发表《国医药之前途不堪设想》《纪念三一七之意义》《对于国医今后的希望》《国医药界应有政治眼光》等文,抨击国民党当局对中医的限制和歧视,号召全省中医人士加强团结,努力抗争,谋求中医的生存与发展。福州蔡人奇主办的医学杂志,曾一度成为中医界为生存和发展而抗争的阵地,及时刊载有关政令,如南京《卫生署中医审查规则》《关于中医之两提案》《卫生署中医委员会第一次会议纪要》等,使福建省中医人士能了解医界动态,以商讨谋生

① 文庠. 移植与超越——民国中医医政 [M]. 北京:中国中医药出版社. 2008:78.
② 梁峻. 中国中医考试史论 [M]. 北京:中医古籍出版社. 2004:395.
③ 建瓯文史资料·第 3 辑. 1981:116.

存、求发展的方法，并及时报道中医界抗议呼声。福清县中医界人士举行"3·17"国医节纪念大会，会上印发宣言，张贴标语，以唤起各界民众对国医之同情。

国医馆立，规则颁布

福建国医分馆、支馆设立

为了缓解中医界的抗争活动，国民党当局同意仿照国术馆之例，设立中央国医馆。1931 年 3 月 17 日，中央国医馆在南京成立，政府当局规定"中央国医馆乃系一种研究国医国药之学术团体，其分馆、支馆不得干涉卫生行政"①。根据中央国医馆的《各县市设立国医支馆暂行办法》通知精神，各省市县纷纷建立了国医分馆或支馆。

1933 年 1 月 21 日，中央国医馆下文准予成立福建省国医分馆。5 月 10 日，福建省国医分馆正式成立，刘通任馆长，蔡人奇、陈天尺任副馆长。

1933 年，福建省的县级国医支馆筹备会大多相继成立，如福清县医药支会和福清医学研究会、仙游县国医支馆成立筹备会、莆田县国医支馆成立筹备会等。

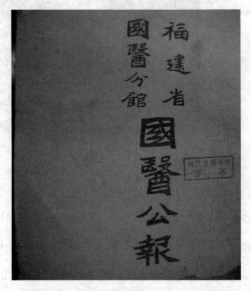

福建省国医分馆所办《国医公报》

1937 年 3 月 10 日，卫生署中医委员会成立，福建省国医分馆馆长刘通被选为首届中医委员会委员。

福建省国医分馆和各县国医支馆建立后，曾开展以下几项工作：①遵照中央国医馆训令，为统一国医教育，征集编写国医教材；②按照中央国医馆"学术标

---

① 文痒.移植与超越：民国中医医政 [M].北京：中国中医药出版社，2008：89.

准大纲"，收集对"统一病名建议书"的意见；③审批福州中医专校校董、教职员、学生名册和学校章程、课程表等事项；④审批仙游县国医学社的 6 件呈报表；⑤审批并准予同春药铺陈天尺发明研制的"尺制肥儿丸"备案；⑥审批并准予疡医林为霖创制的"疥疮擦掌散"备案等①；⑦组织福建省中医人员参加全国性的中医师检核与考试。

中医师考试

1936 年 1 月，国民政府公布的《中医条例》的第 1 条就提出"在考试院举行中医考试"。虽然政府提出中医考试之事，但是有关制度和方法尚未制定，直至 1946 年 11 月 1 日南京政府才举行第一次全国性的中医师考试，谓之"联络中医界感情，推行中医革新运动"，文字冠冕堂皇。试想全国中医考试报名 3 000 人，才录取 362 人，通过率如此低，如果只有通过考试才能当一名中医，则门槛之高难以逾越。1947 年又举办一次全国中医人员考试。中医师考试在南京、北平、上海、太原、贵阳、武昌等 14 个城市同时举行，福州是考试地点之一。

设立条例规则限制中医

国医分馆、支馆的建立，有利于发扬中医学术、改善传统医药的社会政治地位、维护中医药从业人员的合法权益。

中央国医馆和各省国医分馆虽然已成立，但无法对中医实施有效管理，政府当局仍对中医定下几个"不准"，迟迟不审议中央国医馆提交的《国医条例（草案）》（后改称为《中医条例》），行政院长汪精卫甚至说"凡属中医应一律不许开业"。在全国中医界人士的多次抗争下，以冯玉祥为代表的国民党中央委员 26 人，在 1935 年 11 月的国民党第 5 次全国代表大会上，提出了"提议政府对中西医应平等待遇以宏学术而利民生案"，发出"公布中医条例""国家医药卫生机关增设中医""允许中医设立学校"的正义呼声，得到多数代表的赞同，会上通过此提案。1936 年 1 月 22 日，南京政府不得不公布了《中医条例》。该条例的部分内容肯定了中医的合法权益，虽然仅停留在文字上，而且有种种限制，然而对确保中

---

① 福建省国医分馆. 国医公报·学术讨论 [J]. 1933, 9：31.

医的生存地位也有所帮助①。1936年9月，福建省民政厅也仿照南京中央政府的《中医条例》，制定并颁布了《福建省管理中医士暂行规则》（简称《中医士暂行规则》）。

学术活跃，团结抗争

清末民国初，福州成立了福建省最早的中医学术团体——福州中医师公会。该学会创于清光绪二十八年（1902年）。1918年建瓯黄南岩等发起成立"建瓯医学研究会"，由谢秉壁任会长，吸收会员30多人。20世纪20年代，在北洋军阀和国民党当局攻击、排斥中医的形势下，各地中医界从业人员，为加强中医内部团结、开展学术交流，先后创办学术团体，与国民党当局废止中医政策展开斗争。

厦门中医界人士，在吴瑞甫的带领下投入捍卫国粹的斗争，成立厦门国医研究会，开展各种学术活动。

1928年，闽侯中医师公会成立。1934年2月9日，福清县国医公会举行成立大会。

1940年，李礼臣、刘尔卿、黄瑶卿、孙博学等创办同安县中医师公会，由李礼臣任公会主席。各县的中医公会，除了20世纪30年代设置一部分外，至40年代又设有中医公会的县有：仙游县、南安县、建瓯县、平和县、建阳县、安溪县、晋江县、永泰县、永安县等。1945年6月，福建省中医师公会联合会在福州成立，成为全省性中医师的联合组织。学术团体的创建，有利于发动中医界从业人员，抨击当局对中医的攻击，为维护中医人员的合法权益而斗争。

借鉴西学，创校办学

20世纪20~40年代，福建出现了一批早期的中医学校，这是福建中医界人士在半殖民地半封建的旧社会为了中医的生存与发展，克服重重困难创办的。这些学校曾为近代福建的中医学术普及和人才培养发挥过一定作用。

---

① 文庠. 移植与超越：民国中医医政 [M]. 北京：中国中医药出版社，2008：92.

民国初年的中医教育组织

在清末民国初，中医失去了官方的支持，完全依赖于民间，因此，中医界一些有志之士在西方近代教育思想的影响下，开始改变过去传统的师承教育和官方置学广教生徒的教育方式，借鉴近代西方教学经验创办中医学校，在全国出现中医办学的第一个高潮。例如，1885 年，陈虬即在瑞安创办了我国最早的中医学校——利济医学堂，1904 年，杜炜孙创办"绍兴医学讲习所"，1907 年，由周雪樵任教务长的"山西医学馆"开馆，1910 年，丁福保在上海开办"函授新医学讲习所"，1910 年，袁桂生创办"镇江医学堂"等①。当时福建也相继出现了一些早期的中医教育组织和学校，据史料记载，福建最早的中医学校是福州的"三山医学传习所"②。该传习所由福建名医陈登铠创办，1911 年 11 月，获得内务部批准，1917 年 8 月 5 日正式开所。1918 年上杭包识生在上海与余伯陶等人创办"神州医药专门学校"；1918 年，厦门吴瑞甫创办"厦门医学传习所"。1922 年，莆田县创办"神州医学社"，毕业学生 8 届，计有 300 余人，遍布闽南一带。嗣后，龙岩张萱于 1928 年创办了"龙岩国医学校"。福建中医医校的建立，促进了中医后继人才的培养和全省中医学术活动的开展。

20 世纪 30 年代中医学校的创办

1929 年 2 月，国民党中央卫生委员会通过余岩的"废止旧医"案，并制订了一系列限制中医的措施，激起全国中医从业人员的极大愤慨。福建省中医界积极推派代表参加在上海联合组织的赴京请愿和抗争活动，厦门吴瑞甫、福州蔡人奇、仙游温敬修等也多次致电南京当局，要求"修正卫生署的错误条文""提倡惠政，保存国学"③。同时，中医界为发扬中医学术，开展自救运动，先后在全省各地建立中医学校，这是福建省中医界创办学校的另一高潮时期。当时的中医学校，除了张萱创办的"龙岩国医学校"外，较有影响的还有：1929 年，王德藩创办的"福建中医讲习所"；1931 年，高润生、蔡人奇创办的"福州中医专门学校"；

---

① 文庠. 移植与超越：民国中医医政 [M]. 北京：中国中医药出版社，2008：34.
② 俞慎初. 福建医学史料 [J]. 中华医史杂志，1984，14（2）：56.
③ 福建国医分馆·专载 [J]. 国医公报，1993（9）：6.

1932 年，吴瑞甫创办的"厦门国医专门学校"；1933 年，温敬修创办的"仙游县国医专门学校"；1934 年，张琴、魏显荣创办的"莆田国医专门学校"；1935 年，黄焕琮创办的"建瓯国医传习所"；1943 年，姚亦珊创办的"福州国医专门学校"。另外，

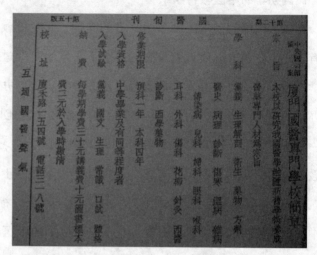

厦门国医专门学校简章

规模较小的有漳州龙海"中医经典学习班"和莆田涵江"神州国医学社"等。虽然这些医校后因经费拮据及国民党当局的限制，开办仅几年就中途停辍，但对处于困难时期的近代中医事业的生存和发展，曾起了积极的作用。

近代福建中医教育的特点

近代，福建的中医教育界人士在处境困难、经费不足的情况下，顶住压力，为保证教学质量和医校的顺利开办，做出了很大努力。他们的办学方法和教学特点，对今天的中医教育，仍有一定的启迪作用。

1. 成立医校董事会，筹集资金

中医学校的经费长期得不到保证，其来源除个别学校能得到国医馆补助外，多数靠学校向社会各方筹集和医校创办人的捐助。例如，邀请热心中医教育事业的社会名流成立董事会，由董事会帮学校筹措资金。董事会多由地方政界、工商界人士组成，如厦门国医专校的董事会中有市商会会长、市银行行长、电灯公司董事长等；莆田国医专校的董事会也由工商界人士组成。有的医校经费部分来自侨胞的捐赠，如仙游国医专校的创办，得到了印度尼西亚华侨的资助。

2. 重视经典医著教学，弘扬国粹

福建的中医学校均把中医经典著作如《黄帝内经》《难经》《伤寒论》《金匮

要略》作为学生的必修课程，放在教学的首位，并由经验丰富的教师任课，或由校领导亲自授课，以保证教学效果。学校还运用多种方法帮助学生加深对经典著作的理解，如编写通俗教材或给原文加注释，供学生入门阅读之用。如厦门国医专校编有《伤寒纲要讲义》，仙游医校自编《伤寒论句解》等，很受欢迎。

3. 以中医课程为主，中西医兼授

中医学校在保存国粹、突出中医特色的前提下，亦不忽视对外来西医知识的学习。课程安排上既重点保证中医各科，又开设解剖学、生理学、卫生学等部分西医课，中西医课程比例大约为 10：3 或 9：2。而且教材编写也出现中西医内容结合的尝试，如吴瑞甫编著《中西温热串解》《中西脉学讲义》等，试图沟通中西医理，体现近代中医求改革、谋生存、图发展的特点。课程的安排上，还将基础学科和临床学科相结合，不但重视内、外、妇、儿等主干学科，而且开设眼科、喉科、医学史、按摩、法医学等一般课程，旨在培养有系统中医知识的人才。

4. 注重学生临床实践，医教结合

各所医校既抓紧了中医理论教学，又重视学生的临床实践，注重培养他们的应诊能力。部分学校克服重重困难，创办附属医院，如莆田国医专校附设有"涵江国医院"；仙游国医专校也有附设现有"国医院"；龙岗国医学校曾附设"益民医院"等。这些医院为学生实习提供了方便。

闽医所创办的中医学校

1. 神州医药专门学校

民国期间，龙岩上杭医家包识生活跃于上海，1918 年，他与时任神州医药总会会长余伯陶等人创办神州医药专门学校，地址在上海北浙江路。

2. 福建中医讲习所

1929 年，福州王德藩与中医界同仁董幼谦、黄云鹏、王叔明、陈苣洲等在西门街余府巷创办"私立福建中医讲习所"，以培养中医人才为宗旨，招收甲组学生20 人。1931 年，"福建中医讲习所"更名为"福建中医学校"，向教育部申请立案，后因国民党当局不准中医教育列入学校系统，遂更名以"福州中医学社"立案，王德藩仍任社长。学社历时 18 年，共收 10 届学生，培养中医人员 249 名。

3. 私立福州中医专门学校

私立福州中医专门学校，是由高润生、蔡人奇、刘通、陈天尺等人创办于1931 年 9 月。蔡人奇任校长、林笔麟任教务长。校址设在福州市南台大庙山。医校成立董事会，学校经费除中央国医馆补助部分外，均由董事会捐款筹集。

1931 年 5 月，该校报中央国医馆立案，同时在福建省民政厅及福建省国医分馆备案。每学期学生名册及成绩须呈报中央国医馆，毕业考试由"直辖机关派员监考"，1937 年第一期毕业 36 人。

1936 年，学校创办《医铎》杂志，传播中医学术。1937 年，抗战爆发，学校因经费困难停办。

4. 厦门国医专门学校

1932 年 7 月，吴瑞甫以厦门国医支馆、厦埠医学会、厦门中医师公会的名义发起创办厦门国医专门学校，"以研究我国医学，融汇新旧学术，养成医药专门人才为宗旨"[1]。由吴瑞甫任校长，厦门商会会长洪鸿儒任董事长。校址原设在思明东路厦埠医学会二楼，1933 年，医校扩充迁至厦禾路粮油公会内。

厦门国医专校的各科讲义，系由校长吴瑞甫一手编纂。医校先后毕业200 余人，分布在省内外及东南亚各地。1938 年，厦门沦陷后，医校被迫停办。

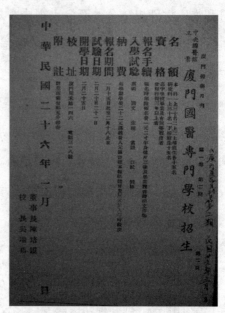

厦门国医专门学校招生简章

---

① 厦门国医专门学校简章 [J]，国医旬刊. 1935，12 (2)：15.

5. 莆田国医专科学校

该校于 1934 年创办于莆田涵江紫璜山。校长由清末翰林张琴担任。当时校风较好，校长张琴运用其社会声望，顶住反动政府的压力，多方努力，办好学校。

学校招收具有相当中学文化水平的青年入学，年龄不限，但须入学考试。应考学生来自莆田、仙游、惠安、平潭等县，以莆田的考生占多数。首届招收 44 名，第二届招收 48 名，学制 5 年，课程学习 4 年，临床实习 1 年。

学校自 1934 年创办至 1940 年停办，共有两届毕业生，计 81 人（个别学生中途辍学）。

6. 仙游县国医专科学校

仙游县国医专科学校创办于 1933 年，是由温敬修与胡友梅、洪春魁、吴兆相、江谐等中医界人士共同创办。校长由温敬修担任，胡友梅任教务长。医校招收初中毕业生及同等学历者入学，学制 4 年，第一届招收 39 名。仙游国医专门学校仅收一届学生，1936 年，因经费不足，医校及国医院均停办。至 1946 年，温敬修又邀请中医药界和热心社会公益人士磋商筹备恢复仙游国医院事宜。在众人支持下，国医院复办，添置病床 10 张及其他医疗用具，推选温敬修任名誉院长，施启谟任院长，李世双任副院长，江谐负责门诊工作，并聘请中医师若干人协助诊务。

7. 建瓯国医传习所

1935 年 8 月，建瓯县医士公会邀请本县医界名流举行座谈，决定自筹经费创办中医学校，培养后继人才。经反复讨论后，将筹建计划报请县政府核备。但政府当局排斥中医，不予备案，仅批准设立国医传习所，经济费用一切自筹，政府不予补助。公会同仁认为，为继承中医学术，虽然称为"传习所"也要办下去。1935 年终于创建"建瓯国医传习所"，所长由该县名医黄焕琮担任。传习所原定招收正班（四年制）和补习班（二年制）两班学生，后因生源不足，只招补习班一班，共计学生 40 人。1937 年 7 月学习期满，经考试及格准于毕业者有 20 人，毕业后仍回原地开业行医。

当时的中医学校，除上述几所外还有：1930 年 2 月，龙海陈运才曾设立"中医经典学习班"，以《黄帝内经》《神农本草经》为教材授课，两年间参加学习的有 30 余人。另外，莆田涵江林韬安开办的"神州国医学社"，招收两期学员约 30 名，以《医宗金鉴》和陈修园医书为教材，学制 3 年。

福建中医界人士在困难的条件下创办了一批早期的中医学校。尽管这些学校开办均只有几年时间，然而它们的办学形式和教学内容，都较之传统的跟师带徒教育前进了一步。这些学校的创办不仅使处境困难的近代中医学得到普及和发扬，而且为现代中医教育的发展提供了宝贵经验①。

创办期刊，增进交流

20 世纪 20 年代以后，中医界的有识之士为了维护中医的合法权益，面对国民党当局企图扼杀中医的重重阻力，奋力抗争，不但坚持兴办中医学校和成立中医学术团体，而且通过创办中医期刊发表维护中医的主张，弘扬中医学术。20 世纪 30 年代，福建先后出现 10 余种中医期刊，这些期刊都积极投入当时捍卫中医国粹的斗争中，中医界人士充分利用期刊的学术阵地，纷纷发表文章，阐述自己观点，抨击政府当局，同时又总结临床心得，开展学术交流。民国时期，各地创办的中医期刊，在弘扬中医学术、传播中医知识、联合广大中医界人士方面，都做出不同程度的贡献。

福建中医界创办中医期刊，较之粤省和江浙地区为迟，20 世纪 20 年代以前，福建社会上仅流传着为数不多的西医期刊，极少有中医人士创办中医期刊。自 20 世纪 20~30 年代起，中医界出现了抗争救亡运动，他们在求生存图发展、与政府当局抗争中重视舆论阵地，创办学术刊物以扩大中医的影响。在这种潮流推动下，福建先后出现 10 余种中医期刊。龙岩上杭包识生是最早在省外创办中医杂志的闽籍医家，在福建省内创办最早的中医期刊是 1932 年 11 月福州陈寿亚、陈世金创办的《国医药旬刊》，该刊创刊半年之后，于 1933 年 6 月停刊。1933 年 5 月，福清俞慎初创办《现代医药》也属较早。另有 1933 年 8 月福建省国医分馆主办不定期刊物《国医公报》，由副馆长蔡人奇任主编，内容有中央国医馆和省国医分馆的法

---

① 刘德荣. 福建医学史略 [M]. 福州：福建科学技术出版社，2011：266-273.

令、公牍，以及学术讨论、实验等，反映当时省内外中医药界的动态。该刊仅出3期。

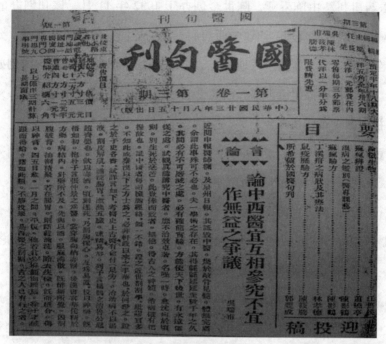

《国医旬刊》

1934年7月5日，厦门吴瑞甫主编《国医旬刊》，此杂志是厦门地区创办最早的中医期刊。嗣后，1934年8月，梁长荣主办的《晨光国医杂志》、1935年3月，孙慕真丰办的《醒亚医报》、1935年7月，孙崧樵主编《鹭声医药杂志》、1935年7月，林志生主编的《神州国医月报》等相继问世，仅在1934~1935年，厦门地区出现4种中医期刊，中医学术交流活跃。

此外，福州蔡人奇于1936年4月创办《医铎》月刊，厦门吴瑞甫又于1937年1月创办《厦门医药》月刊，漳州黄尔昌于1943年4月主编《国医月刊》，泉州蔡适季于1947年创办《晋江国医月刊》等。这10余种中医杂志，绝大多数是私人创办的，由于经费严重缺乏，又得不到政府当局的支持，办刊一段时间后均难以维持，大多于抗战爆发后被迫停刊。虽然这些中医期刊维持时期都较短，然而在中医倍受摧残的年代，对促进中医学术交流，弘扬国粹，尤其是在团结中医药人员，反对国民党当局扼杀中医的斗争中，都做出了一定的贡献。

主要的中医期刊介绍如下。

陈寿亚等创办《国医药旬刊》

《国医药旬刊》由陈寿亚、陈世金创办于 1932 年 11 月。该刊创办的宗旨是"探讨中国医药的科学真理，比较中西治病方法的异同；提倡医药革新，介绍医药常识；安全人民生命，增高中医地位"。《国医药旬刊》是在福建省内创办最早的中医期刊。社址设在福州市水部五福巷十七号。

俞慎初创办《现代医药》

《现代医药》（月刊），于 1933 年 5 月由俞慎初创办，社址设在福州郊县福清官塘墘。《现代医药》的创办，因"本社同人鉴于国医药前途之危机，本大无畏之精神，发行月刊，努力宣传，以资号召"，该刊"以积极之行动，唤起整个国医药界之自觉与努力，并以过去之经验，作前进之南针"① 为宗旨。设有言论、专著、医药学说、卫生常识、临床实验、医药评介、研究资料、医药消息、疾病问答、社中谈座等 10 个栏目。刊载的文章既有维护祖国医学、抨击国民党当局的短评，又有阐发中医学理、融汇中西医学的论文专篇，故该刊"辟自封故步之条，开实验新猷之路，汇通新旧医学，远绍华扁真传，先声独著，后进推从"②，其内容较为新颖，深受读者欢迎。

蔡人奇主编《医铎》

《医铎》（月刊）创刊于 1936 年 4 月 15 日，由私立福州中医专校医学研究会创办，福州中医专校校长蔡人奇担任主编，每月 15 日出版。该刊经原中央内政部注册登记，时任国民政府主席的林森为期刊题名。社址设在福州南台大庙山福州中医专校内。

该刊的创办，旨在发扬中医学术，普及医药常识，改变中医处境困难局面。当时的福建省国医分馆馆长刘通为该刊写发刊词，希望中医界同道，通过该刊能"普遍地得到联络互助的功效""要刷新门面，请大家联合起来，共同站在战线上，

---

① 谨. 本刊一周年纪念感言 [J]. 现代医药，1934，2（1）：1.
② 李健颐. 现代医药月刊纪念序 [J]. 现代医药，1934，2（1）：6.

不畏难，不苟安"①，为弘扬国粹，促进中医学术发展而努力。该杂志创办仅一年多，1937 年 8 月后，抗日战争爆发，因经费缺乏无法维持而停刊。

《医铎》曾一度成为当时中医界为生存和发展而抗争的阵地。该杂志能及时刊载有关政令，如南京《卫生署中医审查规则》、国民党中央执委会《关于中医之两提案》《卫生署中医委员会第一次会议纪要》和原福建省政府《管理中医士暂行规则》等，使福建省中医人士能了解医界动态，以商讨谋生存、求发展的方法。及时报道中医界抗议呼声，对处于困境的中医人员，有利于统一思想，增强内部团结。

《医铎》又充分体现中医学术刊物的特点，当时医界人士潜心于医疗实践，总结临床心得的大量论文也在该刊上发表，如钟明远的《诊断要略》、俞慎初的《糖尿病证治概论》、蔡尔存的《最近魏厝乡的鼠疫》、张恭文的《中风病证治》、陈咏鹤的《内伤挟外感论治》、钱今阳的《泄泻与痢疾》等多篇临床诊治经验的总结报道。在整理中医学术文章中有　部分是探讨中医革新的内容，如蔡人奇的《从改良医药说到佛慈药厂》、王慎轩的《提倡国医教育研究会》、朱沛然的《中医科学化》等。

《医铎》在外地曾设立分社：蔡鹤友为罗源分社社长，蔡学存为莆田分社社长，陈乾庆为上海分社社长，欧阳天材为天津分社社长。

吴瑞甫主编《国医旬刊》

《国医旬刊》创刊于 1934 年 7 月 5 日，由厦门国医专门学校校长吴瑞甫任主编，社址设在厦门思明区东路。20 世纪 30 年代，在中医处境十分困难的情况下，吴瑞甫为维护中医的生存和发展做出不懈的努力。他在创办中医学校的同时，又主编《国医旬刊》，作为中医学术论坛，呼吁中医界人士，共负整理祖国医学，弘扬中医学术之责。该刊设有论言、中医药界大事、学术交流、医案医话、中西医探索等栏目。《国医旬刊》在国内外设有多个代理处，如泉州、漳州、龙岩、成都、香港、菲律宾，在当时有一定影响。

① 林增祥. 简述本刊过去的陈迹和现在的计划 [J]. 医铎，1936，1（1）：16.

《国医旬刊》不但发表许多中医人士求生存、争权益的抗争文章，在维护中医合法地位方面发挥积极作用，而且广泛开展学术交流，发表整理总结临床经验的文章，其中有陈少腾的《四时病温略述》、陈影鹤的《霍乱寒热辨》、萧晓亭的《麻疯辨证》等。《国医旬刊》于1935年8月停办。

吴瑞甫创办《厦门医药》

《厦门医药》（月刊）是民国二十六年（1937年）1月由厦门吴瑞甫创办的，该刊旨在开展中医学术交流，维护中医合法权益，发展中医，弘扬国粹。社址设在厦门开元路18号。吴瑞甫任杂志社社长；陈影鹤、李礼臣担任编辑主任；黄尔昌、廖碧谿任发行主任；王石邨、林少厚任总务主任。该杂志创办仅1年多，1938年厦门沦陷后，吴瑞甫远涉重洋，避居新加坡，该杂志停刊。

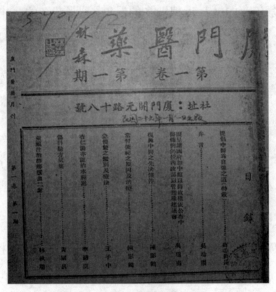

《厦门医药》

孙崧樵主编《鹭声医药杂志》

《鹭声医药杂志》（月刊）由孙崧樵主编，1935年7月创办。该刊"抱阐扬国医药之宗旨，负发展国医药之使命，探索固有真理，纳于科学之中，采撷新明确证，丽于国粹之下"。杂志内容分为论坛、医学、药学专著、验方、医案、杂俎、信箱等8个栏目。内容丰富，学说新颖，文章多出于海内名医之手。全年12期，社址在厦门厦禾路241号。

黄尔昌主编《国医月刊》

《国医月刊》创刊于 1943 年 4 月 10 日,由黄尔昌任主编,龙溪党部社会服务处国医研究会发行。该刊以"发扬国药学术,普及医药常识"为宗旨,发刊词中提出:"群策群力,发扬国粹,将来神圣之国圣,得有昌明之一日。"社址设在漳州城定威南路 92 号。

民国时期,福建的中医期刊虽然刊行时间均较短,然而它是福建中医界创办医学刊物的早期尝试,尤其在 20 世纪 30 年代,这些中医杂志成为中医界抗争的舆论阵地,为联合中医人员,以争取生存和发展,曾经发挥了积极作用。同时这些中医期刊在传播中医知识、探讨中西医理、促进中医学术发展方面的历史作用,也应该予以肯定①。

---

① 刘德荣. 福建医学史略 [M]. 福州:福建科学技术出版社,2011:273-281.

中西汇通，学验俱丰

近代西洋医学传入后，传统的中医学受到严重冲击。福建中医界的部分医家认识到中西医两种医学体系各有所长、各有其短，试图把中西医学从医学理论和临床上加以汇通，以探索中医学发展的途径。主要医家及其成就有：

力钧的气血理论融汇中西

力钧（1855—1925），字轩举，又字香雨，号医隐。近代医家。福建永福（今永泰县）白云乡凤漈村人。任清末宫廷御医，名震八闽和京城。力钧是清末福建较早接触西医学知识的医家。他到过海外多个国家，学习西医知识，在国外开设中西医药研究社，同时又把西药引进中国。他是主张中西医汇通的医家，虽没有相关中西医汇通医书存世，但在其病案中运用中西医理分析病情和处方用药。例如他阐述气血的运行时，认为"周身血管由肝脉管出，汇总血管，出心右房，过肺入左心房。胃弱则肝虚，肝虚则血少，血少故心跳"，运用西医解剖知识解释心脏的生理和病理现象。他又指出"上身左右血管循左右胁而上肩膊，上血管虚，故肩胁牵掣作痛，而下身左右血管循左右少腹而下膝，下血管虚则少腹作抽，腿足酸软而懒于行动。疼在左边，晕在左边者，因心房之血右入左出，入时血行之力较旺，上激右脑筋，故右疼。出时血行之力渐减，不能上激左脑筋，故左晕"①等，运用西医解剖知识阐明中医的气血理论和气血运行障碍的发病机制，这是力钧汇通中西医学的特点。

吴瑞甫撰著中西汇通医书

吴锡璜（1872—1952），字瑞甫，号黼堂。近代著名医家、中医教育家。吴氏出生于同安县同禾乡石浔村，世居同安县城后炉街，祖辈七代咸以医名。吴瑞甫是近代汇通中西医学的著名医家。他生活在国际贸易要港——厦门，较早接受东渐的西方医学知识，对中西医学评价客观。他认为中西医学虽"有名词不同，而理法并无差别"，中西医学是可以"参互考证，以汇其通"的。他又指出祖国医学固然有许多宝贵经验和理论，然而西方医学也有许多优点和特长，故主张"取彼之长，以补我之短"，遂以"中西汇通"、发扬祖国医学为己任，先后编著《中西内科学》《中西脉学讲义》《中西温热串解》《脑髓病论》《删补中风论》《奇验喉症明辨》等书，皆以中西学说互相参证，阐述医理。

吴瑞甫通过对中西医理论和诊疗技术的对比，列举了中西医学之特点，并提出自己的见解。如认为西医治病，重在辨病，用药多偏于局部，是重病之标；而中医则重辨证，用药多审证求因，重在病之本。又如考天时之变，察脏腑之偏。此中医之所长；而西医之较精于中医者，曰手术，曰切开术，曰卫生，曰消毒法，曰检查霉菌，曰注射，此皆我国医者所应学习的。这些观点均对后人有一定的启示。吴氏十分赞赏西医使用体温计测知患者体温的办法，认为中医临证以望、闻、问、切为诊病之准绳，未知患者发热之度数，是其缺点，西医的体温计可弥补中医诊病之不足。

总之，吴瑞甫对汇通中西医的主张是："学无论中西，唯能收伟效，便是名法良药"；对西医学，要"说取其长，理取其足，方取其效"。像他这样善于汲取现代医学新知识，并用之来充实祖国医学的治学方法，在当时无疑是进步的。

---

① 陈可冀. 清宫医案研究. [M]. 北京：中医古籍出版社，2006：1560.

温敬修研究中药化学成分

仙游温敬修（1876—1951），字世安，号希仲。近代药学家、中医教育家。仙游县赖店西铺人。温敬修对中药深有研究，在他撰著的《实验药物学》一书中，不但运用中药传统的四气五味理论阐述药物，而且吸收了近代生物学、化学等学科知识介绍药物的成分，如"磁石，……成分：为氧化铁，中含六十九分之第二酸化铁，与三十一分之第一酸化铁；效用辛寒无毒，强骨补肾，周痹骨节疼痛"；又如"石钟乳，……含有碳酸之水，透过石灰质之地层，溶解为碳酸石灰。……成分：为碳酸钙。效用甘温无毒，益精，补气，明目"；又有"朴硝，……成分为硫酸钠，效用辛能润燥，咸能软坚，苦能下泄，大寒能除热"，"紫石英……成分：为无水硅酸"，"安石榴……成分：果皮中含鞣酸百分之二八，越几斯百分之二"等，该书对绝大多数药物均有介绍其化学成分。这种论述方法，有助于对药物性能的深入认识，这是近代研究中药的常用方法之一。

李健颐研制改汤药为注射液治鼠疫

李健颐（1891—1967），原名孝仁，号梦仙。近代医家。李氏祖籍福建省晋江县池店乡，小时随家迁居平潭县。民国十九年（1930年）定居涵江楼下（今涵西街道办事处楼下居委会）。其父精于医术。他从小受其启蒙，勤读中医书籍，随父诊病。后又毕业于上海中医学校，奠定中医学理论和实践的基础。民国五年，李健颐在平潭县城广德春药店任坐堂医生。民国十八年（1929年）任平潭县医学会理事长。翌年定居涵江后，担任前街双福寿药房坐堂医生。民国三十七年开设徐庆堂诊所，创制"百灵丹"和"万应散"，药效显著。李健颐对鼠疫病有系统的研究，经过21次试验，创立治鼠疫有效的"二一解毒汤"，制成"二一解毒注射液"，用此药救活不少人。又花10余年时间，写成《鼠疫治疗全书》，于民国二十四年（1935年）由上海中医书局出版，发行全国。

胡友梅倡导中西医学对照汇通

胡友梅（1889—1967），字统松，号益三。近代医家、中医教育家。仙游县钟山鸣和村人。20 世纪 30 年代后，中西医汇通思潮已广泛传播，多数中医界人士认识到中西医学各有长短，通过中西医相互对照印证，取西医之长，补中医之短，才能推动中医学术发展。胡友梅不但重视对中医经典著作《黄帝内经》《难经》和《伤寒杂病论》等的学习，精究医理，阐发旨意，而且善于学习西医知识，采纳西医学的长处，运用西医理论阐发中医学的生理功能和病理变化，倡导中西医汇通，创立新医学，著有《中西对照医药学》一书。

流派纷呈，名家辈出

伤寒研究

包识生推求师意，维护旧论

龙岩上杭医家包识生学术宗仲景，尚经方。自幼年起即学《伤寒论》，"听诵六寒暑，研究八春秋，十余载熬费苦心"，深得长沙奥旨。包氏治伤寒学严谨，一丝不苟，主张维持伤寒本经原貌，遵循仲景旨意。认为《伤寒论》原本，章节相应，井然有序，每条文间均寓有深意，不应任意取舍更改，只有逐条细勘，句句研读，方能明其大旨。而历代伤寒学者，诸子蜂起，各持其理，间有片面之处。包氏注重整理和探求伤寒原本经文，以研究仲景立法制方之意。其论著中，除订正个别字句外，绝不更改《伤寒论》条文的次序和原书的体例，力求维护《伤寒论》原本的系统性和完整性。

吴瑞甫阐发伤寒六经实质

同安医家吴瑞甫，出生于七代世医家庭，平生熟读中医经典及历代医籍，更笃志于《伤寒论》的研究，推崇仲景学说，谓"论伤寒而不读仲景书，犹为儒而不知孔子六经也"，且著有《伤寒论讲义》和《伤寒纲要》等研究伤寒学专著，以阐述仲景辨证论治之心法。二书皆立论透彻、提挈要领，独具创见，颇为后人所称道。

伤寒含义，历代医家认识不一，注释繁多，吴氏则运用"六气"理论来阐述六经生理和病理现象。认为人体三阳三阴之经气与天地间的风、寒、暑、湿、燥、火六气是内外相应的。另外，吴氏研究伤寒学重视阳明经证治、强调扶助阳气及顾护津液、融汇伤寒温病理论等，对后世医家均有一定的启发和影响①。

① 刘德荣. 福建医学史略 [M]. 福州：福建科学技术出版社. 2011, 4：224.

温病流派

福州壶山林作建擅治温热病，制方多新意

林作建（1796—1870），字和斋。清代名医。福州壶山屿头乡人，林作建出生于世代业医之家，家学渊源深厚。其祖林世存、其父林德盘皆精通内科，名噪一时。林作建幼承庭训，天资颖悟，才识聪敏，精研岐黄之书，弱冠即为人治病，颇有成效。早年曾设诊所于南台下渡，行医数十年，业与年进，辨证准确，方药熨帖，多愈奇效，誉满榕城，望驰遐迩。林氏与福州长乐县陈修园的关系密切，时相来往。当时陈修园往返榕城，常在林家下榻。二人相见，每议论医事，谈笑风生，相得甚厚，均能他山攻错，取长补短，共收医疗效益。《和斋医案》曾记载二人会诊福州王墓山郑宁馨病案。

林氏不但崇尚仲景，潜心研讨《伤寒论》的辨证施治之旨，而且对温病学说亦颇为重视，他悉心研究明清以来温病各家的著作和临证经验，感悟甚深，善于根据病证，灵活运用伤寒、温病学说和用药经验于临床。他认为明清温病学说的崛起，可辅翼仲景伤寒之未备，二者相得益彰，并存不悖，主张熔伤寒、温病于一炉。这种学术观点，在他晚年所著《壶山林氏家传秘方》中表现得很突出。

当时闽省每年在立春之后白露之前，为湿温病流行时期，患者特多。本病不但传染力强，而且病期长，一经感染，往往数十日不能愈，中病之家，因此而破产者，往往有之。当时乡僻之地既少良方，而治疗药费之贵，又非藜藿家之所能堪。林氏悯贫民之患，苦心精究，庶拾群书，访求名宿，对湿温病独辟蹊径地分为三阶段治疗，初期用通阳化湿汤，中期用清营透热汤，极期用加减服蛮汤，效如桴鼓，患者纷至沓来，因此林氏声名鹊起，在闽省享有众望。林氏根据湿温病的发展变化分阶段选方用药，对临床辨证论治湿温病有一定指导意义。

吴瑞甫温病诊治经验及用药特点

同安医家吴瑞甫临床经验极为丰富，对温病造诣尤深，在温病治疗方面有独特的经验和见解。

吴瑞甫治疗温病各证有丰富经验，他用药轻灵简洁，疗效迅速且易于掌握。

在《中西温热串解》一书中，其介绍的各种温病治法，深入浅出，足为后学效法。如风温为风挟蕴热而发，开始发热恶风，用葱豉汤加芦根、滑石透表，加桑叶疏肝胆而理风阳。

胡友梅阐述寒温学说

仙游名医胡友梅不但重视对中医经典著作《黄帝内经》《难经》和《伤寒杂病论》等的学习，精究医理，阐发旨意，而且善于学习西医知识，运用西医理论阐发中医学的生理功能和病理变化，倡导中西医汇通创立新医学。胡友梅对伤寒及温病学说研究造诣尤深，20世纪40年代曾在《上海中医药杂志》上发表《伤寒和温病的综合探讨》系列论文，对伤寒和温病的病因、传入途径、发病机制、临床表现和治疗的相同点和不同点进行详细比较研究阐述，该系列论文在50年代汇编成《伤寒与温病诊疗表解》一书。

榕城林笔邻创"通解三焦方"治湿温

林笔邻（1878—1942），字荫恒，自号病怜。近代名医。林氏原籍福建长乐，后迁居福州台江。因其父业儒通医，自幼秉受医学的熏陶，天资聪颖，对医学有极好的领悟能力，学问渊博，乃清代秀才。笔邻平时精研医学，遍读中医古籍，潜心研究温病疗法，悬壶榕城，远近闻名。擅于诊治暑温、伏暑、湿温等证，辨证立法精到，疗效卓著，创立"通解三焦方"，在福州中医界广为流传，与郑品端、林心斋同为当时榕城温病三大名家。林笔邻热心中医事业，1931年曾与同仁共同创办福州中医专门学校，并在校教授温病，亲授温病治疗己见，并创办《医铎》月刊，后任校长。慕名从学者众多。他诊务教事虽忙，仍不废吟咏，又有"骚坛名将"之称。其子趋愚亦名震医林，博学多才，父子著有《医话汇集》一书①。

临床各科流派

内科流派

清末民国初，疫病流行猖獗，以郑奋扬为代表的医家致力于疫病的防治和诊

---

① 刘德荣. 福建历代名医学术精华 [M]. 北京：中国中医药出版社. 2012, 10：235.

疗实践，出现一批论治疫病的医书。还有不少医家从事内科病证的诊治，吴瑞甫、胡友梅等对治疗温热病、阐述伤寒和温病学说也有独到的见解，在临证选方用药方面积累了丰富经验。医家们在内科杂病治疗方面也有一定成就，如莆田江尾吴秋兰祖传五代，专用青草药治疗水肿病，有较好疗效；莆田畅林陈国荣治疗臌胀病，祖传四代，在群众中有一定影响。其中以福州壶山林氏内科为代表。清代福州郊区壶山屿头（今盖山镇屿头村）医家林氏世代从医，其中以林世存、林德盘、林作建祖孙三代较为突出，皆精内科，名噪一时。

妇科流派

近代，妇产科取得一定新进展，出现了一批妇产科名医和专科著作。如孙石溪、郑兰芬、孙朗川、孙浩铭等均为远近闻名的妇产科名医。福州妇科名医郑兰芬（1898—1964），字金官，号郑绥，是清代御医郑振声的七世孙，早年跟随其父郑益龄学习中医妇科，18岁独立行医，在双杭地区开设私人诊所。在学术上擅治妇科月经不调、胎前产后诸病、崩漏、带下及不孕症等病，并以善于诊治临床疑难杂证而享誉榕城。著有《妇科郑兰芬临床治验》。福清俞介庵（1877—1959），名士耿，曾任福清国医支馆董事长，擅治妇人月经不调和带下及不孕症等病。福州陈雨苍临床处方用药严谨，其特点为药少味专，且又注重药品的配伍。泉州惠安孙崧樵治妇科病善调气血，重视运用理气药。施启谟行医六十多载，精于妇科杂病，经验丰富，为我省妇科名医，在莆田、仙游一带享有盛誉，撰有《施启谟医案》行世。平和沈国良治疗妇女崩漏的经验丰富，认为"血实宜决之，气虚宜掣引之"，有一定的临床实用价值。这一时期的妇产科著作，还有虞景熹的《胎生达生合编》，蔡人奇的《妇科讲义》，连城珍著《妇科三字经》，俞介庵《女科纂要》，孙浩铭的《孙浩铭妇科临床经验》，孙崧樵《妇科辑要》等。其中以福州善化坊孙氏妇科最为知名。

福州西门善化坊孙氏，系清初从山东乐安（今山东省博兴、广饶等县一带）迁来福州，历经六代，是在福州享誉两百多年的中医妇科世家。"为医第一贵虚心，临证兢兢毋率尔"，是孙家世守的家训。孙氏最早业医为五世祖孙心兰，于清代乾隆至嘉庆年间悬壶。其后传子滋森。滋森之子椒藩是孙门三世，精于医道，是清道光、咸丰年间福州名医，不但擅长妇科，在时疫流行时，还选方制作"应时丸"，分赠亲友、邻里和贫苦患者健身防疫，甚得百姓赞誉。椒藩之子石溪为孙门四世，秉承父业，行医50多年中，精研医理，诊病细心，闻名遐迩，曾任福州中医师公会理事、闽侯县中医考询委员等职。孙门五世石溪长子孙朗川、次子孙浩铭尽得家传，20世纪30年代先后开业从医，仍以妇科著称于福州。新中国成立后，朗川任福建省中医学院妇科教研室主任兼福建省人民医院妇科主任，浩铭任福州市人民医院妇科主任，两人先后被选为省政协委员及省人大代表。他们积极整理孙家祖传治病经验，朗川著有《妇科经带胎产证治歌诀》《孙朗川妇科临床经验》两书；浩铭也留有不少珍贵手稿，使瑰宝得以保留。浩铭长子孙坦村为孙家第六代传人，17岁随父习医，21岁经考核出师调至福州市人民医院妇科工作，累升至主任医师，福建中医学院教授。

儿科流派

近代专业儿科者，多为世医，如福州桂枝里陈氏、塔移影林氏、苍霞洲李氏等均有二百多年历史，享有盛名。据史料记载，1933年，福州中医公会成员63名，其中专业从事儿科者有张贞镜、林寿淇、陈笃初、高润生、林雪樵、高希焯、王跂公、王耀星、赵天哲、连鸣涛10人，尚不包括大方脉而兼治儿科者，可见福州中医儿科阵容相当强大①。近代本省著名中医儿科医家有张贞镜、林寿祺、陈笃初、高润生、高希焯、王跂公、李子光、陈桐雨、林景堂等，他们的学术大都后继有人，在福建省儿科领域和社会上至今仍有一定影响。特别张贞镜治疗新生婴幼儿因胎毒而发生的"马牙"，应用银针进行挑治，俗称"挑冲术"，再用"马牙散"涂擦马牙，治疗1~2次，婴幼儿就能吸乳，效果显著，被群众称为"挑冲神医"。此外，高润生、高希焯治疗小儿痘疹和疑难杂症，亦有见长。余勉堂应用运气学说指导实践，治疗小儿麻痹症（脊髓灰质炎），亦获较好疗效。福州桂枝里陈桐雨，临床擅治麻痘，对杂病辨治也有独到经验。曾著《陈桐雨儿科医案医话选》。福州儿科名医林景堂，从事儿科数十年，对小儿泄泻、痢疾、喘证的治疗经

---

① 肖诏玮. 近代福州中医儿科名医特色介评 [J]. 中医文献杂志. 1996 (2)：25，26.

验丰富。著有《新儿科临床手册》等书。泉州善治儿科痘疹有叶益朝、叶垂武等。此外，近代的儿科著作尚有：长乐郑际升的《痘疹指南》、崇安彭光奎的《麻痘新书》、同安吴瑞甫的《儿科学讲义》等。

1. 福州桂枝里陈氏儿科

陈氏学术始于少邱，于清乾隆至嘉庆年间（1736—1820年）从河南迁居榕城。近代，其四世孙燮藩精痘疹；五世孙笃初，六世孙逸园、桐雨，均为儿科名医。陈笃初曾诊两木舌患儿，一死一生。某男，3岁，突然舌红赤肿胀满口，不能进食，呼吸受阻，势甚急迫，急以银针蘸酸醋，刺舌尖及两旁，出紫色血少许，并投导赤散加大黄而愈。另一男，5岁，麻疹后腹泻缠绵数月不愈，唇白舌淡，舌体时时吐出，动摇如蛇，陈氏予十全大补汤，其父因拘泥麻后忌温补之药，终不治。前者舌红，乃心脾积热上攻，所以刺其出血，使热从血解，银针蘸醋者，酸能收肿也，投以导赤散加大黄者，使心脾积热从大小肠而泄，亦釜底抽薪之义也；后者舌淡唇白，可知气血两虚，心脾失养，病后吐舌，证属凶险。以上辨证，一实一虚，一热一寒，证治各异，陈氏凭舌识证之老练可见一斑①。

陈桐雨（1909—1982），又名实怿、沁。近代儿科名医。福建福州人，祖居桂枝里。其家六世从事中医儿科。童年在家由父亲陈笃初及私塾老师指点，通读四书五经，精勤不倦，后入福州第四小学。民国十五年（1926年）于福建学院附中（今福州第二中学）毕业后，侍父侧学医，民国十九年（1930年）进入福州中医公会主办的中医学社深造，苦研中医理论3年，为此学业精进。民国二十四年（1935年）其父陈笃初谢世，遂于祖居桂枝里寓所独立应诊。在继承祖传中医，尽得世传医技基础上又通晓医理，断证准确，活人无数。20世纪40年代兼习西学，中西互参，取长补短，并善于总结临床经验，还遍集民间单方、验方，博采众长，医术日精，尤以医治小儿麻疹闻名。其行医近五十载，不仅擅长温病，对于疑难杂病的辨证施治也颇有见地，并敢于大胆采用独药、奇方。到了晚年还致力于急症、重症及先天性巨结肠、先天性幽门狭窄等外科手术症的非手术治疗以及血液

① 肖诏玮. 近代福州中医儿科名医特色介评 [J]. 中医文献杂志. 1992, 2：26.

病的研究。陈氏医德高尚，平易近人，一生奉"幼吾幼以及人之幼"为行医宗旨，处处为患者着想，对穷苦民众常免费诊治，深膺众望。

2. 福州塔移影林氏儿科

林氏学术始于林开芳，二百多年已历七传。近代林寿淇精治喘证、泄泻等常见病及疑难疾患，学术传于其侄景堂。景堂为省名老中医，福州市第一医院中医儿科主任医师，他与著名西医儿科专家叶孝礼长期科研合作，其治泻成果尤为国内同仁推崇。1964 年，他赴北京参加全国第六届儿科学术会议，被推选为主席团成员。

林景堂（1903—1990），福州市人。近代儿科名医。出生于儿科世医之家，至林景堂已七代。林景堂 7 岁在私塾开蒙，14 岁开始向伯父寿淇公学习临床经验，研读中医基础理论如病因、四诊八纲和理法方药等。18 岁时领悟岐黄之理，同时深知欲求医术长进，须具一定的文学基础，于是拜清代举人王秀煊为师，边学医，边学文。20 岁出师独立应诊。1934 年，设诊所于达明里，坐诊 17 年。1950 年，移诊所于鼓西路，业务日隆。一生秉从祖训："行医半以济世，半以谋生，不应秉人之危额外需索，不可以医生卖医，病人买命，须知世上苦人多。"对贫苦病家经常既免诊金又资助药费，常于利人为怀，因之两袖清风，生平知足引为乐①。林氏注重临床实践，博览和精研中医经典著作及历代儿科名著，特别重视对《医宗金鉴》的研读，善于取其精华，应用于临床，颇有心得，并虚心向同道请教，数十年来积累了丰富经验，尤其对泄泻、痢疾、喘证等儿科常见疾病殊有专长。

3. 福州苍霞李氏儿科

李氏原籍永泰，迁居福州苍霞之滨百有余年，子孙一脉相承，五代传人子光，驰誉榕城。六代传人学耕，系福建中医学院教授，全国中医儿科学会，福建省中医药学会常务理事，省中医儿科学组主任委员，桃李满天下，是我省中医儿科学的带头人。

小儿脉难以消息求，证不可以言语取，故以望诊为重。李氏儿科五色辨证经

---

① 林景堂. 福州文史资料选辑·第 21 辑·文化篇 "七代小儿科世家林景堂自述"，437.

验为：面赤如朱心火燃，左腮赤色肝有热，右腮发热肺热痰，鼻准唇红属脾热，惊风将作面颊红，山根色红夜啼频。若左颊红赤甚于右颊，为心火传于木位，肝风心火相煽之征，须防惊风将作，宜羚角钩藤汤加地龙干、紫雪丹，以清心泻火，凉肝熄风；若面唇红赤或气池红紫，属心脾积热，用清热泻脾散以清泄心脾；若右颊红赤偏甚，兼见鱼际红紫，则为肺经热甚，挟有痰热咳嗽者，予麻杏石甘汤加黄答、瓜蒌，以清热宣肺，止咳化痰；若红赤见于两侧腮颊部，兼见舌尖红，额心热，为里热心火炽盛，用泻心汤，清泻心火，通腑泻下，以顿挫火势；若久病重病见两腮颊鲜红娇艳，而面毓肢厥、冷汗出，为虚阳外越，阳气欲绝之症，予扶正固脱，用参附汤加龙骨、牡蛎以回阳救逆。李氏关于面部五色结合部位辨证，系根据五行理论，将脏腑辨证与脏腑相关辨证具体运用，其家传经验可谓垂方法，立津梁。

李氏治疗小儿外感风热，索隐辨析，认为以风热、气分实热证最为常见。其证治心法"疏、清、下"，疏法中辛温辛凉并用，既疏散外邪，又清解热邪。清法有清热泻火，凉血解毒等，若能及时应用，可截断邪热向纵深发展，杜绝其逆传，可防止惊厥。常用的清法有清热泻火、清热化湿、清热化痰、清热解毒、清热导滞、表里双解等，尤以表里双解法最常用。下法，常在疏表之中寓以泻下，旨在通腑泄热，导火下行，有利于肺热下泄，使积热随大便而去，则高热自退。

4. 其他儿科名医

其余名家亦各有师承，如张贞镜（1867—1945）幼随其母学习，继师从母舅（怡山长庆寺福慧方丈）深造五年；高润生（1877—1954），其祖父长仁亦有医名，他幼孤家贫，随其世父寿仁学医，精于痘疹，名重当时；高希焯（1889—1967），幼随母舅卢幼叔学医，曾任福州市第二医院中医科主任医师；王著础（1916—1992），早年拜福州温病大师郭云团为师，潜心钻研温病及儿科，为福建中医学院附属医院儿科主任医师。

儿科名医高润生曾诊一天花患儿，来诊时嬉笑跳跃，神情活泼似无病，唯面部有几粒天花而已，高氏细察其全身，在背部见一粒"贼痘"（其形尖硬，面色黝黑），断为必在三日内症状突变而亡。又一麻疹患儿，就诊时麻疹已在足底，疹子颇匀密，高氏细察其腹及腰却一环未见，断曰："春水断桥"，是为逆证，患儿果于夜半而亡。贼痘系痘毒过甚郁结之见证，非明察秋毫，何能捕捉贼痘？今天花已绝迹，麻疹尚未消灭。高氏经验值得借鉴。盖麻疹宜毒气外达，最忌阻碍，使邪毒内陷生变。今头及手足有疹，而腹及腰部一环却无，此为上下隔绝，气血不通，疹毒内阻之象，变症迫在眉睫矣。

儿科名医王著础舌诊对麻疹辨证论治的经验为：麻疹初热期治法以辛凉解表为主，若舌边尖淡红，苔薄白而滑者，尚可辛温解表；如舌苔薄白或薄黄；舌边尖有红者，须辛凉或辛平解表，因内有伏热，不宜辛温迫汗却津；若在出疹期，疹不透发，则有热闭寒闭之分。热闭者，苔多干黄，舌质红绛，宜用苦寒泄热，解毒透疹法；寒闭者，苔多白滑，舌质淡红，宜用辛温宣透法。至于麻毒闭肺而喘者，如舌苔黄燥而厚，宜辛凉开肺清热法。热陷厥阴，引动肝风而发痉，或热闭心包而神昏谵语者，则舌多红绛有刺，或兼见舌苔焦黄，宜甘寒熄风，清火开窍法。热邪入营血，舌绛干而吐血者，宜咸寒凉血解毒。舌象成为辨证论治的重要依据。

外科流派

清代林秋香，精外伤，尤擅长刀术，军士临阵中枪炮、铅子穿入要害垂毙者，秋香为之剖开，取出铅丸，敷以药散应手而愈；清代本省著名的中医外科专家还有苏直斋、黄如禧、周如璧、傅寿彬、陈盾儒、戴崇德等人。清末至民国时期，有陈作椒擅治瘰疬；林克泗、萧治安专于《医宗金鉴·外科心法》，擅长疗疮疖肿及外科疑难杂症。林为霖、林长清善于疡科。新中国成立后，福建省人民医院外科陈树榕以治疗瘰疬闻名，著有《瘰疬疗法》；泉州林扶东、陈凤仪应用斑痕灸、烘绑疗法治疗丝虫病橡皮腿，疗效很好南平市草医朱永定应用草药"酸枣树根皮"制成"烧伤膏"治疗烧伤的经验被推广到部队和各地医疗单位，应用于烧烫伤患者，效果很好。外科名医中以萧治安最有远名。

萧治安（1884—1964），字玉成。近代外科名医。福州市晋安区鼓山镇横屿村人。生于一个"草药医"世家，幼年时一边就读于私塾，一边利用课余时间随父种植、采集草药，制作各种药材，自修医学，探研祖传医疗验方，有丰富的医药知识。光绪二十九年（1903年）又拜傅绍九为师，执意于学习内服外敷草药治病的医术。光绪三十一年（1905年），21岁的萧氏悬壶于福州澳桥，专攻中医外科，屡起沉疴，数年后，声名大噪，常常"门庭若市"，医术闻名遐迩。成为一方名医后，其并不自满，继续精心钻研，其中尤以《黄帝内经》《脉经》《医宗金鉴·外科心法》《疡医大全》《外科正宗》《外科证治全生集》《疡科心得集》等最常诵读，不少名篇警句直至晚年仍能朗朗背诵，了然于胸。萧氏虚心向名医和有一技之长者学习，甚至不惜重金向街头游方卖艺人购买良方，收集大量的单方验方。如汤门外一木匠，有一祖传治疗流注丸药秘方，肖氏不耻下问，几次登门用高价延请授方。又如听说河南赵有某丹药验方来榕，亦托友专程拜访，求其传授。为求效方甚至与街头卖艺售药者交游。

萧治安不但擅长汤药，精于丸精丹膏，对于外科疑难病症从整体治疗着手，内服外敷，常奏奇效。终以集百家之长于一身，成为"一代名医"，医名盛传省内外及东南亚一带，每日登门求治者常达数百人。临床上他从不单凭疮疡表面症状来定治则，而是综合考虑患者的内在变化，以及年龄、职业、饮食起居等多种因素，正确运用四诊八纲，观微发隐，抓住要害，细心观察，诊断时把辨病与辨证结合起来，从整体治疗着手，内服与外敷灵活运用，并在治疗过程中讲究饮食、护理，常能奏效，攻克了不少外科疑难顽疾和挽救了不少生命垂危的患者。萧治安又重视中医人才培养，曾投资支持福州中医学社办学。1947年，被选为学社理事长，其有四子女，子拯、秋初、泽梁，女吟豪，即系该学社的第一和第二届毕业生。

新中国成立后，萧治安以家藏四千余册药书及医药设备、药源等投资联合诊所及区域医院，不顾年事已高，仍亲临门诊为广大人民群众诊治外科疾病。并将常用祖传秘方和临床验方及外用药品交药厂加工提炼成水剂、片剂、软膏、散剂、酊剂等，既方便患者，也有助于中医事业的发展。萧治安行医六十多年，医德高尚，不分贵贱，关心贫苦病患。对贫苦的患者不收诊金外，对特困者还赠送药品。此外，还关心民众疾苦，每逢天灾人祸如发洪水之时，对困于洪水之中的贫苦民群，动员家人出动船只到各处救人出困洪水并施粥，冬季严寒季节发棉衣、棉被给饥寒交迫的劳动民众，颇得社会各阶层人物的尊敬和爱戴。萧治安因德高望重，先后被推选为福州市政协第一、二、三、四届委员，福州市科协主席团成员。

萧治安的精湛医术和高尚医德深受后人的称赞，为纪念他对中医外科事业的贡献，更好地继承发扬他的学术思想，福州市人民政府于1985年8月28日批准成立福州市"萧治安中医外科医院"。该医院坐落于福州东街，至今萧氏的后人传承着先辈治病救人的优良传统，为群众解除病痛。

眼科流派

民国时期，福建省各地有少数个体开业的中医眼科诊所，其中较为著名的有福州的陈云开和漳州的陈溪南等。陈云开世业眼科，学术师古而不拘泥于古，提出"存五轮废八廓"的观点，临床强调辨证论治，注重健脾胃以疗眼疾，施以食物疗法。

1. 陈云开

陈云开（1895—1974），近代眼科名医。原籍福建省仙游县，光绪十六年（1890年）随父亲陈德兰迁居至福州。其父是眼科名医，舅父方治庄是外科名医，自幼在家庭医学熏陶下成长，经常接触到长辈对眼科及外科疑难杂病的诊治，日积月累，心领神会，遂有志于医学。嗣后就读于福州中医讲习所。陈云开虚心好学，不仅潜心于《黄帝内经》《难经》等中医经典著作的研读，勤于实践，而且注重与医学同道间的交流与探讨，每于闲暇时相互交流临证心得体会，虚心学习他们的经验，医术大为长进。他曾师从名医董幼谦。名医董幼谦、孙石溪、郭云团、王德藩、林为霖均为其良师挚友。他精研历代中医眼科名著，善于采撷众医之长，融会贯通，灵活运用于眼科病证的诊治。他怀着对医学的热爱及精益求精的精神，不断探索眼科疑难疾病治疗方法，屡起沉疴，因此，早在20世纪30年代他就医名大著，四方求诊者慕名纷至，其中亦有不少外国病患，他精湛医术为人所称道。新中国成立后，在党的中医政策鼓舞下，为整理发掘祖国医学遗产，陈云开思想开放，不故步自封，无私地将祖传秘方、验方八宝散、愈红散、碧云散、猪肝散、化铁丹等无私献予国家，受到党和政府的高度赞扬。陈云开热爱眼科专业，行医六十余载，治疗患者无数，既为良医，又为良师，重视培养后继人才，在教学过程中亦将自身多年临床所得毫不保留地教授予学生，使其丰富的中医眼科临证经验及独到的理论见解得以流传后世。他的医术也先后传授给儿子陈明生和陈明藩，他们二人均成为省、市医院眼科的技术骨干。陈云开曾先后被选为福州市鼓楼区人大代表和政协委员。

陈云开在临床上颇多创新。为了保证外用眼药加工精细，他大胆改革创新，把传统的中药筛改用竹节制成的两层摔筛，利用手的腕力，高频率地摔拍振动，使药物通过两层极细的筛布，摔筛到底层的药物为极品。为了对患者高度负责，每于制成后的眼药，先用舌头舔试，以无渣为度；再在自己眼睛试用，以无不良反应为准，可见其对眼药要求相当严格。

他利用外科常用的膏药剂型，改制成眼科膏药，用于治疗土苔、胞生痰核等，具有清热解毒、消肿、散结、拔脓收口等作用；价格低廉，使用方便，不用包扎，病家可自行换药，药品有简、便、廉、验的特点。又如历来眼科药多用点、涂、熏、洗等方法，他改革部分外用眼药为粉剂，将药粉直接擦在眼睑皮肤上，利用药物的穿透性，使药力直达患处，这样既可减轻药物对眼睛的刺激，易为患者所接受，更便于幼儿患者的治疗，可在他们入睡后用药，以免惊哭流泪而失去药效，这是对传统眼科给药方法的改革。陈氏又改良传统习用拔火罐为汤药罐。对大小雷头风症、左右偏头风症、黄液上冲、蟹睛、突起睛高等燉痛旋作的患者，除内服外治外，常佐以而后静脉放血及至阴穴放血，再加汤药拔罐等，以泄热散邪，祛风止痛，消翳明目，临床常收到较好的治疗效果。

2. 陈溪南

陈溪南（1904—1979），字斗星。近代眼科名医。陈氏祖籍福建晋江，后迁居漳州城区。父龙井，系眼科中医，有名于时。溪南少时就学私塾 6 年，1916 年小学毕业后开始随父行医，在其父亲的引导下潜心研读医学经典著作，平时除阅读《黄帝内经》和《本草纲目》外，尤专攻《银海精微》《龙木论》等眼科古籍，钻研眼科医术，并常侍诊父亲左右，耳濡目染于诸类眼科疾患的诊疗。民国十一年（1922 年），18 岁的溪南在漳州开设"中医眼科诊所"，开始独立行医。在临证过程中，善于总结临床经验，不断提高自身的临床诊疗水平，求诊者络绎不绝，效验俱丰。40 余岁时已扬名漳州一带，人们赞誉其为"眼科仙"。

1953 年，陈溪南与漳州 5 位名医组成第五联合诊所，并任眼科医师兼所务委员。逾二年，该诊所扩充组建为漳州市中医联合诊所。1959 年，又改名龙溪专区中医院，后依市改制定名漳州市中医院，他担任中医眼科主任，兼负带徒培训之责。陈氏注重临床实践，深入研究医理，善于总结心得与体会，对中医眼科研究有着较深的造诣，医术精湛，临床经验丰富，尤其对白内障、青光眼、角膜溃疡、中心性视网膜炎等疑难眼科疾患，诊疗技术颇具特色，并且疗效显著。金门炮战，许多年轻战士在炮击中因受震而突然失明，陈溪南受命下野战医院进行巡回治疗，对失明战士按惊震内障辨证施治，一般在两个月左右都不同程度地复明，深受军民好评。陈氏不但注重临床技能，而且善于总结经验，主要医著有《归脾汤加减治疗视网膜炎》《白内障的辨证治疗》《中医对青光眼的辨证论治》等十余篇，后人根据其临床经验整理编撰有《陈溪南眼科经验》一书。

陈溪南从事中医眼科医疗数十年，积累了丰富的经验。他注重总结经验，对角膜溃疡、青光眼、中心性视网膜炎、急性视神经炎等眼底炎，主张先辨证分型，按病情分期，然后分清轻重缓急、总体与局部关系进行立方施治。对经典药方，也按病情需要予以增减。他所配制的眼药散和四精膏，疗效很高。他在长期的临床诊疗过程中，创制了许多自身的经验方药，如治疗急性流行性结膜炎，其创制了"红眼药方"；治疗沙眼血管翳创"退红良方"；治疗急性视神经炎与视网膜中央动脉栓塞创"暴盲明一号""暴盲明二号"等有效药方。他对眼科常见病如麦粒肿、急性流行性结膜炎、疱疹性结膜炎、沙眼血管翳等症的诊治，有立竿见影之疗效；尤其对须动手术的青光眼、须摘除眼球的眼外伤、交感性眼炎、眶内组织炎等症的诊治，最为擅长。

针灸科流派

近代，福建针灸名家各有千秋。例如，福建闽侯陈苕洲临床注重经络，选穴配方，讲究手法，以运气行针而闻名，且熟识中草药的特性，经常在针灸时配合内服草药而收到奇效；黄廷翼临床善于运用浅针术治疗内妇儿诸科疾病，著有《浅针术》；李子光总结民间濒临失传之"飞针术"经验（飞针即用特别银针在患儿体表特定不同病症的刺激线上，以"轻、快、点"刺法，调整机体内在脏腑、气血、经络达到治病的目的），应用飞针术配合灯火燋法，对七岁以下，特别是三岁以内婴幼儿常见病如高热、惊厥、昏迷、疼痛、呕吐、泄泻等病症进行治疗，病情迅速得到缓解；李学耕著有《飞针术》；厦门陈应龙结合气功与中医针灸疗法，独创"针刺子午补泻手法"。

1. 黄廷翼

黄廷翼（1898—1987），字少梅。近代针灸名医。福州鼓楼区人。民国八年（1919年）毕业于天津新学书院。廷翼少年勤学，得肺痨病咯血，因体弱多病，遂潜心学医，师事石码名医梁海秋。民国十五年（1926年）黄廷翼到北京向孟子英学针灸。民国十七年末，由孟子英介绍到沈阳，向闻名辽、沈的针灸医家夏净庭、韩辉圆夫妇学习针灸。夏净庭系河南商城针灸世家，其夫人以刺黑珠正中的"睛中"穴特技，名震商城。两师授以世传浅针医术（即鍉针）及针灸医案。黄氏尽得其传。他学成返回福州后，以针灸专科行医，治愈不少疑难病症，尤其是浅针术而闻名遐迩。黄氏精于禅功，（三圆守丹功）晨夜静坐，几乎五六十年如一日，其针效与气功有很大关系。福建医学院附属医院经络研究小组学习黄氏经验，用浅针术治疗失眠、食欲不振等症均有疗效。其门人在法国、非洲、菲律宾、新加坡和台湾、香港等地运用黄氏浅针术治病，疗效亦佳。黄廷翼于1955~1972年任福州市人民医院针灸科主任医师，1963年被评为福建省名老中医，曾任中国针灸学会福建省分会理事和顾问，福州市政协第一、二、三、四届委员。著有《黄廷翼浅针术》一书传世。现引《黄廷翼浅针术·下篇》一则医案以见其临证之效奇。

石瘕案：陈某，女，46岁，1958年4月1日初诊。患者因阴道不规则出血，在福建省某医院做活体切片检查，确诊是子宫颈癌，同时合并左肾结核。建议施行手术，患者不愿意，特来门诊治疗。证属气血凝滞。用攻补兼施，以达到攻不损正，补不助邪之目的。取承浆、中极、曲骨、子宫、气冲、天枢、曲泉、上髎、中髎、下髎（轮流更换施针，均泻），中脘、足三里、阴陵泉、列缺、太奚谷、气海、关元（轮流更换施针，均补）。从1958年4月1日起，针治94次。当针治第55次时，经2次阴道涂片检查，均未发现癌细胞。出血亦停止。在第94次针刺后，经福建省某医院检查，宫颈光滑无异物发现。经继续追访二年半，未见复发。

2. 李子光

李子光（1901—1976），字晃，晚号杏园老人，福建省永泰籍人，随祖世居福州市南台苍霞之滨百有余年，世业中医已历五代，幼承庭训，从其父春山公临诊习医，尽得其传，其父殁，即承家业悬壶，精幼科，擅痘疹，通内、妇，兼理针灸，多以飞针术拯救危急患儿，行医达六十年，活人无算。为人谦虚谨慎、乐善，曾名噪榕台。公治病每见危急之症常先施飞针以救其危，以缓其急。如曾治一男孩突发高热三日，次晨忽见发痉，喉间痰鸣，呵欠欲寐，目上窜，手足抽搐半时许方苏，继而每隔 6 小时发痉一次，大便二日未通，粒食不进，舌苔厚浊，脉弦滑，断为风热挟痰，内郁于肝、心两经所致。诊时复见发痉，家属惊喊，李公见状先慰勿慌，即施飞针，术未毕而患儿渐苏，针后痉止热减，家属及旁人见之叹为神奇。药取葛根、连翘、薄荷疏风解肌镇痉，竹叶、胆草、黄芩、山栀、黄连以清心、肝之热，覆花、杏仁宣通肺气，大黄导下以泻火，辅以紫雪丹清热宁心。飞针后热即见退，药进后通便二次至傍晚热尽，痉未再发，诸恙顿减，继以化痰热，舒脾气之法两剂而痊①。

3. 陈应龙

陈应龙（1902—1993），原名今生，字运生。近代针灸名医，福建省龙海白水镇人，越南归侨。他精研中医、针灸、气功，独创"针刺子午补泻手法"，行医近六十年，在国内外享有盛名，被誉为"陈半仙"。

陈应龙为继承祖国中医药学、振兴中医药事业做出了突出贡献，多次被邀请赴日本、菲律宾、新加坡及港台诊病及讲学，蜚声海内外，桃李满天下。在学术上，他潜心于中国针灸学研究，把气功的治神养心功能同针灸的补泻手法熔为一炉，独创带气行针"子午补泻手法"，尤其擅治癫狂、瘫痪、聋哑、小儿麻痹症。

骨伤科流派

清末至民国初年，福建省中医骨伤科比较著名的有林达年、僧妙月。林达年

---

① 李学耕，李学尧，李学麟，等. 李子光中医学术思想与治验 [J]. 福建中医药 1984 (3)：25-27.

世业骨伤，治疗骨伤有独到之处，自成一家，在省内外颇有影响；林达年孙林如高在运用传统正骨、推拿、小夹板外固定方法上积累了丰富治疗经验。僧妙月精于正骨、伤科，闻名于泉州、厦门、永安等地。

痔疮科流派

历史上，福建中医痔疮医生多散于民间悬壶行医。民国时期，颇具名气的痔疮医生有陈德水、林际阳、邓少杰、王鸿珠、李笑风等几位，他们的学术经验各具特色。20世纪50年代，省中医研究所李笑风献出枯痔丁秘方后，与省药品检验所等单位合作，改进配方，用科学方法使枯痔丁质量更臻完善，治疗内痔核的疗效卓著，很快就推广到全国各地，乃至东南亚各国。20世纪60年代，福州邓少杰、林际阳采用含矾不含砒的新型枯痔丁，经临床使用，可减少患者毒副反应的痛苦，亦有显著疗效。陈德水在家传秘方的基础上，广泛吸取古今经验，结合自己临床实践，先后研制成疗效卓著的痔疮膏、珍珠宝散、生肌膏、枯痔药线等，曾应邀赴新加坡为海外华侨及国际友人治病，其医术受到广泛称赞。其子陈忠平，秉承家传，亦精于医技，曾赴京为中央领导人诊疗痔疾，并数度应邀赴香港为乡亲进行医疗咨询服务，受到港、澳、台同胞及外国朋友的好评。泉州王鸿珠把家传秘方"赛霉胺"献给国家，由有关部门应用现代科学方法生产的"赛霉胺"散、片剂，治疗痔疮有明显的疗效，还出口至东南亚等地。

（九）喉科流派

1. 王氏（郁川）喉科

1956年，王郁川传人王亨瑛将祖传秘方吹喉散（治白喉、扁桃腺炎、化脓性扁桃腺炎、咽炎等）、漱喉散（配成漱口液，为口腔、咽部消毒剂）、调蜜散（用于治小儿鹅口疮、咽疾）献给国家，受到省卫生厅嘉奖，并于1958年得到卫生部奖励。王氏喉散之功效，福州市民家喻户晓，交口称赞。20世纪60年代初，福建省人民医院设喉科，聘请王氏第三代传人王懋涛主诊，应用祖传医术治疗许多喉科患者，受到欢迎。王氏第四代传人王泽锥继承祖辈治喉经验，也以其祖传医术为广大喉疾患者解除痛苦。王氏《喉科秘方》手抄本留传至今。

2. 周氏喉科

福州周泉官之子周炳荣经商之余，秉承父业，用祖传青黛冰硼散（治扁桃腺炎、化脓性扁桃腺炎）、青黛吹喉散（治咽炎）、消白吹喉散（治白喉）等喉科药散治病，且多济助贫民，不收分文。20 世纪 50 年代初，参加集体医疗机构，1958 年，献出祖传秘方卤地菊单味草药治疗白喉，受到福建省卫生厅和卫生部表扬。周氏第五代传人周士杰，至今仍用祖传秘方于临床治喉症。周氏祖传的《喉科秘要》留传至今。

3. 同安吴瑞甫喉科

同安喉科医家吴树义，继承其伯父吴瑞甫喉科经验，应用祖传喉科珍珠散吹喉，辨证内服中草药治疗喉蛾、烂喉蛾、石蛾等常见、疑难喉疾，效果甚好。

医药经营，匡扶民生

福建省地处东南沿海，其中福州、厦门作为较早对外开放的门户城市，清末民国初期，是社会转型期，外来资本势力和本地封建经济势力、民族资本主义相互博弈融合，这个时期，福州的金融业也呈现出兴起、繁荣到衰败的历史轨迹，其中也包含了中医药行业。作为五口通商的口岸之一，福州外国资本大量输入，洋行林立，外国资本纷纷在仓前山（今福州市仓山区）开设外资银行。其中最早开办的有英国、印度在清同治元年（1862 年）合办的汇隆银行等 6 家外国银行。大清银行、交通银行、福建永丰官局、福建官银号先后开设。民国期间，控制福州经济命脉的官僚资本"四行、两局、一库"也在福州设立分支机构，当时在福州的国内银行机构达 30 余家。许多外国侵略者在厦门鼓浪屿、福州仓山兴建了使馆，厦门、福州等地开始出现了一些以销售西药为主，中成药为辅的药房，对传统的中医药房形成了冲击。

福州回春堂

2006 年 10 月，中国商务部首批"中华老字号"认定名单正式对外公示，在 434 家上榜企业中，福州回春药店赫然在列。

回春药店的前身是"浙江回春药局"，由浙江省仁和县张氏于清乾隆庚戌年（1790 年）在福州南街（现在的八一七北路）开设，后为在福州的同乡吴氏接手，吴氏长子华伯继任后更名为"浙江吴氏回春药局"。并谨记上辈的教诲"许可赚大钱，不许卖假药"，绝不许自毁招牌。到1920年，回春药局便奠定了在福州中药界的首席地位。民国二十三年（1934年），回春药局获得周公百岁酒"金象牌"商标专用权，这是福州中成药的第一个注册商标。回春药局的丸、散、丹、膏品种齐全（该店1938年汇编的《丸散丹膏》共有197个品种），产品畅销福建省内外市场，并远销南洋、新加坡一带。清光绪三十一年（1905年）前后，年营业额达13万~14万元，最高年份达18万元，年纯利5万元以上。回春药局销售丸、散、丹、膏为主，比例占70%~80%。同时，兼供饮片配方业务。回春药局批发丸散丹膏，购多者予优惠折扣。当年回春药局一度辉煌，产品销售不仅遍及全闽，部分品种还畅销东南亚。回春药局自创的名牌商品"周公百岁酒"因其祛寒温中活血的奇佳疗效，远销东南亚侨民区，成为走亲访友必备佳品。20世纪30年代，国内抵制日货潮流高涨，高丽参、太极参进货困难，而在1920年继承回春药局的吴华伯胞弟长子吴权不善经营业务，又花钱无度，药店每况愈下。随后国难当头，回春药局也在日军进犯、货币贬值的打击下一蹶不振，维持到1949年，已濒临破产境地。

新中国成立后，在政策扶持下，回春药局业务开始复苏，并在1966年转为国营商店。2003年，原福州市属的三家国有医药企业福州医药站、福州药材站、福州医疗器械站正式改制为股份制公司，并成立了同春药业集团股份有限公司。为进一步发挥"中华老字号"的品牌效应，同春药业公司将这三家企业名下所有医药门店进行整合，成立了福州第一家医药零售连锁企业———福州回春医药连锁有限公司。古老的回春药店生机焕发，开始遍地开花。

福建同春药业股份有限公司董事长萨支铀介绍，1963年，他尚在药行当学徒时，福州的老药行有几百家，但真正出名的也不过几十家，包括广芝、诚济等，但没有一家药店的牌子能老得过回春药店。回春药店采取前店后坊的经营形式，市场零售还兼批发供应，以经营参、茸、中药饮片等高档、贵重药材为主，其中，丸、散、丹、膏、药酒等五大系列，为顾客所青睐。店内配有专职的丸散司（掌管配料）、研槽司（掌管研制）等老药工，从备料到加工都极其讲究。

如今，回春药店还以市场为导向，借鉴古老药店名医问药的传统，在福州八一七路总店开设福州首家"医道馆"，专门聘请福建中医药大学、国医堂的专家坐诊，将药店和医道馆有机地结合起来。

虎标永安堂福州分行

虎标万金油由有"万金油大王"之称的胡文虎、胡文豹兄弟研发而成。著名华侨胡文虎8岁离开家乡，漂洋过海寄居异国。25岁开始接管父亲开设于缅甸仰光埠的永安堂国药行。他在先辈经营的基础上，经刻苦钻研，使用中缅古方秘制成功药效显著、极有特色的"虎标"万金油、八挂丹、头痛粉和清快水四种良药。这些配方奇特、气味醇厚、价廉物美的

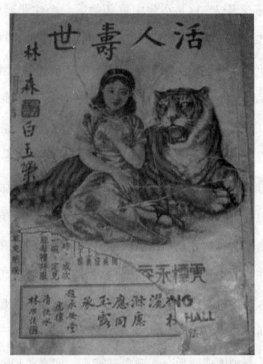

永安堂广告

良药，畅销于印支半岛，驰名中外，被誉为"百病皆除，人人必备"的特效家庭良友。他胸怀大志，亲赴新加坡开设制药总厂。在香港设总行，分行则遍设东南亚及祖国各省市。福州分行于1934年开业，地点在台江大桥头十字路口，高大的楼房，与中国国货公司同峙立于南台最热闹的地区。以小圆铁罐或六角玻璃罐风靡海内外、全球近半数人口用过的"虎标万金油"，曾在科学不发达、物资缺乏的年代，有和今日精油不相上下或更有过之的疗效，被称之为芳香疗法始祖。虎标万金油对中国人的影响极大，是中国医药史上最辉煌的药品。据估计，地球上过半的人曾买过或用过虎标万金油。2002年，新加坡政府举办首届新加坡品牌奖，包装传统的虎标万金油名列第三。

胡文虎是客家人，祖籍中原河南、安徽一带，后迁徙到赣南，再迁到福州，

绵延 20 多代，600 多年。其先人的迁移史、奋斗史、发迹史，仿佛一部"客家史"。之后向海外迁徙，又是一部典型的"华侨史"。中川村有胡氏家庙，坐落在虎形山麓，五毁五建，但香火不绝，并且整修得金碧辉煌，与客家民居"圆楼"巍然相对。胡文虎的父亲胡子钦，祖籍福建永定金丰里中川村，因家乡鸦片战争后，又经太平天国运动，药铺被抢，家产被洗劫一空，只身远走南洋，在缅甸仰光开了一家中药店"永安堂"，并娶华侨女子为妻，育有文龙、文虎、文豹三子，长子文龙不幸夭折，只剩下文虎和文豹两兄弟。胡文虎于 1882 年（清光绪八年）生于缅甸仰光，10 岁时曾回到家乡读 4 年书，喜欢三国、水浒的故事和戏剧，14 岁时重回仰光跟父亲习医。胡父行医时，曾用一种由中国带去的成药"玉树神散"治病，此药清凉解暑，在气候炎热的南洋极受欢迎。胡文虎 26 岁时（1908 年，清光绪三十四年）父亲去世，他继承父业和药铺，重视信誉。由于胡文虎医德、医术一如其父，对患者无分贵贱，并且当患者付不起医药费，只能用张红纸包几粒白米略表吉利与谢意时，也一律笑纳，因此获得"红利郎中"的美名。胡文虎为了减轻患者的负担，四处奔走，采购便宜药材，甚至多次登山采集草药，使永安堂的药价降到仰光最低。但由于后来西药开始畅销，严重冲击古老的中药，药店业务开始衰落。

胡文虎发现中国、印度和东南亚诸国因人口稠密，生活贫困，蚊虫众多，劳动人民中暑、热病时有所见，西药虽便于携带服用，但价格比中药高出很多且有副作用，因此他希望创制出一种既能治暑热、头痛、蚊虫叮咬等症状，又适合携带和服用的新药，更重要的是，价格必须便宜。

经过多方参考各类中、西药著作，同时用自家经验研究，以祖传秘方玉树神散为基础，又参照中国、印度和缅甸等地古方辅以山苍子、薄荷、樟脑等药材，再采用西药科学方法制造，经过 3 个多月辛勤研制，胡文虎终于制造出一种既可外抹，又能内服，还能兼治感冒、头痛、鼻塞、晕车、晕船的新药，也就是名闻海内外的虎标万金油。后来永安堂还先后创制了八卦丹、头痛粉、清快水和止痛散等"虎标良药"，畅销各地。

万金油研制成时，东南亚和中国的市面上早已有类似的药品出售，如至宝丹、如意膏、佛标二天油等，为了在竞争中取胜，胡文虎瞄准人口稠密、疾病流行的东南亚、中国和印度，通过物美价廉的行销策略，在市场求生存，使万金油成为人人都买得起的居家常备良药。第一次世界大战期间，天灾人祸接踵而至，疫疾四处流行，制药价格飞涨，医药更是短缺。此时相关药品为了节省成本，纷纷暗中减少贵重原料，却也使疗效降低。胡文虎思考再三，终于想出一招"减量不减质"的妙法，他把原来一整瓶油改装成七八分满，一般人并不太在意，但原料和价格仍维持不变。减量后的虎标万金油不仅销量正常，更因品质与疗效不变，成为市场抢手货。经过这次经验，胡文虎坚信"物美价廉"行销策略，于是日后永安堂研制的成药，均以便宜的普通药为主。有一次，胡文虎无意间在厕所发现一个小巧玲珑的玻璃瓶，深具生意头脑的他，立刻将万金油由大瓶改为小瓶装，后来又改良为小圆铁盒装，一盒一角钱，既易于携带又便宜。

1921年，胡文虎到曼谷开设分行，这是永安堂最早的分行。1926年，为拓展业务，他把永安堂总行和制药厂从仰光迁到新加坡，从此虎标万金油成为新加坡国家著名商标之一，至今仍是各国人士到新加坡观光的重要采购品。

1932年，"虎药有限公司"成立，文虎自任董事长，文豹任常务董事，兄弟俩共同创业。1935年，胡文虎再度将事业重心从新加坡迁到香港，在中国东南沿海广州、汕头建立药厂，并先后在厦门、福州、上海、天津、桂林、贵阳、澳门、台湾，曼谷，印度尼西亚的吧城、泗水、棉兰等地设立分行，还把市场扩展到中国东南沿海及西南内地，虎标万金油从此畅销整个西太平洋和印度洋广大地区，包括中国、印度和东南亚这三个世界上人口最多的市场，年销200亿盒，销售对象逾全球总人口的一半。

厦门光华大药房

厦门光华大药房连锁有限公司是国家商务部公布的第二批中华老字号企业之一，是厦门经济特区最大的一家综合性医药商店。据志书记载，光华大药房原为光华药店，它的前身是民国时创办的万记中药店，位置就在今天的厦门中山路。当年该店自制的中成药"万记胃散"在本地非常有名。尽管万记中药店的始建年

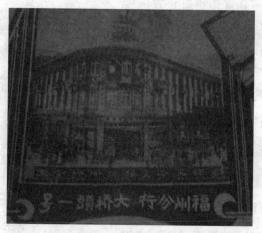

位于台江大桥头一号的虎标永安大药坊福州分行

代已无从查考，但可以肯定不会晚于20世纪30年代初，这在民国二十一年（1932年）出版的《厦门工商大观》和民国三十六年（1947年）出版的《厦门大观》里面可得到印证。史料表明，该店素有便民、为民的传统，不管生意大小，均一视同仁。他们推出代客煎药、代客加工研制、代客办理邮购业务、设名医坐堂问诊等一系列便民措施，受到广大群众欢迎，很多消费者对这家本土老药店怀有很深厚的情结。1956年公私合营后，该店才得到逐步发展。1966年，新万记改号光华药店。1973年，在全市商业网点调整时，店面得到扩大，营业面积扩大10倍以上，增设中成药、西药、器械、参茸补品、避孕药具等专柜，并备有小仓库，店堂后面配有煎药室、中药饮片炒制间、电动中药研槽等设施。1988年，与厦门市中医协会联合成立中医专家咨询门诊部，设名医坐堂。1988年12月，在全省中药材、中（成）药质量检查评比中，该店中成药质量获福建全省总分第一名，中药材获第二名。1990年，该店职工51人，经营中药饮片、中成药、西药、医疗器械、避孕药具等3 000多个品种规格。销售额825.86万元，上缴税利148.36万元，年人均劳动效率达16.52万元，居全省医药零售店的前列。

厦门华英大药房

厦门华英大药房约成立于1919年，位于厦门中山路203号，为一家经营代理各种外国新药，尤其是德国研发的药物及中成药的大药店，业务量极大，印有

《卫生箴言》（实为药品宣传小册）宣传所卖药品，除实体店销售外，还开展了函购业务。在《卫生箴言》底页介绍有邮购办法："外埠远在偏僻，大如市镇，小如乡村，只须有邮务通信之所，或有店号转递之处，均可与本药房通信交易。函购本药房经营良药，或一种或数种，悉听尊便。按照货价结实后（连寄费国内照货价加一五，国外照货价加三）共计洋若干……用

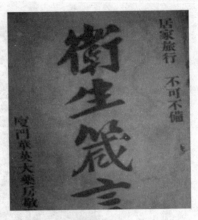

《卫生箴言》

挂号信封固，如数寄下，方可照办。……本药房接信收款之后，即照来信所添各货装订固木箱内，当即交邮局寄件处寄上，以期迅速。"根据介绍，华英大药房开展的药品函购业务量相当大，在底页"本药房信用"中提到，"本药房开张十载，信用卓著，所经营各种药品，均直接自办，功效灵验，担保正货……外埠诸公，如或忘记本药房之地址者，来信只须写厦门华英药房查收，即可寄到，因本药房各埠函购药品甚多，邮局人员，亦深知本药房之信用有素也。"在宣传所卖药物中重点介绍德国医学博士狄克逊（Dr. L. Dickson）研发的"维育麟"（VIGORIN），该药以少壮康健动物之睾丸腺质制成男子服用药，而以卵巢之内分泌液制成女子服用药，功效为助孕。此外分类罗列了各种海内外药物，如德国青年良友、四川肺痨草、三那星（肺痨病特效药）、德国真正生殖灵、无量寿（长生防老新药）、胃神丹（治疗胃痛）、佛慈当归素、佛光牌海藻晶、开胃灵、天天通（便秘药）、佛慈桔梗素、佛慈杏仁精（咳嗽痰喘）、人工太阳元（儿科药，治身体虚弱）、拔毒膏（皮肤药）、肝胃气痛丸、德国六零六片、德国生殖腺、德国鱼肝油精丸、铁锰酵补血精、天然治咳草、天然解毒草、止带仙丹、德国她的友（节育药）、补肾丸、德国补脑汁、育亨宝片、白松糖浆……美容药如内服玉容丹丸、消黑艳容素、化胡拔毛药、奇效生毛药、立退雀斑药……中成药如耳聋复聪丸、小肠疝气丸、内消瘰疬丸、明目还光丸、祛风骨痛露、伤风解表丸、刀伤止血药等。值得一提的是，华英药房还代理销售有科学月经带（卫生巾）、卫生如意袋（避孕套），这

应该是国内较早引进妇科卫生用品及外用避孕方法的记载。

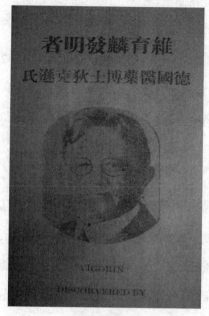

维育麟发明者

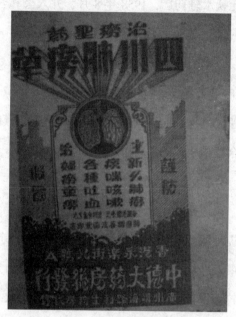

厦门华英大药房肺痨草宣传画

其他药房

1. 厦门怀德居老药铺

厦门怀德居老药铺于明嘉靖三十一年（1552年）由郭斐然和陈裕记合办。400多年来，历代相传，经营道地药材，并自制丹膏丸散出售。该药铺所生产传统产品——珠碧惊风散（俗称钮仔丹，又称电珠散）是闽南一带和东南亚华侨同胞常用的儿科良药，对医治小儿惊风、抽搐、发热等病有较好效果。1956年公私合营，与正和药丸行合并，成立正和怀德居联合制药厂，后并入厦门中药厂。

2. 泉州开元秋水轩（含泉水、菊水轩）药铺

本药铺创办于明万历年间（1573—1619年）。创始人秋水祖师（南京人）曾为明代御医，精制百草神曲茶饼、丸数十种，以百草神曲最为驰名，广销南洋群岛、台湾等气候炎热地区。开元寺内共有六轩药铺，以秋水轩最有名。经营百草神曲、茶饼、香莲神曲、秋水茶饼等茶曲剂及妇儿科蜜丸如乌鸡白凤丸、滋阴补

肾丸、还原固精丸、五疳肥儿丸等数十种。1956年1月,该轩公私合营,改名开元秋水轩药厂,1958年8月,并入公私合营的泉州制药厂。

3. 老范志药铺

本药铺前身为泉州城里通天宫口的"承志药店",创办于清乾隆十七年(1752年),专营老范志神曲及万应茶饼。1957年7月,实行公私合营,私方代表吴绍高任老范志神曲厂副厂长。1958年5月1日,老范志神曲厂与新中药厂合并为公私合营泉州制药厂。

4. 漳州天益寿药局

该药局于清光绪二十二年(1896年)由陈锦畴(漳浦县人)创办。该药局从提高饮片质量入手,创造一套独特的制药方法。如干燥药片采取分层铺垫粗纸,最上一层在粗纸上再压细沙。这样使阳光的热能通过被细沙吸收再传递阴干,能较好保持药片的成分和色泽,提高疗效。又如改用乌糖与灶心土混炒淮山药、白芍等,不仅对药片质量没有影响,反而色泽呈乌金色,光滑美观。除门市零售配方外,还自制十全、八珍、杞菊地黄丸、麻疯丸、宝婴散、补脾丸等中成药。20世纪50年代初,天益寿药局经营效益在中药行业中仍然遥遥领先。1950年,献资支援抗美援朝,天益寿药局一次认捐4 500万元(旧人民币),居全市工商界第二位。1956年,天益寿药局先并入公私合营制药厂,后划出归公私合营药材总店,1959年改为国营天益寿门市部。"文化大革命"期间,旧招牌被取消。1972年,恢复"天益寿"店号。

5. 福州诊寿堂药店

本药店开业于清宣统元年(1909年),由塔亭医院(现福州市第二医院)院长英国人连尼创办。该店经营药品、医疗器械、饮料和自制成药、敷料,还兼营照相材料、日用化妆品等,品种齐全,冠于全行业。自制成药用的是"麦克得"与"尔斯登"两种牌唛。该店积极与国内外厂商签订总经销协议。协议规定,厂商售给福州口岸任何药店(房),应将优惠折扣率退给经销一方。签协议的国外厂商达20多家,涉及美、英、法、德、日等国厂商;产品亦多,质量亦好,同业难与其相竞争。该店还善于迎合顾客心理,在商品价格上,采取灵活措施。如是头一次交易的，作价则低廉些；二是批量多的，采取薄利多销；三是新产品和紧俏品种，则向上浮动，有的高达一倍。业务拓展到闽侯、福安、建阳、三明、晋江、龙溪、龙岩等地区的 38 个县。每天营业额达 1 000 余元（银元），约占全市同业营业额的 1/3。全年营业额约在 54 万元（银元），按全员劳效，每人 4.5 万元（银元）。该店考勤制度严格，奖励出满勤者，以 5% 酬金鼓励员工推销自制成药。抗日战争期间，该店经营不善，亏本。1956 年，公私合营清产核资诊寿堂药店资金仅剩 128 元。

6. 福州中和大药房

卢诗如，清同治十三年（1874 年）生于福州市台江区坡尾乡的一个农民之家。年幼的卢诗如在仓前山福州鹤龄英华学院学有所成，后被介绍到新加坡屈臣氏药房工作。他勤奋工作之余，考取英国炼药化学师，获药剂师执照，并在新加坡创办了新加坡孟嘉大药房。在此期间，他投入橡胶生产，经营得善，成了巨商富贾。但身在新加坡的卢诗如依然关心国内之事，担任新加坡福州同乡会会长，并赞助孙中山、林森、黄乃裳等著名人士革命资金。20 世纪初，卢诗如返回福州定居，1913 年创办了福州规模最大的西药房——福州中和大药房。卢诗如从英国购买原装药，因为货真价实，疗效显著，且经营得法，福州中和大药房长盛不衰。卢诗如担任福州新药业同业公会理事长时，公会入不敷出，他就将自己珍藏的自制"乳斑鱼肝油"秘方献出，秘方的收入充实了公会的资金。福州中和大药房出版有药物宣传手册《药海锦囊》，书中大量登载了各种常见病西医科普知识。如对误服毒药的救治，保养婴儿的良法药方、婴儿体重身高的测量、家用良方的阐释等。同时书中还登载了大量福州中和大药房所售卖的各种中西医制剂及广告促销标语。对福州中和大药房与卢诗如自制药物大力宣传，提倡国人使用国货，支持新民主主义运动。《药海锦囊》不仅对医学知识进行大量宣传，同时在部分页面眉头登载大量劝世文，引导读者行善积德、孝敬父母、和睦邻里。

政府扶持，振兴中医

中国共产党和人民政府一向重视中医药工作，在革命战争时期，就提出中西医团结合作。1928 年，毛泽东在《井冈山的斗争》一文中指出："作战一次，就有一批伤兵。由于营养不足，受冻和其他原因，官兵生病的很多。医院设东山上，要用中西两法治疗。"那时，在井冈山红军医院里，有西医也有中医，许多内科病都是用中医治疗，多数是采用自制中草药。中华人民共和国成立前夕，中央军委卫生部于 1949 年 9 月在北京召开第一届卫生行政会议，毛泽东对中央军委卫生部长贺诚和各大军区卫生部长做了明确的指示：你们的西医只有一两万，力量薄弱，你们必须很好地团结中医。毛泽东为第一届全国卫生会议题词："团结新老中西各部分医药卫生工作人员，组成巩固的统一战线，为开展伟大的人民卫生工作而奋斗。"这一题词为建国初期制订卫生工作方针提供了理论基础和思想基础，把"团结中西医"作为我国卫生工作四大方针之一。中华人民共和国成立后，中医药事业受到了中国共产党和中央人民政府的高度重视，制定了一系列保护和发展中医药的方针政策来恢复和发展中医药事业。福建中医药事业也迎来了新的历史发展时期，尤其是改革开放后，福建中医药事业更是取得显著成效。

1985 年 8 月，福建省政府召开"福建省振兴中医大会"，时任省委书记项南、省长胡平到会做了重要讲话。省政府做出《关于振兴福建中医事业的决定》，就加强中医院、综合医院中医科建设，老中医学术经验继承，中医科研，中草药资源开发利用，中西医结合工作以及发挥"山、海、侨、特"优势，发展中医药事业等提出了要求。强调要调动各级政府和各部门的积极性，开辟多渠道办中医的途径，并强化政府责任，建立了中医专项经费投入机制，确定每年200万元中医专款发展中医事业，此后逐年增加，"九五"期间增加到每年1 200万元，"十五"期间每年增加100万元，到2008年增加到1 600万元。各地注重发挥爱国华侨的积极性，吸引侨资兴办中医事业，有效地促进中医事业健康、稳步发展。

中医教育事业的发展

民国时期，一些热心中医学教育者曾先后在北京、上海、江苏、广州、四川、浙江等多个省、市，以私人力量举办各种类型的中医院校，培养了一批中医人才。虽然这些院校规模都比较小，设备比较简陋，教学和管理也不甚规范，并处处还受国民党当局的歧视和摧残，整个中医教育经历十分坎坷。但是，它们尝试突破传统中医师承教育的局限性，在一定意义上说是中医教育的一个进步①。

中华人民共和国成立后，党和政府重视继承发扬中医学遗产，采取了一系列有力措施，恢复和发展中医事业，大力发展中医教育。福建省目前有两所高等院校从事中医人才培养，一是福建中医药大学，二是厦门大学海外教育学院。

福建中医药大学

福建中医药大学作为福建省唯——所中医药高等学府，自创办以来，在党的方针政策指引下，伴随着共和国的脚步，从无到有，从小到大，历经风雨艰辛，不断发展，尤其是改革开放后，学校得到长足的进步。50多年来，为福建医药卫生事业的发展，为继承和发展中医药事业，输送了一大批高质量的中医药人才，做出突出的贡献。

1. 荜路蓝缕、饮水思源——福建中医学院的前身是福建省中医进修学校（1953. 7—1958. 8）。1953年，根据党和国家的中医政策，福建省卫生厅要求全省各级卫生部门积极举办中医进修班，培训中医人员。1953年7月6日，福建中医

---

① 盛亦如，吴云波. 中医教育思想史［M］. 北京：中国中医药出版社，2005：396.

学院的前身——福州中医进修学校成立；1955 年 11 月，该校易名为"福建省中医进修学校"。该校以提高本省在职中医人员的业务素质为己任，积极开展中医短期进修和专科培训，为 1958 年福建中医学院的创办，打下一定的基础。

2. 艰苦创业、探索前进——福建中医学院的创办、初步发展（1958. 8—1969. 夏）

1958 年 8 月 13 日，在省中医进修学校的基础上，福建省第一所由国家兴办的中医高等学府——福建中医学院正式成立，掀开了全省中医高等教育的崭新一页。

创办之初，学校由省卫生厅直接领导，省卫生厅厅长左英兼任学校书记和院长。1959 年，经批准省人民医院和省中医研究所划归福建中医学院直接领导，从此学校形成了教、医、研三结合的管理体制。

福建中医学院成立后，确立了以中医高等教育为主、多层次教育的方向。先后招收了八届六年制中医医疗专业本科班、三届中医医疗专业专科班，举办了三期中医进修班，三期西医脱产学习中医班。

3. "文革"浩劫、万马齐喑——福建中医学院历史的艰辛（1969 年夏—1978 年秋）

1969 年 11 月，福建省革命委员会领导小组决定将福建中医学院与福建医学院、华侨大学医疗系合并成立福建医科大学，迁址泉州，省人民医院和省中医研究所同时与福建中医学院脱钩。全校 220 名教职工（不包括附属单位），有 180 名被下放，只有少数人并入医大。从此，一个完整的"三结合"的中医教学、医疗、科研机制解体了，全校教职工十多年创下的基业遭受致命的摧残。只有 1972 年成立的福建医科大学中医系继续培养中医药人才，薪火相传，延续着福建中医学院的使命。

4. 改革开放、再创新业——福建中医学院从复办走向辉煌（1978 年秋至今）

1976 年，福建省委做出恢复福建中医学院的决定，并成立筹备领导小组。经国务院批准，福建中医学院正式复办，1978 年 3 月，福建省委决定在福州市五四路新建校舍。1978 年 11 月 8 日，福建中医学院举行挂牌仪式与开学典礼。福建中医学院复办后，30 多年来，在历届校党委的领导下，勇于实践，不断开拓，学校

得到了迅速的发展。2010 年 3 月经教育部批准更名为福建中医药大学

厦门大学海外教育学院

厦门大学创办于 1921 年，是教育部直属的全国综合性重点大学。校址位于厦门岛南端，校园依山傍海，风景秀丽，整洁美丽的校园堪称全国一流。

海外教育学院是厦门大学专门从事对外高等教育机构，也是我国最早开展中医对外教育的机构之一。学院创建于 1956 年，1958 年开始中医专科海外教育，1993 年，由原国家教委批准开设中医本科教育，并被国家中医药管理局列为全国中医药培训中心海外教育分中心，2000 年 3 月通过专家评审，获得中医专业医学学士学位授予权。

自开办中医海外教育以来，厦门大学海外教育学院的中医专业文凭一直得到国内及世界大多数国家和地区的认可，50 多年来共招收海外中医学生近万人，生源遍布 50 多个国家和地区。厦门大学海外教育学院中医海外教育事业以传播中华文化、促进中外文化交流、增进中国人民和世界人民的友谊为宗旨，做了大量细致的工作，为扩大祖国医学在世界的影响，提高海外中医人士的专业水平等方面发挥了极大的作用，得到了良好的社会效益，因此获得了"泽及四海，载誉五洲"的盛誉。

中医医疗事业的发展

自新中国成立以来，党和政府对中医采取扶植和保护政策，使中医院从无到有，逐步发展，其间虽历经曲折，到目前已发展到具有相当规模和数量的中医医院及百万中医药人才队伍。福建省中医医疗事业自解放后也有可观的发展，尤其是从 1985 年全省召开振兴中医工作会议后，更是得到蓬勃发展。

1985 年，福建省人民政府做出了振兴中医事业的决定，要求各级政府制定出发展中医事业的"七五"规划。省政府在决定中指出，各级政府必须认真贯彻执行党的中医政策和中西医结合的方针，把振兴中医作为建设具有我国特色的医疗卫生事业的大事来抓。要调动各级各部门的积极性，开辟多渠道、多层次、多形式办中医的途径。争取到 1990 年每地（市）有二百张病床、每县有六十至一百张

病床的中医院，形成以福建中医学院为中心、地（市）中医院为重点、以全民所有制为主体的中医医疗、教学、科研体系。各地、市、县中医院，已经建立的，应从人员、设备充实加强；尚未建立的应尽快筹建。今后每年要选择三、五所技术力量强、业务工作量大、服务和管理好的县级中医院作为重点进行建设。各级政府对于各级各类中医院，要给予大力扶持发展，特别在基本建设、病床补助、设备购置等方面要舍得投资，给予有力的帮助，其所需经费由地方财政安排解决。县以上综合性医院的中医科，必须按10%的病床比例，努力办好，提高技术素质和服务质量。

此次会议之后，全省各市县按照省政府的要求，积极推进中医医疗事业。截止1997年，全省共有中医院79所，其中省级2所，市级8所，县、区（县级市）68所，中西医结合医院1所。县级中医院90%成立于1985年振兴中医大会之后。在近1年中，各级政府认真贯彻党的中医政策，从机构、编制、土地划拨等方面给予了支持①。

中医只有植根于广大的农村和社区才能获得广泛的群众基础，取得发展的好成绩。为了加强农村中医药工作，提高基层服务水平，福建省于1999年底启动农村中医工作先进县建设项目，通过实施农村中医工作先进县建设项目，农村中医药服务网络基本健全，服务能力明显提高。18个项目县90个县级医疗机构中有中医医疗机构18个，其他医疗机构也设立了中医药科室；258个乡镇卫生院设立中医科252个，占总数的97.67%；县乡两级医疗机构的14192名卫技人员中有中医药人员2638名，占18.59%；乡镇卫生院的5484名卫技人员中有中医药人员1304人，占总数的23.39%；4459个村卫生所（室）的6754名乡村医生中，能中会西人员有5480名，占总数的81.14%。83.93%的中医药人员及乡村医生接受过中医药知识和中医适宜技术培训，中医理论与诊疗水平有了一定程度的提高。所有村卫生室的中医药治疗量均达到30%以上，基本满足农村群众对中医药医疗保健服务需求。截止2009年，福建省拥有2个国家中医药管理局农

---

① 林平.福建省县级中医院调查与思考［J］.中医药管理杂志，1997，7（3）：57.

村中医工作先进县，13个省级农村中医工作先进县。

为进一步加强农村中医药工作，福建省还制定下发了《福建省乡镇卫生院中医科基本配置标准和业务管理要求》《福建省村卫生室（所）基本配置标准和业务管理要求》，规范乡、村两级中医药工作。启动"福建省乡镇卫生院示范中医科"建设项目，通过加强管理，规范服务，进一步推动农村中医药工作深入发展。

中医药参与社区卫生服务进展可喜。社区卫生服务是近年来开展的城市卫生服务网络建设的重要组成部分，为了发挥中医药在社区卫生服务中的积极作用。我省于2002年底启动了中医药参与社区卫生服务示范中心建设项目，制订项目建设标准和实施方案，拨出专项经费112万元扶持中医进社区工作。2005年，我省积极响应卫生部、国家中医药管理局的号召，组织福州市仓山区开展创建"全国有中医药特色社区卫生服务示范区"活动，目前该区所有社区卫生服务中心设置了中医科或中医诊室，配备针灸、火罐、中药煎药机、中药熏洗床等开展中医药服务所需的基本设施和诊疗设备，所有的社区卫生服务中心（站）均能提供中医药服务，有6个站中医药服务量占总服务量的57%以上，占服务站总数的30%。实践证明，中医药在社区卫生服务中大有作为。中医药优势、特色与社区卫生服务"六位一体"有机融合，受到社区群众的欢迎。截止2009年，福建省有国家级中医药特色社区卫生服务示范区2个，省级有中医药特色社区卫生服务示范中心13个。

虽然我省中医医疗事业取得较大发展，但是我们也应看到，中医医院在快速发展中也出现不少问题。例如，中医院未能充分体现中医特色，在人员配置上，甚至中医药人员没有占到应有的多数。科室设置也未突出中医特色，有的中医专科几乎成了空白。医院管理也基本沿袭综合医院的管理体制，中医医院的管理体系和章法尚未形成，不少医院普遍存在着基础薄弱、规模较小、经费不足、设备简陋等情况，严重影响了中医医疗水平的提高和科研工作的开展。中医药人才知识结构不尽合理，基层中医药人才缺乏，缺乏中医理论功底深厚、技术精湛、能够诊治疑难疾病的名中医和学科带头人。中医药科研工作基础仍较薄弱，自主创新能力不足，中医药适宜技术推广工作有待加强。这些问题，是今后中医发展过程中必须要加以重视和努力解决的。

结　语

综上所述，鸦片战争以后，外国殖民者通过教会在福建创办的各项医疗事业，是外国殖民者文化侵略的一个组成部分，然而给福建带来了西方医学知识。各教会医院、医学校培养出来的中国医生，分布在福建各地从事医务工作，成为福建最初的西医从业人员，为西洋医学在福建的传播起了积极的作用。福建的传统医学在近百年来虽然受到了严重冲击，然而福建省的中医界人士在艰苦的环境中，克服种种困难，仍然在防病治病的第一线，为广大民众的身体健康做出突出的贡献，医学各科都有不同程度的发展，涌现出一批著名医家和医学著作，成为近代福建中医学发展的重要标志。同时受西方文化影响，医家们努力探索发展中医的途径，在创办中医学校、医学期刊和汇通中西医学等方面，积累了新的经验。从学术与临床特点来看，闽中医学在伤寒研究、温病、内、妇、儿、外、针灸、眼、喉等各科拥有一批医术高明、传承有序的名医，他们形成了近代以来闽医学各种流派，其中不少以家族传承的方式延续医术，也有不少通过拜访名师，结合自己临床经验，独创名术名方的。福建地处东南沿海，在清末民国时期，与海外商贸往来较为频繁，西医西药等舶来品较早地进入并被接受，传统的中药店虽然仍保持较好的盈利，但是抵挡不住越来越流行的西药的传入，厦门、福州等地开始出现了以销售西药为主的综合性大药房。各种西医知识亦随之慢慢被人们所熟知，这对福建中医行业形成了有力的冲击。百年闽医，在时代巨变中艰难前行，虽历经风雨，但仍无法阻挡闽医家与闽医学在此期间的奋斗步伐，正可谓"百年岐黄几沉浮，八闽国手齐争辉"。

（陈玉鹏）

主要参考文献

［1］刘德荣. 福建医学史略［M］. 福州：福建科学技术出版社，2011.

［2］刘德荣，邓月娥. 福建历代名医学术精华［M］. 北京：中国中医药出版社，2012.

［3］俞慎初. 闽台医林人物志［M］. 福州：福建科学技术出版社，1988.

［4］林公武，黄国盛. 近现代福州名人［M］. 福州：福建教育出版社，1999.

［5］林子顺，王和鸣. 中国百年百名中医临床家丛书·林如高［M］. 北京：中国中医药出版社，2003.

［6］刘德荣，俞鼎芳. 中国百年百名中医临床家丛书·俞慎初［M］. 北京：中国中医药出版社，2003.

［7］俞昌德，林慧光. 中国百年百名中医临床家丛书·盛国荣［M］. 北京：中国中医药出版社，2004.

［8］林国清. 福州民间故事［M］. 福州：福建人民出版社，2009.

［9］林金水. 福建对外文化交流［M］. 福州：福建教育出版社，1997.

［10］陈来. 宋明理学［M］. 沈阳：辽宁教育出版社，1991.

［11］方彦寿. 建阳刻书史［M］. 北京：中国社会出版社，2003.

［12］谢水顺，李珽. 福建古代刻书［M］. 福州：福建人民出版社，1997.

［13］张存悌. 欣赏中医［M］. 天津：百花文艺出版社，2008.

［14］王致谱. 民俗文化与中医学［M］. 福州：福建科学技术出版社，1996.

［15］肖林榕，林端宜. 福建民俗与中医药文化［M］. 北京：科学出版社，2010.

［16］方彦寿. 福建古书之最［M］. 北京：中国社会出版社，2004.

［17］赵洪钧. 近代中西医论争史［M］. 合肥：安徽科学技术出版社，1989.

［18］文庠. 移植与超越：民国中医医政［M］. 北京：中国中医药出版社. 2008.

［19］福建省地方志编纂委员会. 福建省志·医药志［M］. 北京：方志出版社，1999.

［20］陈国代. 朱熹与中医古籍［J］. 中医药学刊，2005，23（9）.

［21］陈国代. 建本图书与医学传播［J］. 中医文献杂志，2003（3）.

［22］肖诏玮，黄秋云，原丹，等. 福州儒医评述［J］. 福建中医学院学报，2009，19（1）.

［23］丁春. 福建古代儒医转换问题的研究［J］. 福建中医学院学报，2001，11（1）.

［24］肖林榕. 闽台中医药的历史渊源与现代发展［J］. 福建中医学院学报，2006，16（1）.

［25］丁春. 宋代福建中医药人才成长的社会因素分析［J］. 福建中医学院学报，2005，15（3）.